刊行に際して

香川大学医学部地域医療再生医学講座
臼杵　尚志

　世の中の進化は加速度的で、現代人はかつての何世代分もの変化を一生の間に体験する。それらの変化には多くの事柄が関与しているが、医学の進歩にも多彩な分野が複雑に絡み合っている。薬学や栄養学など、医学と相互に関係し合って進化する分野は枚挙に遑がないが、「医療機器学」と呼ぶべき分野もその一つである。化学や物理学、その応用科学である工学分野から創製される医療機器は、この半世紀ほどの間に劇的な進化を遂げ、現代の医療を大きく変えて来た。医療機器には大型のME機器から医療材料まで、極めて多種類のものが含まれるが、AI（Artificial Intelligence）類似機能搭載のME機器が新しい医療技術の実践に貢献しているだけでなく、素材の進化が医療材料の有用性を向上させ、用途が広がったことで行えるようになった高度医療もある。

　一方、日本医療機能評価機構の調査では、医療機器が関与する事故やインシデントの原因として、使用者の知識不足という問題点が数多く報告されている。医療機器に関する教育や訓練が不十分なままに機器を使用しているとの指摘であるが、では、医療従事者はどの程度この高度化する医療機器について学んでいるのだろうか。侵襲的治療に医療機器を用いるのは主に医師であるが、医学部の教程で医療機器に関する内容はほぼ皆無である。つまり、医療機器の知識がなくとも医師の資格を得られるというわけだが、同様に治療に用いる薬剤についてはどうであろうか。衆知のように、医学部の課程で薬理学は必須科目であり、講義を受け、試験に通らなければ卒業できない。同じく診療に用いるものでありながら両者に関する教育課程は大きく異なっていることが分かる。しかも、薬については医師が処方した後、薬物のプロである薬剤師の目を経て患者に投与されるが、医療機器は医師や看護師自身が直接使用し、医療機器のプロである臨床工学技士も、多くの場合その使用現場に立ち会って使用状況を監査することはない。つまり、基本原理を学んでいない者が、ダブルチェックなしに直接診療（時には侵襲的治療）に用いているのが現在の医療機器使用に関する最大の問題点である。この事実を再認識すると、医療機器に関する現場での教育や訓練、そして各々の医療機器の性能や使用法に関する詳細な情報の伝達がいかに大切であるかが理解できる。

　日本医療機器学会が2008年から育成してきた医療機器情報コミュニケーター（MDIC：Medical Device Information Communicator）はこのような背景の下、医療現場と製造販売業者間における双方向性の、正確な情報伝達という重要な役割を担うが、資格の取得に同学会への入会を必要とせず、誰もが取得可能な資格である。このため、厚生労働省の医療機器産業ビジョン2013においても推奨されており、公的色合いの濃い制度と言える。

　本書は、このMDIC認定セミナーのテキストとして編纂され、「現代の医療を取巻く広い分野に関する網羅的な記載」が好評を得てきたことから、公開を望む多くの声に応えて、5年前に初めて一般図書として発刊した。以後、社会情勢の変化や、感染症に関する時代の求めなどにも応じる形で毎年改訂を行なってきたが、医療機器に関する前述のような現況を踏まえて機器が関する部分はより詳細に記載し、一方、幅広い情報の提供という本来の趣旨をも併せ持つ形で今回の改訂を行った。広くご活用いただければ幸いである。

編集者・執筆者一覧 (順不同)

編集者

「医療概論編」	柴山　純一	新潟医療福祉大学医療経営管理学部　学部長　教授
「臨床医学編」	臼杵　尚志	香川大学医学部地域医療再生医学講座　客員教授
「臨床工学編」	中島　章夫	杏林大学保健学部臨床工学科　教授
「医療情報編」	酒井　順哉	名城大学大学院都市情報学研究科　保健医療情報学　教授

執筆者

●「医療概論編」

柴山　純一	新潟医療福祉大学医療経営管理学部　学部長　教授
加見谷将人	社会医療法人定和会神原病院　脳神経外科　部長
酒井　順哉	名城大学大学院都市情報学研究科　保健医療情報学　教授
中田　精三	市立伊丹病院　病院事業管理者
佐藤　　譲	国立研究開発法人　国立成育医療研究センター　理事長特任補佐
小泉　和夫	前公益財団法人医療機器センター　専務理事
粕田　晴之	栃木県済生会宇都宮病院　緩和ケアセンター長・主任診療科長
松田　和久	相生会福岡みらい病院　麻酔科　部長・手術室　部長
北野　達也	星城大学経営学部　健康マネジメント系医療マネジメントコース主任／分野長　教授
	星城大学大学院健康支援学研究科　医療安全管理学　教授
宇佐美光司	前サクラ精機株式会社　特別顧問
飯田隆太郎	サクラグローバルホールディング株式会社　業務本部
石黒　克典	前公益財団法人医療機器センター医療機器産業研究所　上級研究員

●「臨床医学編」

臼杵　尚志	香川大学医学部地域医療再生医学講座　客員教授
久保田英雄	東京医科歯科大学病院　材料部　部長
矢冨　　裕	東京大学大学院医学系研究科　臨床病態検査医学　教授
佐藤　久弥	昭和大学保健医療学部　教授
磯辺　智範	筑波大学医学医療系　教授
堀口　　剛	元秋田大学医学部附属病院中央手術部　病院教授
島崎　　豊	NPO法人 日本・アジア口腔保健支援機構　理事
高階　雅紀	大阪大学医学部附属病院　手術部・材料部・臨床工学部　部長　病院教授
佐藤　一史	医療法人雄久会奥村病院　脳神経外科
南　　正人	市立芦屋病院　病院長
小久保安朗	福井大学医学部附属病院手術部　副部長
平田　　哲	旭川医科大学　名誉教授
大久保　憲	医療法人幸寿会平岩病院　病院長
小林　大輔	筑波大学附属病院放射線部　主任診療放射線技師
富田　哲也	筑波大学附属病院放射線部　副診療放射線技師長

● 「臨床工学編」

中島　章夫	杏林大学保健学部 臨床工学科 教授
新　秀直	東京大学医学部附属病院 企画情報運営部 講師
小野　哲章	滋慶医療科学大学大学院医療管理学研究科 客員教授
加納　隆	滋慶医療科学大学大学院医療管理学研究科 客員教授
酒井　順哉	名城大学大学院都市情報学研究科 保健医療情報学 教授
白井　康之	前虎の門病院臨床工学部 副部長／東京都臨床工学技士会監事
戸畑　裕志	九州保健福祉大学 生命医科学部 生命医科学科 特任教授
河井　敏博	前名古屋医専 講師
廣瀬　稔	滋慶医療科学大学医療科学部 臨床工学科 教授
真茅　孝志	純真学園大学保健医療学部 医療工学科 教授
鈴木　哲治	杏林大学保健学部 臨床工学科 助教
高倉　照彦	亀田総合病院医療技術管理部 部長
井上　博満	日産厚生会玉川病院臨床工学科 科長
	公益社団法人日本臨床工学技士会 常任理事

● 「医療情報編」

酒井　順哉	名城大学大学院都市情報学研究科 保健医療情報学 教授
美代　賢吾	国立研究開発法人 国立国際医療研究センター 情報基盤センター センター長
森田　耕司	前浜松医科大学医学部附属病院医療機器管理部 副部長
河井　敏博	前名古屋医専 講師
中田　精三	市立伊丹病院 病院事業管理者
高階　雅紀	大阪大学医学部附属病院 手術部・材料部・臨床工学部 部長 病院教授
高倉　照彦	亀田総合病院医療技術管理部 部長
武隈　良治	前一般財団法人医療情報システム開発センター 主席研究員
青木　郁香	公益社団法人日本臨床工学技士会 専務理事
黒澤　康雄	東京医療保健大学医療保健学部 客員教授
原山　秀一	ビー・ブラウンエースクラップ株式会社 GAMA 部長
村田　昭夫	一般社団法人日本医療機器工業会UDI委員会 委員長
	株式会社エムエス 西日本統括 部長
玉川　裕夫	近畿北陸歯科医療管理学会 監事
梁本　昌功	株式会社シーエス24 代表取締役
	近畿北陸歯科医療管理学会 常務理事

● 執筆協力者

松本　謙一	サクラグローバルホールディング株式会社 代表取締役会長
諸平　秀樹	マコト医科精機株式会社 代表取締役会長
根本　達	ミズホ株式会社 取締役相談役

医療概論編のねらい

　医薬品等とともに医療機器においても、製造から販売、市販後までの全過程において、品質・有効性および安全性が求められている。医療機器等を提供する人々にとって、医療機器の管理や機器に関する情報を伝えることを通じ、医療の質と安全性を確保、向上させることは、医療従事者と共通することであり、患者のためにという同じ認識のもと、医療がおかれた環境や実態を理解しながら、チーム医療を担う一員としてコミュニケーションをとり進めていくことが重要となる。医療概論編では、医療機器を使用、維持管理、関連情報を伝えるために必要な安全管理、関連法規に関する知識と、その背景となる技術、医療施設の組織や運営体制、関係する制度や取り巻く環境について学習することを目的としている。

　本編では、① 医療機器に直接関係する「医薬品、医療機器等の品質、有効性及び安全性の確保等に関する法律（医薬品医療機器等法、または、薬機法)」をはじめ、洗浄、消毒、滅菌に関連する法律、労働安全、製造物責任法、さらには、医療法や医療従事者、臨床研究に関する法律を理解し、② 使用、維持管理、情報伝達に重要な要素である医療安全管理（リスクマネジメント)、エビデンス（科学的根拠）などに基づいて最適と思われる治療法を提示する診療ガイドライン、診療プロセスについて学習する。また、医療環境や実態を理解するうえで、③ 医療を支える技術としての医療機器と医薬品、技術・情報を提供する医療施設の機能・組織・業務の現状と課題について記述している。

　日本の総人口は増加から減少に転じ少子高齢化が進み、生活スタイル、食生活の変化も併せ、ニーズとともに医療の提供体制、財源と負担、国民の意識等も変わってきている。マクロ的な環境要因として、④ 医療保険制度、介護保険制度、社会保障制度と医療、さらに人口推移と将来推計、疾病構造の変化、医療提供体制の解説も医療概論編の役割であり、「医療機器安全実践必携ガイド」全編を理解するうえで基礎となるものである。

　本編は広い範囲にわたる内容であり、かつ、統計情報や診療報酬制度など更新・改定頻度の高いものもあり、絶えず最新の状況を把握しておかなければならない。出典を示したので最新のデータを確認しながら、全編との関連性やどのような背景、理由があって変化しているのかを理解していただきたい。

「医療概論編」編集担当責任者　柴山純一

医療概論編　目次

刊行に際して …………………………… 1
編集者・執筆者一覧（順不同）………… 2
医療概論編のねらい …………………… 5

第Ⅰ章：医学・医療の役割とあゆみ………15
1節：健康と医学・医療 ………………17
  1：医学・医療の基本 ……………… 17
  2：健康の定義 ……………………… 17
  3：保健、医療、福祉の関わり ……17
2節：医学・医療の歩み ………………18
  1：世界の医療の夜明け〜中世時代 ………18
   （1）先史時代〜古代文明期……………18
   （2）ギリシャ・ローマ時代〜
     中世ルネッサンス時代 ………18
  2：世界の医療の夜明け〜中国の医学 ……19
   （1）古代中国〜漢時代……………19
   （2）近代まで………………………20
  3：我が国の医療の歩み ……………… 20
   （1）西洋医学の伝来まで……………20
   （2）鎌倉・室町・戦国時代…………21
   （3）西洋医学伝来から第2次世界大戦まで
     ………………………………21
   （4）戦後の医療 ……………………22

第Ⅱ章：医療の現状と課題………………23
1節：医療をとりまく環境 ……………25
2節：人口の変化と高齢化 ……………25
  1：総人口の推移 …………………… 25
  2：年齢3区分別人口の推移 ……… 26
  3：将来人口 ………………………… 26
  4：高齢化 …………………………… 26
3節：人口動態 …………………………26
  1：出生数の推移 …………………… 27
  2：合計特殊出生率 ………………… 27
  3：死亡数の推移 …………………… 27
  4：死因別にみた死亡率 …………… 29
  5：婚姻 ……………………………… 29
  6：諸外国との人口動態比較 ……… 32
4節：平均寿命と健康寿命 ……………32
  1：平均寿命 ………………………… 32
  2：健康寿命 ………………………… 32
5節：医療需要の変化 …………………35
  1：患者数の推移 …………………… 35
  2：傷病分類別患者数 ……………… 36

  3：在宅医療 ………………………… 36
  4：受療率 …………………………… 37
6節：生活習慣病対策 …………………37
  1：生活習慣病に対する政策 ……… 37
  2：第1次国民健康づくり対策（1978年〜）
   ………………………………… 39
  3：第2次国民健康づくり対策（アクティブ80
   ヘルスプラン）（1988年〜）………… 39
  4：第3次国民健康づくり対策<21世紀におけ
   る国民健康づくり運動（健康日本21）>
   （2000年〜）………………………… 39
  5：第4次国民健康づくり対策<21世紀におけ
   る第二次国民健康づくり運動（健康日本
   21（第二次））>（2013年〜）… 39
  6：健康増進法 ……………………… 40
  7：健康フロンティア戦略 ………… 40
  8：新健康フロンティア戦略〜健康国家への
   挑戦〜 …………………………… 40
  9：特定健診（特定健康診査）・特定保険指
   導 ………………………………… 40
7節：医療提供体制 ……………………41
  1：医療施設 ………………………… 41
  2：病床数 …………………………… 42
  3：従事者数 ………………………… 43
  4：平均在院日数 …………………… 46
   （1）退院患者の平均在院日数 ………46
   （2）在院期間 ………………………47
  5：医療提供体制の国際比較 ……… 47

第Ⅲ章：社会保障と医療………………49
1節：社会保障制度の理念 ……………51
2節：社会保障制度の歴史 ……………51
  1：西欧諸国における社会保障の芽生え ……51
   （1）イギリス………………………51
   （2）ドイツ…………………………51
  2：社会保険の発足 ………………… 52
   （1）アメリカ………………………52
   （2）イギリス………………………52
  3：第2次世界大戦後の世界の社会保障の趨勢
   …………………………………… 52
3節：我が国の社会保障制度 …………52
  1：我が国の社会保障の理念………… 52
  2：社会保障制度の歩み……………… 53

（1）創世期 ……………………… 53
　　　（2）戦後の歩み ………………… 53
　　3：少子高齢化に対応した社会保障制度 … 55
　　　（1）介護保険制度の創設 ………… 55
　　　（2）年金制度改革 ………………… 55
　　　（3）医療保険制度改革 …………… 56
　4節：社会保障費用 ……………………60
　　1：社会保障給付費と社会支出 ……… 60
　　2：社会保障給付費 …………………… 61
　　3：社会支出 …………………………… 61
　　4：社会支出の国際比較 ……………… 61
　　5：社会保障制度の課題 ……………… 63
　5節：国民医療費 ………………………64
　　1：医療費の範囲 ……………………… 64
　　2：医療費の推移 ……………………… 65
　　3：年齢区分別医療費 ………………… 66
　　4：疾病分類別医療費 ………………… 66
　　5：医療費増加の要因 ………………… 67
第Ⅳ章：医療保険制度と介護保険制度…………69
　1節：我が国の医療保険制度および介護保険
　　　制度の仕組み…………………………71
　　1：医療を支える医療保険制度 ……… 71
　　2：社会全体で支える介護保険 ……… 71
　2節：医療保険制度 ……………………71
　　1：保険診療の基本 …………………… 71
　　2：医療保険制度の概略 ……………… 72
　　3：職種別に対する法律 ……………… 73
　　4：診療報酬 …………………………… 73
　　5：医療保険の課題 …………………… 74
　　6：保険診療のルール ………………… 74
　　　（1）無診療治療等の禁止 ………… 74
　　　（2）特殊療法・研究的診療等の禁止 … 74
　　　（3）保険診療と自費診療の併用 … 74
　　　（4）健康診断は保険診療対象外 … 75
　　　（5）過剰診療の禁止 ……………… 75
　　　（6）予防注射・予防投薬 ………… 75
　　7：安全性確保と質の向上に向けた制度上の
　　　仕組み ……………………………… 75
　　8：点数表 ……………………………… 75
　　9：点数表の対象となる医療行為 …… 76
　　10：医療費の算定出来高払いと包括払い … 76
　　11：入院基本料 ………………………… 76
　　12：施設基準と医療機器 ……………… 76
　　13：医療機器区分と保険医療（特定保健医療
　　　材料等）……………………………… 77

　　14：費用対効果評価制度の導入 ……… 77
　　15：療養担当規則 ……………………… 77
　　　（1）療養担当規則の告示 ………… 78
　　　（2）食事療養費 …………………… 78
　　16：先進医療と治験の場合の取り扱い … 78
　　17：先進医療と保険診療の併用 ……… 79
　　18：令和4年度診療報酬改訂 ………… 80
　　　（1）診療報酬改訂率 ……………… 80
　　　（2）2022年（令和4年）度改定にあたって
　　　 ………………………………………… 80
　3節：DPC-PDPS ………………………81
　　1：主要診断群（MDC：Major Diagnostic
　　　Category）…………………………… 82
　　2：化学療法による分岐の見直し …… 82
　　3：診断群分類番号 …………………… 82
　4節：医療保険制度の改革の経緯 …………83
　　1：医療保険制度の歩み ……………… 83
　　2：後期高齢者医療制度 ……………… 83
　　3：保険料、公費負担や患者自己負担の増加
　　　 ………………………………………… 83
　　4：特定療養費制度の創設 …………… 83
　　5：診療報酬・薬価等の改定 ………… 83
　　6：医療構造改革が目指すもの ……… 83
　　7：在宅医療 …………………………… 85
　5節：介護保険制度 ……………………85
　　1：介護保険制度の意義と特徴 ……… 86
　　2：介護保険制度の概要 ……………… 86
　　　（1）保険者 ………………………… 86
　　　（2）被保険者 ……………………… 86
　　　（3）保険料の徴収 ………………… 86
　　　（4）受給対象 ……………………… 86
　　　（5）給付の財源 …………………… 87
　　3：介護保険の給付 …………………… 87
　　　（1）給付の判定 …………………… 87
　　　（2）要介護認定 …………………… 87
　　　（3）要介護認定方式の見直し …… 88
　　　（4）介護保険による給付 ………… 89
　　4：介護保険制度の推移………………… 90
第Ⅴ章：病院における診療体系と業務の機能分担
　　 ………………………………………………93
　1節：診療体系と業務の機能分担 …………95
　　1：診療部門 …………………………… 95
　　　（1）外来診療部門 ………………… 95
　　　（2）入院診療部門 ………………… 95
　　2：救急医療部門 ……………………… 95

（1）救急医療機関の厚生省令基準 …… 95
（2）救急医療体制 ……………… 95
（3）救急医療 ……………………… 95
3：専門医制度改革 ……………………… 96
4：看護部門 ……………………………… 97
2節：中央診療部門（診療支援部門）……… 97
1：薬剤部門 ……………………………… 97
（1）調剤業務（調剤室）………… 97
（2）製剤業務（製剤室）………… 97
（3）薬務業務（薬務室）………… 97
（4）薬剤管理指導業務（服薬指導）… 97
（5）無菌製剤調製業務（無菌室）…… 97
（6）医薬品情報管理業務 ……… 98
2：臨床検査部門 ………………………… 98
（1）検体検査部門 ……………… 98
（2）生理検査部門 ……………… 98
3：病理部門 ……………………………… 98
4：放射線部門 …………………………… 98
（1）放射線画像診断部門 ……… 98
（2）放射線治療部門 …………… 98
5：リハビリテーション部門 …………… 98
（1）理学療法部 ………………… 98
（2）作業療法部 ………………… 99
（3）言語聴覚療法部 …………… 99
6：手術部門、輸血部門 ………………… 99
（1）手術部 ……………………… 99
（2）輸血部 ……………………… 99
7：材料部門 ……………………………… 99
（1）SPD部門 …………………… 99
（2）滅菌管理部門 ……………… 99
8：臨床工学部門（ME部門）………… 99
9：集中治療部門（ICU：Intensive Care Unit）
……………………………………… 101
（1）施設基準 …………………… 101
（2）対象疾患 …………………… 101
10：栄養管理部門 ……………………… 101
（1）栄養状態の評価と栄養管理、栄養指
導 ……………………………… 101
（2）講演会や料理教室などの栄養教育… 101
（3）NST（Nutrition Support Team：
栄養サポートチーム）……… 101
11：医療安全管理部門 ………………… 101
12：褥瘡管理部門 ……………………… 102
13：医療連携部門 ……………………… 102
14：病院管理部門 ……………………… 102

（1）経営企画部門 ……………… 102
（2）医療情報部門 ……………… 103
（3）医事会計部門 ……………… 103
（4）施設管理部門 ……………… 103
3節：医療機関におけるヒト、モノ、情報の
流れ ……………………………… 103
1：外来診療でのヒト、モノ、情報の流れ… 104
（1）ヒトの流れ ………………… 104
（2）モノの流れ ………………… 104
（3）情報の流れ ………………… 104
2：入院診療・病棟におけるヒト、モノ、情報
の流れ ………………………………… 105
（1）ヒトの流れ ………………… 105
（2）モノの流れ ………………… 105
（3）情報の流れ ………………… 107
3：医療廃棄物 …………………………… 108
（1）感染性医療廃棄物 ………… 108
（2）シングルユースデバイス（単回使用
医療機器）…………………… 109
（3）環境を考えた医療機器作り … 109
4：ヒト、モノ、情報の流れの留意点 …… 109
（1）個人情報保護 ……………… 109
（2）待ち時間 …………………… 110
（3）患者取り違え ……………… 110
（4）誤薬 ………………………… 110
（5）物流管理システム：SPD（Supply
Processing & Distribution）……… 110
4節：病院運営管理 …………………… 110
1：病院マネジメントの基本理念 ……… 110
（1）病院マネジメント ………… 110
（2）病院経営の基本理念 ……… 111
2：会計と財務管理 …………………… 111
（1）病院組織・人事 …………… 111
（2）会計原則、病院財務（貸借対照表、
損益計算書、キャッシュフロー計算
書）…………………………… 111
（3）管理会計（損益分岐点分析、病院経
営指標による分析、原価計算）… 112
5節：病院組織と医療機器管理体制 …… 113
1：組織的な位置づけと責任体制 ……… 113
6節：診察プロセス …………………… 114
1：来院から診察室まで ……………… 114
（1）受診申込 …………………… 115
（2）問診票 ……………………… 115
（3）総合診療科 ………………… 115

—8—

（4）診察前検査 ……………………115
2：診療現場と診療プロセス ………115
　（1）外来診療 　………………115
　（2）入院診療のプロセス ………117
3：夜間・休日診療 …………………118
　（1）夜間診療の診療プロセス ………118
　（2）休日診療の診療プロセス ………119
　（3）夜間・休日診療の問題点 ………119
4：日帰り手術 ………………………119
7節：診療現場における現状と課題 ……120
1：救急・災害医療 …………………120
2：在宅医療・在宅介護 ……………120
　（1）在宅医療・介護とその担い手 ……121
　（2）在宅診療機関の整備 ………121

第VI章：医療倫理とEBM …………………125
1節：医療倫理 ………………………127
1：医療と倫理 ………………………127
2：医療倫理とその歴史的背景 ………127
　（1）ヒポクラテスの誓い ……………127
　（2）20世紀以降の流れ ………………127
3：医学系指針及びゲノム指針 ………128
4：医学研究に関する指針 ……………128
　（1）人を対象とする生命科学・医学系研
　　　究に関する倫理指針 ……………128
　（2）遺伝子治療等臨床研究に関する倫理
　　　指針 ………………………………129
5：医療倫理と患者の権利 …………129
　（1）インフォームド・コンセント ……129
　（2）患者のQOLと自己決定権 ………130
6：医療職の一員としての行動 ………130
7：利益相反 …………………………131
　（1）利益相反（COI：Conflict of Interest）
　　　………………………………………131
　（2）厚生労働省の指針 ………………131
2節：EBMと診療ガイドライン …………131
1：根拠に基づいた医療　Evidence-Based
　　Medicine（EBM） ………………131
2：EBMの成果 ……………………131
3：EBM・臨床疫学の歴史 …………132
　（1）臨床疫学の歴史 …………………132
　（2）Evidence-Based Medicineの始まり
　　　………………………………………132
　（3）我が国におけるEBM活動 ………132
4：Evidence-Based Medicineの実践 ……132
　（1）手順 ………………………………132

（2）EBMの具体的手法 ………………132
5：Evidenceの質（レベル） …………133
　（1）Evidenceの質（レベル）の分類…133
　（2）推奨度（勧告の強さ） …………133
　（3）臨床経験（Clinical Expertise） …133
　（4）EBMについて陥りやすい誤解 ……133
6：診療ガイドライン ………………134
　（1）診療ガイドライン（Medical
　　　guideline）とは ……………………134
　（2）診療ガイドラインとエビデンスレベ
　　　ルの関係 …………………………134
7：NBM（Narrative Based Medicine）につ
　　いて ………………………………………134
3節：病院機能評価 ………………………135
1：日本医療機能評価機構の目的 ………135
2：評価事業の概要 …………………135
3：機能評価の概要（評価項目の概要）…135
4：機能評価の概要 …………………136
　（1）評価項目の体系と評価項目 ………136
　（2）評点の定義の変更と認定の考え方…136
　（3）評価内容の最終判定 ……………137
　（4）機能評価における医療機器管理機能
　　　について …………………………137
4節：クリニカルインジケータ（CI：Clinical
　　Indicator） ………………………………138
第VII章：医療安全管理………………………141
1節：我が国における医療安全管理 ……143
1：我が国における医療事故 ………143
2：医療安全のための取り組み ………144
　（1）医療事故防止機運の高まり ………144
　（2）国立大学附属病院等での医療事故防
　　　止方策の策定 ……………………144
　（3）医療安全対策ネットワーク整備事業
　　　………………………………………144
　（4）病院に対する医療事故防止体制の義
　　　務化 ………………………………144
　（5）医療機器の保守点検業務と補助金制
　　　度 …………………………………144
　（6）医療安全推進総合対策の策定 ……145
　（7）医療法改正による医療安全確保の義
　　　務化 ………………………………145
　（8）裁判外紛争解決手続の利用の促進…146
　（9）産科医療補償制度の運営開始 ……147
　（10）死亡時画像診断システム整備事業
　　　………………………………………147

— 9 —

3：医療事故調査委員会の設置と役割……148
　　4：医療事故調査制度運用の現況及び報告デー
　　　　タの解釈……………………………… 149
　2節：リスクマネジメント ……………… 150
　　1：インシデントとアクシデント…………150
　　　（1）インシデント ………………………150
　　　（2）アクシデント ………………………151
　　　（3）ハインリッヒの法則（Heinrich's law）
　　　　　………………………………………151
　　2：医療事故の発生モデル ………………152
　　3：事故発生原因の分析 …………………152
　　　（1）スイスチーズ・モデル（Swiss cheese
　　　　　model）………………………………152
　　　（2）スノーボール・モデル ……………152
　　4：事故再発防止策の立案 ………………152
　　　（1）SHELモデル（発展系のm-SHEL、
　　　　　P-mSHELを含む）…………………153
　　　（2）4M-4E方式 …………………………154
　　　（3）ルートコーズ解析（RCA：Root
　　　　　Cause Analysis、根本原因分析法）
　　　　　………………………………………154
　　　（4）フォールトツリー解析（FTA：Fault
　　　　　Tree Analysis）………………………155
　　　（5）故障モード・影響解析（FMEA：
　　　　　Failure Mode and Effect Analysis）
　　　　　………………………………………156
　　　（6）イベントツリー解析（ETA：Event
　　　　　Tree Analysis）………………………156
　　　（7）メディカルセイファ（Medical SAFER：
　　　　　Systematic Approach For Error
　　　　　Reduction）………………………157
　　5：医療事故防止のためのトレーニング方法
　　　　………………………………………157
　　　（1）5S活動 ……………………………157
　　　（2）テクニカルスキル、ノンテクニカル
　　　　　スキル ………………………………157
　　　（3）KYT（危険予知訓練法）…………158
　　　（4）ブリーフィング、ハドル、ディブリー
　　　　　フィング………………………………158
　　　（5）SBAR（エスバー）、ISBAR（アイエス
　　　　　バー）………………………………160
　　6：医療安全のための情報技術の積極的活用
　　　　………………………………………160
　　　（1）病院内の情報 ………………………161
　　　（2）病院外の情報 ………………………161

　　7：PDCAサイクル …………………………161
　3節：医療機器に関わる医療安全における
　　　　MDICの役割 ………………………162
　　1：医療機器導入のピットフォール………162
　　　（1）医療機器と医薬品の違い …………162
　　　（2）医療機器の適切な使用 ……………162
　　2：医療機器の導入に当たって考慮すべき要件
　　　　………………………………………163
　　　（1）医療機器全般について ……………163
　　　（2）医療材料について …………………163
　　　（3）医療器械・装置について …………163
　　　（4）医療機器の導入時の安全の考え方…163
　　　（5）医療機器の価格 ……………………163
　　3：法令順守………………………………163
　　4：医療機器設計と人間工学 ……………164
　　5：医療機器の安全管理への取り組み……164
　　　（1）医療施設と製造販売業者等の医療機
　　　　　器管理に対する習熟度の相違……164
　　　（2）医療施設での医療機器安全管理の実
　　　　　効性を高めるために…………………164
　　　（3）医療施設設計と医療機器管理……165
　　6：高齢社会と医療機器安全管理………166
　　　（1）高齢社会と医療機器 ………………166
　　7：医療施設外での医療機器安全管理……166
　　8：医療機器産業ビジョンとMDIC認定制度
　　　　………………………………………167

第Ⅷ章：医療機器と医薬品～医療を支える
　　　　技術～ ………………………… 169
　1節：医療機器 ……………………… 171
　　1：医療機器とは ………………………171
　　2：医療機器の定義 ……………………171
　2節：医療機器の歴史 ……………… 171
　　1：紀元前の手術器具 …………………171
　　2：中世の手術技法の発達と医療機器……172
　　3：19世紀以降の医療機器の発達………172
　　4：役割の変遷…………………………172
　3節：医療機器の特性 ……………… 173
　4節：医療機器産業の現状 ………… 173
　　1：医療機器の生産・輸入・輸出金額……173
　　2：医療機器を取り扱う事業所数………173
　　3：関連団体……………………………173
　5節：医療機器の研究開発 ………… 174
　　1：医療機器開発の特徴 ………………174
　　2：研究開発の流れ……………………175
　　3：研究開発の促進策…………………176

— 10 —

6節：医療機器の臨床　……………………176
　1：臨床での取り扱い　…………………176
　2：医療機器であるプログラム　………177
7節：医薬品と医療機器　………………… 177
　1：医療機器と医薬品の相違点　………178
　2：医薬品医療機器等法　………………178
　3：医薬品とは……………………………178
　　(1) 医薬品の定義　……………………178
　　(2) 医薬品の特性　……………………179
　　(3) 医薬品の分類　……………………179
　　(4) 新医薬品　…………………………180
　　(5) 後発医薬品と使用促進策　………181
　　(6) 希少疾病用医薬品（オーファンドラッ
　　　　グ）　………………………………181
　　(7) 医薬品の名称　……………………181
　4：医薬品産業　…………………………182
　　(1) 歴史的変遷　………………………182
　　(2) 医薬品産業の特徴　………………182
　　(3) 医薬品産業の使命と責務　………183
　　(4) 医薬品産業の現状　………………183
　　(5) 副作用と安全対策　………………184
　　(6) 薬剤費の動向と医薬品生産　……186
　5：医薬品の研究開発　…………………187
　　(1) 我が国の医薬品開発の歩み　……187
　　(2) 医薬品開発の現状　………………187
　　(3) 医薬品開発の過程　………………188
　　(4) 新医薬品の承認申請、承認審査　…191
　　(5) 医薬品の特許と知的財産権　……191
　　(6) 新しい技術による新薬開発　……191
　　(7) プレシジョン・メディシン・イニシ
　　　　アティブ（精密医療計画）　……193
　6：医薬品の適正使用　…………………195
　　(1) 適正使用のサイクル　……………195
　　(2) 適正使用に必要な医薬品情報　…195
　7：医薬品の保存・管理　………………197
　　(1) 医薬品の保存　……………………197
　　(2) 医薬品の管理　……………………197
　8：製薬協　産業ビジョン2025　………198
第Ⅸ章：関連法令………………………………199
1節：医療法　……………………………… 201
　1：医療法の概要………………………201
　　(1) 医療法の目的　……………………201
　　(2) 医療法の構成　……………………201
　2：医療提供施設の種類と医療提供体制…201
　　(1) 医療提供施設の種類　……………201

　　(2) 特定機能病院等　……………………202
　　(3) 医療計画　……………………………202
　3：医療の安全確保のための措置…………202
　　(1) 医療の安全の確保に関する基本的事
　　　　項　…………………………………202
　　(2) 医療機器の安全管理のための体制の
　　　　確保　………………………………203
　　(3) 診療用放射線の安全管理のための体
　　　　制の確保　…………………………204
　　(4) 院内感染対策のための体制の確保…205
　　(5) 医薬品の安全管理のための体制の確
　　　　保　…………………………………206
　　(6) 未承認新規医療機器等を用いた医療
　　　　の管理　……………………………206
　　(7) 単回使用医療機器の取り扱い　……206
　4：医療機関の業務の外部委託…………207
　　(1) 業務委託の制限　……………………207
　　(2) 医療機器の保守点検業務の受託者の
　　　　要件　………………………………207
　　(3) 医療機器等の滅菌消毒業務の受託者
　　　　の要件　……………………………208
2節：医療従事者に関する関連法令　…… 209
　1：医師法　………………………………209
　2：保健師助産師看護師法（保助看法）…209
　3：薬剤師法　……………………………210
　4：診療放射線技師法　…………………210
　5：臨床検査技師法　……………………210
　6：臨床工学技士法　……………………211
　7：その他の医療専門職　………………211
3節：臨床研究法　………………………… 211
　1：臨床研究法の目的　…………………211
　2：対象となる臨床研究　………………211
　3：特定臨床研究　………………………212
　4：特定臨床研究を行う者の義務　……212
　5：製造販売業者の義務　………………212
　6：認定臨床研究審査委員会　…………212
4節：洗浄・消毒・滅菌に関する法律　… 212
　1：感染症法　……………………………212
　　(1) 新たな感染症の追加及び類型の見直
　　　　し　…………………………………213
　　(2) 結核に関する規定の創設　………213
　　(3) 病原体などの所持等に関する規制の
　　　　創設　………………………………214
　　(4) 新型コロナウイルスに関する取り扱
　　　　い　…………………………………214

5節：医薬品医療機器等法 ・・・・・・・・・・・・・・・ 214
　1：医薬品医療機器等法とは・・・・・・・・・・・・・214
　　（1）医薬品医療機器等法の目的 ・・・・・・・215
　　（2）医薬品医療機器等法の体系 ・・・・・・・215
　2：医療機器の定義及び範囲・・・・・・・・・・・216
　　（1）医療機器の定義 ・・・・・・・・・・・・・・・216
　　（2）医療機器の範囲 ・・・・・・・・・・・・・・・216
　3：医療機器のリスクの定義と分類・・・・・・・216
　4：医療機器を取り扱う業態・・・・・・・・・・・217
　　（1）製造販売業・・・・・・・・・・・・・・・・・・・217
　　（2）製造業・・・・・・・・・・・・・・・・・・・・・・・218
　　（3）販売業・貸与業・・・・・・・・・・・・・・・219
　　（4）修理業・・・・・・・・・・・・・・・・・・・・・・・220
　5：医療機器の製造販売承認等・・・・・・・・・220
　　（1）製造販売承認・・・・・・・・・・・・・・・・・221
　　（2）指定高度管理医療機器等の製造販売
　　　　認証・・・・・・・・・・・・・・・・・・・・・・・・・221
　　（3）製造販売届・・・・・・・・・・・・・・・・・・・221
　6：承認取得等のための開発プロセスとリ
　　　スクマネジメント・基本要件基準
　　　・・・・・・・・・・・・・・・・・・・・・・・・・・・・・・ 221
　　（1）開発プロセス ・・・・・・・・・・・・・・・221
　　（2）リスクマネジメントと基本要件基準
　　　　・・・・・・・・・・・・・・・・・・・・・・・・・・・221
　　（3）医療機器の基準・・・・・・・・・・・・・・・222
　7：治験と臨床研究・・・・・・・・・・・・・・・・・・・222
　8：製造販売業等の品質システム・・・・・・・222
　　（1）承認・認証要件としての製造管理及
　　　　び品質管理（QMS省令：Quality
　　　　Management System）・・・・・・・・・・・223
　　（2）製造販売業の許可要件としてのQMS
　　　　体制省令・・・・・・・・・・・・・・・・・・・・・223
　9：製造販売業の許可要件としての製造販売
　　　後安全管理（GVP省令：Good Vigilance
　　　Practice）・・・・・・・・・・・・・・・・・・・・224
　10：医療機器の法定表示事項及びUDI表示・・・224
　11：医療機器の注意事項等情報の公表及び容
　　　器等への符号等の記載・・・・・・・・・・・224
　　（1）電子化された添付文書の記載項目と
　　　　記載順序・・・・・・・・・・・・・・・・・・・・・225
　　（2）注意事項等情報と取扱説明書の関連
　　　　・・・・・・・・・・・・・・・・・・・・・・・・・・・225
　12：広告規制と情報提供・・・・・・・・・・・・226
　　（1）未承認医療機器の展示会等への出展
　　　　・・・・・・・・・・・・・・・・・・・・・・・・・・・226

　　（2）未承認医療機器の情報提供 ・・・・・・・226
　13：市販後安全対策 ・・・・・・・・・・・・・・・ 227
　　（1）情報の収集・提供等 ・・・・・・・・・・・227
　　（2）不具合報告 ・・・・・・・・・・・・・・・・・227
　　（3）回収 ・・・・・・・・・・・・・・・・・・・・・・・228
　14：使用成績評価制度 ・・・・・・・・・・・・・ 228
　　（1）使用成績評価制度の対象 ・・・・・・・229
　　（2）GPSP省令の適用 ・・・・・・・・・・・・・229
　15：特定医療機器のトラッキング ・・・・・・・229
　　（1）対象品目 ・・・・・・・・・・・・・・・・・・・229
　　（2）患者情報 ・・・・・・・・・・・・・・・・・・・229
　　（3）記録の保存 ・・・・・・・・・・・・・・・・・229
　16：その他中古医療機器の取り扱い・・・・・・・229
　　（1）医薬品医療機器等法の規定 ・・・・・・・229
　　（2）古物営業法の規定 ・・・・・・・・・・・230
6節：労働安全衛生法 ・・・・・・・・・・・・・ 230
　1：ボイラー及び圧力容器安全規則・・・・・・・230
　　（1）目的 ・・・・・・・・・・・・・・・・・・・・・・・230
　　（2）圧力容器の種類 ・・・・・・・・・・・・・230
　　（3）管理に関する事項 ・・・・・・・・・・・230
　2：特定化学物質障害予防規則・・・・・・・230
　　（1）目的 ・・・・・・・・・・・・・・・・・・・・・・・230
　　（2）管理対象の指定物質 ・・・・・・・・・・・230
　　（3）管理に関する事項 ・・・・・・・・・・・231
7節：労働基準法 ・・・・・・・・・・・・・・・ 231
8節：製造物責任 ・・・・・・・・・・・・・・・ 231
　1：製造物責任法（PL法）・・・・・・・・・・・231
　2：PL法の目的 ・・・・・・・・・・・・・・・・・・・231
　3：過失と欠陥 ・・・・・・・・・・・・・・・・・・・231
　4：欠陥の意味 ・・・・・・・・・・・・・・・・・・・232
　　（1）設計上の欠陥 ・・・・・・・・・・・・・・・232
　　（2）製造上の欠陥 ・・・・・・・・・・・・・・・232
　　（3）指示・警告上（表示上）の欠陥・・・232
　5：PL法に基づく責任追及期間の制限 ・・・232
　6：開発危険の抗弁 ・・・・・・・・・・・・・・・232
　7：民法との関係 ・・・・・・・・・・・・・・・・・232
9節：企業倫理に関する規約等 ・・・・・・・ 233
　1：業界のルール ・・・・・・・・・・・・・・・・・233
　2：公正競争規約 ・・・・・・・・・・・・・・・・・233
　3：規約と景品表示法 ・・・・・・・・・・・・・234
　4：規約の内容 ・・・・・・・・・・・・・・・・・・・234
　　（1）規約 ・・・・・・・・・・・・・・・・・・・・・・・234
　　（2）基準 ・・・・・・・・・・・・・・・・・・・・・・・235
　5：プロモーションコード ・・・・・・・・・・・235
　6：透明性ガイドライン ・・・・・・・・・・・236

— 12 —

７：まとめ ………………………………236
10節：MDICに関連する法令　……………　236
　　１：法令の構成 ……………………………236
　　２：法令通知等の検索等について ………236
　　３：医療法関連 …………………………237
　　４：医薬品医療機器等法関連 ……………238
　　５：社会福祉・保険制度関連 ……………239
　　６：労働安全・環境保護関連 ……………240
　　７：その他 ………………………………241

　　索引 …………………………………………243
　　MDIC認定制度の紹介 ……………………250

※本文中のゴシック体は重要語彙を、波線は重要箇所を示す。

第 I 章

医学・医療の役割とあゆみ

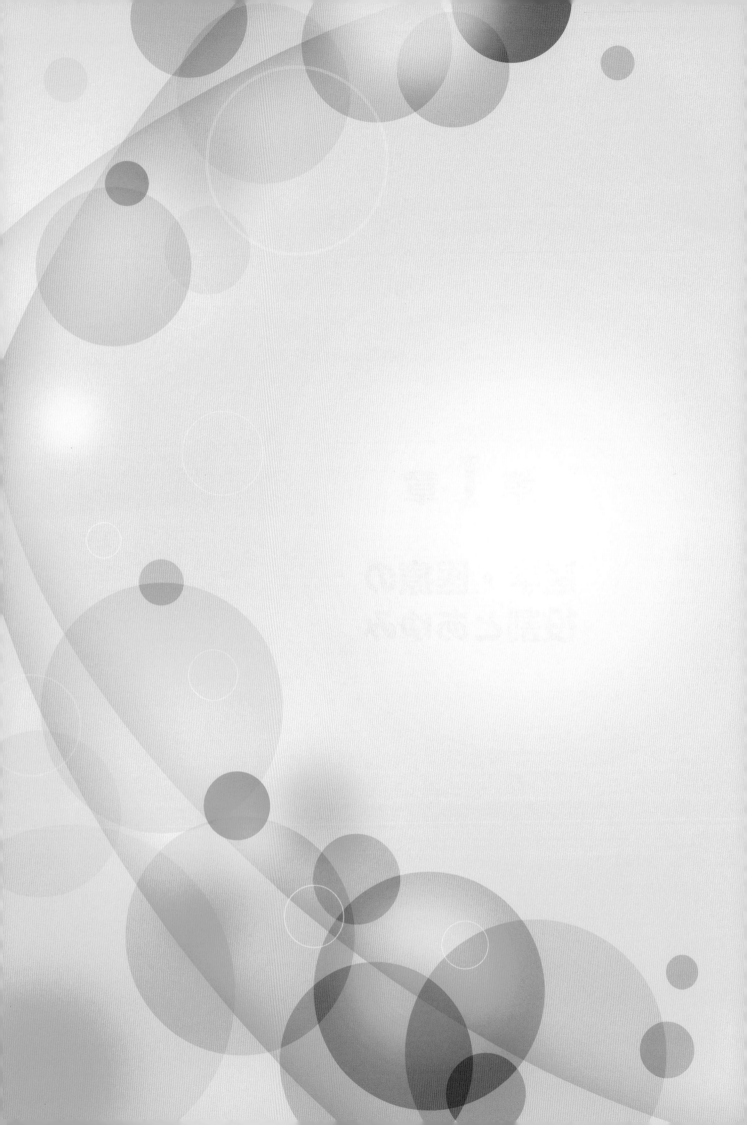

1節 健康と医学・医療

ヒトにとって、日常生活や社会活動を行うためには、何よりもまず健康であることが望まれる。しばしば「心身の充実」という言葉が用いられるが、これもまた広い意味で健康の大切さを表す言葉である。心身が充実するためには、単に疾病や障害を持たないということだけではなく、日常生活、生活環境、風俗・習慣など、さまざまな要素を整えなければならず、これらを科学的に分析し、サポートするのが医学・医療の役割である。

さらに、医学・医療は単に疾患に罹患する個人にとって必要であるだけではなく、その個人が生活する社会が維持発展するためにはなくてはならない重要な存在でもあり、これまでの、そしてこれからの人類の発展は、医学・医療の進歩に負うところが大きい。

本章では、医学・医療の基本とあゆみについて解説する。

1 医学・医療の基本

医学は自然科学の一分野で、解剖・生理学、生化学、神経解剖学などの人体の構造と機能に関する学問と、病理学、微生物学、内分泌・免疫学などの病態に関する学問が基礎となっている。これらに加えて、各種疾患に対する診断技術、薬理学などの治療、疾病予防といった実際に患者を対象に研究が進められた臨床医学がある。

一方、医療は医学を実践することをいい、患者の診察、検査、治療、時に疾病予防を行う。この中には患者の訴えや生活環境についての問診や、各種の検査装置を用いた検査、手術あるいは投薬、リハビリテーション、心理学的カウンセリング、さらには予防接種、健康診断などが含まれる。

2 健康の定義

1946年（昭和21年）、世界保健機関（WHO：World Health Organization）は健康の定義として、「完全な肉体的、精神的及び社会的福祉の状態であり、単に疾病または病弱の存在しないことではない」（Health is a state of complete physical, mental

and social well-being and not merely the absence of disease or infirmity）と定めた。「健康」を単に疾病がないという消極的な概念から考えるのではなくて、身体的な面だけではなく、精神的、社会的次元から包括的かつ積極的な概念として捉えた点で意義がある。

その後WHOでは、1998年（平成10年）の第101回執行理事会においてこの健康の定義に対しての見直しが行われ、「Health is a dynamic state of complete physical, mental, spiritual and social well-being and not merely the absence of disease or infirmity」に変更する考えが提案された。従来の定義に加えて、身体の内面的な健康という点から「霊的」（spiritual）という文言が加わると同時に、健康を「dynamic」な状態で捉えている。しかし、この提案に対して、各国からさまざまな意見が出され、1999年（平成11年）の第52回のWHO総会で議題とされたが、審議されないまま、事務局長が見直しを続けていくこととされた。

3 保健、医療、福祉の関わり

医療法の第1条の二では、医療の内容を「単に治療のみならず、疾病の予防のための措置及びリハビリテーションを含む良質かつ適切なものでなければならない」と規定している。すなわち、医療は健康管理と健康増進、病気予防を目的として組織的かつ系統的に取り組む「保健」と、病気に罹患した場合に医療施設で行われる「診療（狭義の医療）」、病状が安定して医療の必要性が少なくなった時に社会復帰や社会適応を目的に各種のサービスが提供される「福祉」の3つに分けられる。ただ、これら三者は現実には明確に区別できず、オーバーラップすることも多い。

我が国では近年、医療費の高騰などから予防医学の充実が図られるとともに、急速な高齢化に伴う在宅医療・在宅介護へのかじ取りが行われ、保健、医療、福祉を効果的に提供するために、これらを統合した地域連携・包括医療の整備が急速に進められている。

しかしこれらの内容と効率性、費用対効果には地域格差があるのも現実であり、これら三者に携わる医療関係者の機能的なチームワークの構築が

求められる。

（加見谷将人）

2節 医療・医学の歩み

　人類の医療の始まりは、消毒効果を持つ、あるいは滋養となる草を食んだ後に、傷口を舐めるという動物の本能的行為に始まったものであろう。その後人類は、経験に基づいた知恵の集積によって、次第に道理に裏打ちされた医療行為、薬物の使用へと歩んできた。

1 世界の医療の夜明け～中世時代

（1）先史時代～古代文明期

　農耕開始とともに定住・集団化し、社会・職業の分化が進む中、長老の補佐役として魔術師が出現、神の意志を聞くかたわら、「病気は悪霊の仕業」として悪霊を追い出す呪文を唱え、薬草を飲ませた。

　古代メソポタミア文明（BC4000年頃～）では、僧侶である魔術師が、占星術を基に呪文を唱え、悪霊を追い払う儀式を行った後、投薬、手術などの治療に当たった。薬として、動物の糞や、植物・動物・鉱物薬の記録がある。

　古代エジプト文明（BC3000年頃～）では、宗教と医療が一体化し、「悪魔の仕業」である病気は、神官だけが治療できた。多数の症状とその治療法、800種の薬の処方、700種の植物・動物・鉱物薬の記録が残っているが、病魔追い出しが最優先で、吐剤・下剤・浣腸の処方が多く、薬物療法というより魔術医学というべきもので、時代とともに宗教的・魔術的傾向を深めた。

　医師・手術師・獣医などが初めて区別されたのはハンムラビ法典（BC1700年頃）で、病人の身分、貧富に応じて治療の謝礼が定められていた。

　一方、古代中国ではBC2740年頃、神農が百草を舐め、薬の根本を民に教えたと記されている。

（2）ギリシャ・ローマ時代 ～中世ルネッサンス時代

①新興都市ギリシャ（BC7世紀頃～）

　神官達の医療行為に対抗して、経験的・合理的な医療を志して独立した医師達が経済的な医術を家伝として継承し、開業は免許制として医師組合を作っていた。また、開業医の他に町や村を巡回して診療する遍歴医も誕生した。さらに医術が盛んになると、薬の需要が増えたことから薬の専門家が出現し、草根採集家と売薬商人が医師へ薬を販売するようになった。

　哲学者としても有名で、医学を科学として確立したとして「医学の父」と呼ばれるヒポクラテス（BC460～377年）は、病気を自然の現象として捉え、医学を技術と強調し、診断・治療を実行した。ヒポクラテスは4体液説（多血質、粘液質、胆汁質、憂鬱質）を唱え、体質の違いでかかりやすい病気の種類が異なるとするとともに、自然治癒力を助けるのが医術であり、治療の根本として食療法を主体に治療を行った。最初に脳外科手術を行った人物としても知られている。

②ローマ帝国（BC100年頃～）

　医師はその出自から自由民医師・奴隷医師・解放民医師の3種類に分類され、薬物療法が盛んに行われた。

〈自由民医師〉

　ギリシャから移住してきた医学を十分習得した医師である。

〈奴隷医師〉

　主人の命令で修行した主家の家庭医で、毒殺の技術者を兼務した。

〈解放民医師〉

　医師としての実績が良く、主人から解放された医師である。

　ガレノス（AD130～198年）は古代医学を集大成し、その書はルネッサンス期に至るまで医学の聖典であった。彼は4元素説を唱えた（火・水・空気・土が万物のもとであり、これらは温・冷・湿・乾の原質を持っており、血液は4元素を平等に含み、粘液は水が、黄胆汁は火が、黒胆汁は

土が主となってできている。薬物の作用は、顕在性〈陽〉と潜在性〈陰〉に分けられ、温・冷・湿・乾との組み合わせにより8つの性質がある）。この4元素説は、漢方の陰陽五行説の概念と類似点が多く、独自の薬物理論により複雑な処方、配合剤（ガレノス製剤）が流行することとなった。

③中世

　6世紀に疫病が蔓延し、数百万人の死者が出たが、この時、医師は無力であった。それゆえ医師の権威は失墜し、キリスト教徒が献身的な看護や治療を行い、神父が医学の先生となって信仰と祈りで奇跡を待ち、修道院が病舎を設置した。このため、キリスト教会の神父が医学を支配するようになった。

　十字軍遠征（1095〜1270年、7回）により、アラビア人が保存していたギリシャ・ローマの学問・文化の原典がヨーロッパに持ち帰られ、12世紀頃から最初の大学がヨーロッパ各地に設立された。神学・法律学・文学・医学の4学部から成るものが多かった。

〈錬金術〉

　アラビアで隆盛した不完全な金属を金に変える術であり、これが不老長寿薬・万能薬を作る学問となり、科学者である薬剤師という職業の独立へ発展した。

〈1016年〉

　ローマに最初の薬局、具体的には独立した専門の薬剤師と薬局が誕生した。

〈1240年〉

　フリードリッヒ2世（シシリーの皇帝）が薬事制度に関する法律を制定し、医薬分業（毒殺防止のため）と薬事監視を定めた。

④ルネッサンス期

　バラクレス（1493〜1541年）によって樹立された、観察・実験・理性に基づいた近代医学では、原因療法を指向し、錬金術によって病気の原因を撲滅する秘薬発見を目指し、多味薬剤処方は無意味とし、単純処方へ回帰した。

　1665年にロンドンでペストが大流行した際には、医師が逃走する一方で、薬剤師は止まって防疫と治療に献身したため、薬剤師は民衆の支持を得て、確固たる地位を確立した。その後、イギリスでは専売薬（パテント・メデシン）が出現した。

2 世界の医療の夜明け〜中国の医学

（1）古代中国〜漢時代

①殷・周・春秋時代（BC1500年頃〜）

　殷墟の甲骨文に宗教的医療・16種の病気の記載があるが、次第に原始的医術から、経験的医学へ発展し、呪術と医の分離へと進んだ。その後、戦国時代（BC403〜221年）になって中国医学は急速に進み、この時代の医療経験の集積が次代の書物に貢献している。

　漢時代（前漢BC202年〜AD8年、後漢AD25〜220年）になると、中国古代医学の薬物学・薬物療法がまとめられ、ここに3つの古典のもとに中国医学の基礎が完成し、以後2000年近い間、同医学は基本的にこれらの伝統を継承してきた。

「黄帝内経」

　前漢時代に出た中国医学の古典で、黄帝は伝説上の帝王である。人体の生理・解剖・病理を論じ、治療に言及する。鍼灸術を記載。

「神農本草経」

　後漢時代に出た中国最古の薬物書で、神農は伝説上の帝王である。365品の薬物を記載し、薬効主眼に上・中・下薬に分類する。

「傷寒雑病論」

　後漢の末期、200年頃に出た薬物治療の古典で、張仲景の書。現在は「傷寒論」と「金匱要略」に分かれ、今もなお実用価値がある。

　中国医学の理論体系は、古代の自然哲学思想を人間の生命現象に当てはめ、自然現象の観察・整理と豊富な医療経験に基づく下記に示す自然哲学に裏付けられた理論である。

〈精気学説〉

・正気：人体自身が持つ病気に対する抵抗力のことである。
・邪気：病気に至らしめる各種の要素のことで、精気の強弱が疾病要因となる。

〈陰陽学説〉

　森羅万象に相関する2つの概念で、陰と陽が調和を失えば発病するとした。

　治療の基本原則は陰陽を調整し、その均衡を回復させる。

〈五行学説〉

　万物は木・火・土・金・水の5つの要素から成るとし、機能の異なる臓腑を五行に配し、相互関係・疾病過程を説明した。生理・病理現象から推測した五臓を中心に、人体を1つの有機体とみなす。

（2）近代まで

①三国・晋・南北朝時代（220〜581年）

　西南アジアなどの異文化と接触し、インド医学・仏教文化の影響を受け、さらには道教が広まり、不老長生術に関連して錬金術が発達し、鉱物性の薬物が使用されるようになった。

②隋・唐時代（581〜907年）

　唐300年で中国文化が華咲いた。「千金要方」、「外台秘要」など医学全書が編纂された。

③宋時代（960〜1127年）

　中国文化の思想的転機であり、宋学は思弁的理論を尊重し、学問を奨励するとともに、古典の校訂が行われた。

④金・元時代（1127〜1368年）

　北方異民族による支配、特異な文化が起こり、停滞した医学に初めて革新をもたらした。

　シルクロードや海上交通で東西交流が盛んになり、中国医学・薬物が海外へ広がった。

〈金元医学〉

　復古主義、張仲景の方法論を応用し、新時代の病気には新処方を施した。

〈劉張学派〉

　金時代に栄え、攻撃的治療が行われた。

〈李朱学派〉

　元時代に栄え、体力増強を主眼とし、温補派が出現した。後の明時代に日本へ大きな影響を与えた。

⑤明・清時代（1368〜1911年）

　明・清の医学は大きな変化はなく、金元医学の延長であった。

⑥現代中国

〈1840〜42年　アヘン戦争〉

　欧米列強の中国侵入が激しくなり、次第に西洋医学が広く伝わるようになった。

〈1980年　政府方針決定：3派の併存〉

・西洋医学派：中医派を排す。

・中医派：西洋医学との結合を拒否し、現代中国の生薬療法の理論が導入された。

・中西医合作派：中医学の現代的検討を行い、西洋医学と結合した。

❸ 我が国の医療の歩み

　我が国の医学・医療の始まりは、他の文化と同様に大陸から伝承されたもので、その後に導入された西洋医学・医療とは全く異なったものであった。これらの多くが先人たちのさまざまな試練の上に我が国に根付き、受け継がれていった。

（1）西洋医学の伝来まで

①奈良時代まで

　我が国の医薬の神様は、「古事記」や「日本書紀」の伝えによると、大国主神（傷ついた因幡の白兎にガマノホを教えた）と少彦名神の2神とされている。そして体系的な医学・医療の始まりは4世紀中頃、大和朝廷の時代における朝鮮医学との出合いからである。

・414年に新羅から来日した使者・金武は医薬に詳しく、允恭天皇の持病を治した。

・459年に百済に医師派遣を要請し、高麗から徳来が来日帰化して代々難波の薬師になった。

・593年には聖徳太子が難波に四天王寺を建て、境内に施薬院・療病院を開いて施療した。

・607年に法隆寺が建立され、所蔵の古文書には14種の薬物記録が残されている（甘草、麝香など）。

　この頃、我が国の医療は中国から伝えられた漢方医学と、従来からある伝承医学に基づいて

行われた。この時代には、系統的に医師を教育する制度はなく、武士や僧侶などが漢方医学を修め、一般大衆の医療に当たっていた。

②奈良時代

医師数は少なく、そのほとんどが貴族の丸抱えで、一般大衆はその恩恵を受けていなかった。

・養老律令の医・薬制度（医疾令）（718年）：唐の制度を模倣したもので、医療は国営、医師は官職名で代々世襲されていた。
・753年、唐僧・鑑真（687-763年）が来日し、唐招提寺を開いた。鑑真は医薬に詳しく、「鑑真秘方」を伝承した。その際、時の皇太后の病気を治し、大和上を受位されている。なお、正倉院には鉱物薬が多く収められている。

③平安時代

和気・丹波両家が世襲で医業を行い、庶民は民間療法や加持祈祷に頼っていた。

・808年、諸国の処方・薬方を集めた日本初の公定薬局方である「大同類聚方」が編纂された。
・984年、丹波康頼が医薬の集大成した「医心方」を記した。これには内用850種・外用70種の薬物が記載されている。

（2）鎌倉・室町・戦国時代

①鎌倉時代

仏教医学と僧医の黄金時代。形式的貴族文化から実用尊重へ移り、高野山の僧が薬草・製剤を売り歩き、これが売薬行商の始まりとされる。

・1185年、壇ノ浦の戦いにより、武家政治が始まった。当時、宋代の中国には僧以外の渡航が禁止されており、宋の医学を輸入した僧医が登場した。仏教の布教手段として医療、救療事業が広まり、医療の民衆化となった。医学は実用的なものになり、中国の模倣を脱して日本独自の方向へと展開していった。
・1211年、宋に留学した栄西が「喫茶養生記」を記し、保健目的でのお茶の常用の風習を説いた。また、将軍・源実朝の病気を診た際に、茶を勧めて治し、茶は汎用されるようになった。このように、茶は医薬として伝来し、後

の室町時代に茶道として日本文化へ昇華していった。

・1302年、梶原性全が「頓医抄」を記し、和気・丹波の古典医学と宋医学の長所に自己の経験を加え、独自の体系化を進めた。同書は和文で書かれ、医学普及に寄与した。

〈開業医の誕生〉宮廷医は生活苦で地方へ逃れ、有力武者の庇護の下、医を業とし、診療の謝礼を受けることが慣例になった。これが職業的な開業医の始まりである。

鎌倉末期から全国に戦乱が起こり、戦傷の治療が要求されたことで、軍陣外科の金創医が誕生した。彼らは焼酎で消毒し、簡単な傷治療・手術などを行った。平時は暇なため、外科・産婦人科として独立していった。

②室町時代

医学は仏教から再度分離し、医師は僧形をとる風習に戻った。

二代将軍・足利義詮の婦人の出産に効のあった安芸守定が、我が国の産婦人科の開祖といわれている。

他に、小児科、眼科、口中科などが誕生し、それ以前の文献医家から、実地修練による専門医が派生した。

・田代三喜（1465-1537年）：明に留学し、金元医学の李朱医学を学んで帰国した。我が国漢方医学の祖である。
・曲直瀬道三（1507-1595年）：三喜に師事し、李朱医学を普及させた。次代の後世方の祖である。

（3）西洋医学伝来から第2次世界大戦まで

①西欧医学伝来から明治維新まで

1557年（弘治3年）にポルトガルの医療伝道師アルメイダが九州の大分県に洋式の病院を建設し、南蛮医学に基づく医療を開始した。医療伝道師は医学をキリスト教布教の手段として用いていたため、1587年（天正15年）の豊臣秀吉によるキリシタン禁制、1612年（慶長17年）の江戸幕府によるキリスト教禁止令策で西欧医学は一時期衰え、その後の約200年間は長崎の出島を介してオランダ医学が我が国に導入されること

になった。

この時期には、西欧の医学書も導入されるようになり、杉田玄白、前野良沢などによるオランダ語版解剖図譜「ターヘル・アナトミア」の翻訳版「解体新書」も出版された。19世紀に入ると、全国各地に設立された蘭学塾により蘭学が盛んになった。特に1823年（文政6年）に来日したシーボルトは、長崎の鳴滝塾で6年間にわたり多くの日本人医師を育成し、我が国の医学と医療の発展に大きな影響を与えた。

②明治時代から大正・第2次世界大戦まで

明治時代に入り、政府は漢方医学の廃止と西洋医学の正式採用を決め、1869年（明治2年）には我が国の医学、医療はドイツ医学を手本にすることとなり、特志解剖も医学校で初めて行われた。また、1875年（明治8年）には東京・大阪・京都で医師開業試験が行われ、さらに1883年（明治16年）には『医術開業試験規則及医師免許規則』が施行され、ここに漢方医学は完全に排除されることになった。

1874年（明治7年）に文部省に医務局が設置された後、翌年にはその業務が内務省に設けられた衛生局に移管されるとともに、西洋医学に基づく新しい医療制度も整備された。ドイツからのミューラー医師などの招聘を始めとして医学教育制度も整備され、1877年（明治10年）には東京医学校は東京大学医学部と改称され、さらに深刻な医師不足を解消するために別課も創設された。その後、1879年（明治12年）の時点で日本各地に公立20校・私立25校の医学校が設立され、その後の約20年を経て、医学教育を行う教師はほとんど日本人となっていった。

また、1883年（明治16年）に開業医は組合（後の医師会）を結成することが認められ、当時しばしば流行したコレラ・赤痢・腸チフス・ジフテリア・猩紅熱・発疹チフスなどの伝染病に対して伝染病対策法（1897年〈明治30年〉に発布）に基づいて消毒や患者の届出・隔離等を実施する上で重要な役割を果たすようになった。さらに明治後半、都市労働者が増加したことを受けて、1911年（明治44年）に医療費が庶民にとって負担であることを避ける目的で「軽費診療・

健康保険法」が施行された。

この間、研究も進歩し、コッホに師事した北里柴三郎は1889年（明治22年）に破傷風菌の純培養に成功するなど、細菌学や病理学の分野において世界的な研究が進められるようになり、福沢諭吉らの尽力で伝染病研究所も設立された。

その後、結核の流行を受けて1919年（大正8年）には結核予防法を施行。1937年（昭和12年）に保健所の設置、その2年後には結核予防会設立など結核対策に力が注がれ、医師も結核予防協会を結成した。一方、軍の内部では明治・大正初期にはトラコーマ・梅毒対策が主流であったが、その後の結核の流行により、兵力維持を図る目的で結核予防に尽力し、1938年（昭和13年）には軍部の強い要求により厚生省も設立された。

しかし、1938年（昭和13年）の国家総動員法第21条により医療従事者も国家の下に組み込まれると、旧日本陸軍の石井四郎が率いる731部隊が捕虜を使った人体実験をもとに細菌兵器の極秘研究を進めた。細菌爆弾やペスト菌に感染した蚤を散布する細菌作戦が中国などで展開され、実験の犠牲者は3,000人にも上るといわれている。戦争と医学の暗いつながりは、ドイツにおいてのみではなく、我が国でも行われていたことは、医療に関わる者として忘れてはならない事実である。

（4）戦後の医療

第2次世界大戦での敗北後、我が国の医療は新たに定められた国民皆保険制度の下、経済成長と相まってさらに充実を深めていった。医療機関は文部省管轄の大学医学部附属病院、厚生省管轄の国立病院、労働省管轄の労災病院などに加えて、地方自治体管轄の県立病院、市町村立病院、赤十字病院、戦前からの恩賜病院の改組により誕生した済生会病院などに加えて私立病院も数多く誕生し、診療所の数も急速に増加した。

しかしながら、近年は経済成長の停滞、核家族世帯の増加、急速な高齢化の進行、高齢者の人口対比率の急速な増加が公平で効率的な医療の提供を妨げ、現在では医療の制度設計は疾病予防、在宅医療・在宅介護へと向かっている。

（加見谷将人）

第Ⅱ章

医療の現状と課題

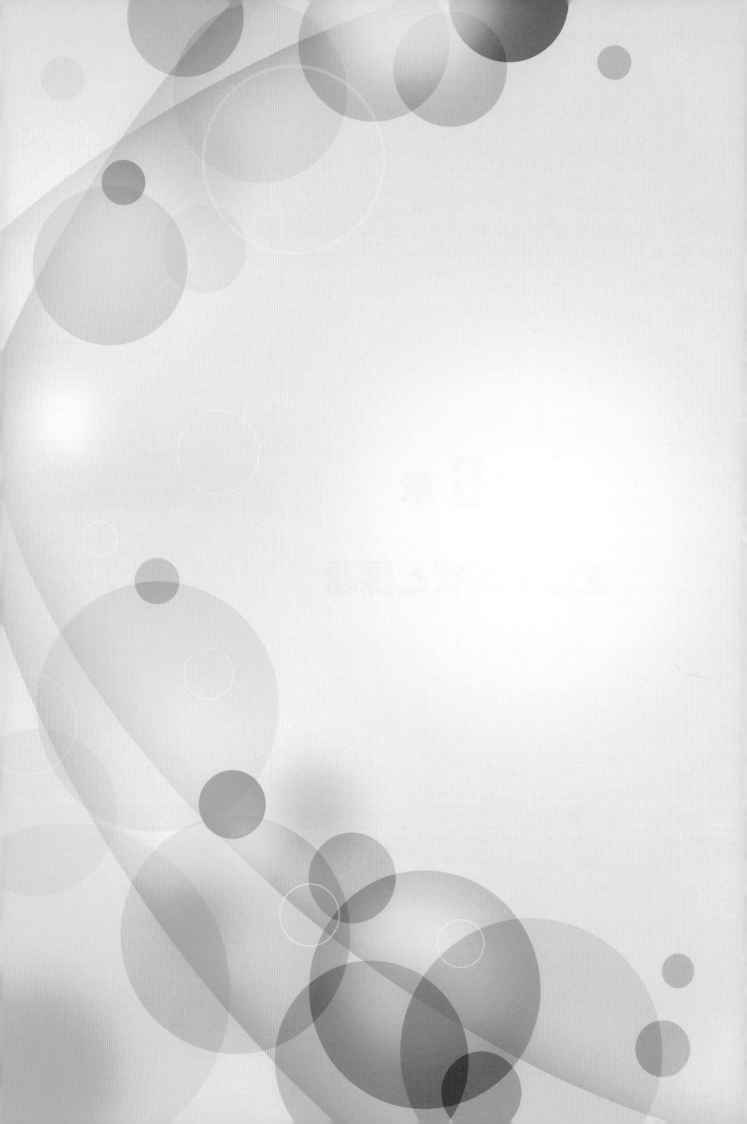

第Ⅱ章　医療の現状と課題

1節　医療をとりまく環境

　日本の医療は、最長を更新し続けている平均寿命や高い保健医療水準を実現してきた。一方で、急速に進む少子高齢化や経済の低迷、国民の意識の変化など取り巻く環境は大きく変化している。

　医療に影響を及ぼす環境は、他の経営環境と同様に外部環境と内部環境に分けられ、外部環境はマクロとミクロから分析することができる。外部環境のうちマクロ環境とは、各医療機関で統制できない政治的、経済的、社会的、技術的環境を指す。政治的要因には法規制や税制、経済的とは景気動向、為替、社会的環境要因では人口動態、国民の医療に対する意識、技術は開発動向や実用に向けた課題が要因となる。ミクロ環境は市場と競合に大別され、地域医療ニーズの規模や変化、地域の医療施設等の供給体制があげられる。

　内部環境は各施設でコントロールが可能な経営資源であり、地域での役割・特徴、人的資源、設備、資金等を意味する。

　本章では医療を取り巻く外部環境のなかから人口と医療需要、政策の動向と医療提供体制について解説する。

2節　人口変化と高齢化

　第一次ベビーブーム（1947～1949年）期生まれのいわゆる「団塊の世代」である約800万人が**後期高齢者（75歳以上）**になることによって起こり得る様々な問題の総称である**2025年問題**を迎えるなか、日本の総人口は減少に転じ、高齢者人口の増加と支える人口の減少、高齢者のみや高齢者単身世帯、認知症数、死亡数、人口の地域差等への対応が求められる。

1　総人口の推移

　戦後1950年（昭和25年）の国勢調査における総人口は8,411万5,000人であったが、その後年々増加し1970年（昭和45年）に1億466万5,000人と1億人を超えるに至った。増加率は鈍りつつも、2010年（平成22年）に1億2,805万7,000人と国勢調査におけるピークに達した後は減少傾向にあり、2015年（平成27年）1億2,709万5,000人、2020年（令和2年）1億2,614万6,000人へと推移している（図2-1）。

（柴山純一）

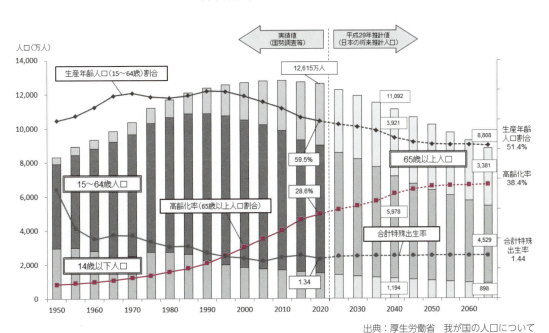

出典：厚生労働省　我が国の人口について

（出所）2020年までの人口は総務省「人口推計」（各年10月1日現在）等、合計特殊出生率は厚生労働省「人口動態統計」、2025年以降は国立社会保障・人口問題研究所「日本の将来推計人口（平成29年推計）」（出生中位（死亡中位）推計）

図2-1　日本の人口推移

医療機器安全実践必携ガイド「医療概論編」

② 年齢3区分別人口の推移

年齢3区分別人口とは、年少人口（15歳未満）、生産年齢人口（15歳以上65歳未満）、老年人口（65歳以上）に区分された人口を指し、年少人口と老年人口を合わせたものを従属人口という。

2020年（令和2年）国勢調査における不詳補完結果（人口等基本集計に対応）での年齢区分別人口をみると、総数1億2,614万6,000人のうち、年少人口が1,503万2,000人、生産年齢人口7,508万8,000人、老年人口3,602万7,000人であり、総人口に占める割合はそれぞれ11.9％、59.5％、28.6％となっている。1950年（昭和25年）での割合35.4％、59.6％、4.9％と比較すると大きく変化している。

年少人口は1955年（昭和30年）の3,012万3,000人をピークに減少傾向を示しており、占める割合も1950年（昭和25年）以降低下する傾向にある。

生産年齢人口は1995年（平成7年）までは増加を示し8,716万5,000人、比率は1990年（平成2年）69.7％をピークに減少している。

一方で、1950年時点で4.9％と、5％に満たなかった老年人口は増加し続け、占める割合も1985年（昭和60年）には10.3％と10％を超え、2005年（平成17年）には20.2％と急速に上昇し、2020年（令和2年）は28.6％となっている。

このように人口、人口構造は大きく変化してきたが、それに伴って産業構造、雇用形態や医療、介護を含めた社会保障制度、家族・住宅などさまざまな点に影響を与えている。

③ 将来人口

国立社会保障・人口問題研究所の「日本の将来推計人口（2017年（平成29年）推計）」の出生中位・死亡中位推計によると、総人口は今後も減少し続け、2040年に1億1,092万人、2053年には9,924万人と1億人を割り込み、2065年には8,808万人になると推計されている。また、長期参考推計ではあるものの2115年には5,056万人となる見込みとなっており、内閣統計局（現総務省統計局）がまとめた日本統計年鑑による1912年（明治45年）の人口5,058万人から100年をかけて増えてきた人口が、今後100年のうちに再び同じ水準に戻ると予測されている。

人口減少は地方で加速して進み、人口規模が小さい自治体ほど影響が大きく、国土交通省（2018年）によると、1km^{2}毎の地点に区切った地域のうち約1.5％の地点（従前人口で約10万人に相当）において「無住化」したと思われるとされ、さらに、2050年には人口が半分以下になる地点が現在の居住地域の6割以上になるとされる。また、2020年国勢調査における前回2015年調査と比較した人口増加都道府県は、東京都、神奈川県、埼玉県など9都府県のみであり、大都市圏では当面人口が増加するものの、2030年から2035年にかけて全ての都道府県で人口減少に転じると推計されている。

④ 高齢化

「高齢化社会」とは65歳以上の高齢者の割合が「人口の7％」を超えた社会を指し、1956年（昭和31）年国連の報告書において7％以上を「高齢化した（aged）」人口と呼んでいたことが由来とされている。14％を超えると「高齢社会」、21％超で「超高齢社会」と呼ばれる。

日本では1970年から高齢化率7.1％を超え、高齢化社会に、1994年（平成6年）に14％となり高齢社会、2007年（平成19年）には21％を超えて超高齢社会に突入している。

国勢調査における2020年の65歳以上の割合は28.6％であるが、団塊の世代が全て75歳となる2025年には、65歳以上30％、75歳以上の人口が約18％となり、さらに、2040年には65歳以上が約35％となると推計されている（図2-2）。

（柴山純一）

3節 人口動態

人口変化の要因は、出生・死亡による自然増減と転入・転出による社会増減、結婚・離婚による所属変化があり人口動態という。出生数から死亡数を減じたものを自然増減と言い、年間の出生数、死亡数を人口で除したものをそれぞれ出生率、死亡率と呼ぶ。

— 26 —

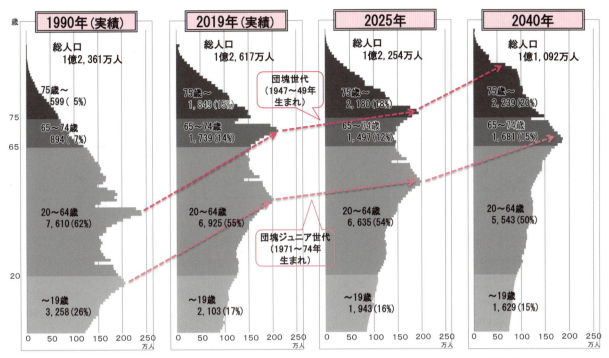

図2-2 日本の人口ピラミッドの変化

1 出生数の推移

2021年（令和3年）の出生数は81万1,604人で、前年の84万835人より2万9,000人あまり減少し、出生率（人口千対）は6.6で前年の6.8より低下している（図2-3）。出生数の年次推移をみると1949年（昭和24年）269万6,638人をピークに減少と増加を繰り返しながら全体的には減少傾向が続いており、近年では2015年（平成27年）に5年ぶりに増加したが、翌2016年から再び減少している。

出生数を母の年齢（5歳階級）別にみると30～34歳が全体の36.0％を占め、25～29歳が25.9％、35～39歳が23.8％、40歳以上も6.2％ある。また出生順位別にみると第1子が45.9％を占めるが、前年より減少している。

2 合計特殊出生率

合計特殊出生率は「15～49歳までの女性の年齢別出生率を合計したもの」で、1人の女性がその年齢別出生率で一生の間に生むとしたときの子どもの数に相当する。ある期間（1年間）の出生状況に着目し、その年における各年齢（15～49歳）の女性の出生率を合計した期間合計特殊出生率と、世代の出生状況に着目した同一世代生まれ（コーホート）の出生率を過去から積み上げた「その世代の合計特殊出生率」を表すコーホート合計特殊出生率の2つの種類がある。

人口を維持するためには2.06人が必要とされるが、第2次ベビーブームの1973年（昭和48年）以降は年々減少傾向にあり、2005年（平成17年）には1.26と過去最低を記録した。その後しばらくは上昇傾向が認められたが2015年（平成27年）を境に再び減少に転じ、2019年（令和元年）には1.36、2020年に1.34、2021年1.30となっている。

3 死亡数の推移

2021年（令和3年）の死亡数は143万9,809人で、1980年代から増加傾向となり、2003年（平成15年）に100万人を超え、2016年より130万人台となり、2021年には140万人となった。特に75歳以上の高齢者の死亡数は増加しており、2012年からは全死亡数の7割を超えている。死亡率（人口千対）も75歳以上の死亡数増加の影響を受け2021年11.7と増加傾向にある。（図2-4）。

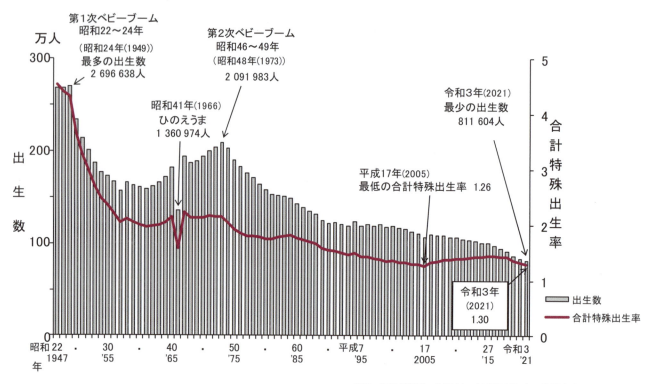

出典：厚生労働省　2021年（令和3年）人口動態統計月報年計（概数）

図2-3　出生数及び合計特殊出生率の年次推移

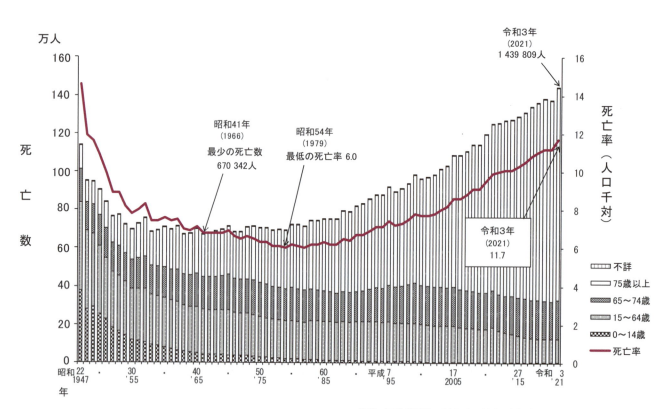

出典：厚生労働省　2021年（令和3年）人口動態統計月報年計（概数）

図2-4　死亡数及び死亡率（人口千対）の年次推移

4 死因別にみた死亡率

死因（死亡原因）は食生活の変化や医療の充実などにより大きく変化してきた。1950年（昭和25年）頃までは結核などの感染症が死因の多くを占めていたが、その後減少している。脳血管障害は1951年（昭和26年）以降、死因の第1位であったが、1970年（昭和45年）頃より急速に減少傾向に転じ、1981年（昭和56年）には悪性新生物が第1位となり、1985年（昭和60年）頃には心疾患が第2位となっている（図2-5）。

2021年（令和3年）の主な死因の第1位は悪性新生物〈腫瘍〉で26.5％、第2位は心疾患（高血圧性を除く）14.9％、第3位老衰10.6％、第4位の脳血管疾患は7.3％を占めている（図2-6、表2-1）。ただし、ICD-10（2013年版）（2017年1月適用）による原死因選択ルールにより死因統計に使用する分類を変更したため、死因別死亡数の変化にはこの影響による変動が含まれている。

年齢別には男女ともに45歳未満では悪性新生物（腫瘍）、自殺、不慮の事故の割合が多く、年齢が高くなるにしたがって、悪性新生物（腫瘍）の占める割合が高くなり、男では65～69歳、女では55～59歳がピークとなっている（図2-7）。

5 婚姻

2021年（令和3年）の婚姻件数は50万1,116組で、婚姻率（人口千対）は4.1であった。平均初婚年齢は夫31.0歳、妻29.5歳で、平均年齢は男女ともほぼ横ばいで推移している。

婚姻件数は1972年（昭和47年）109万9,984組をピー

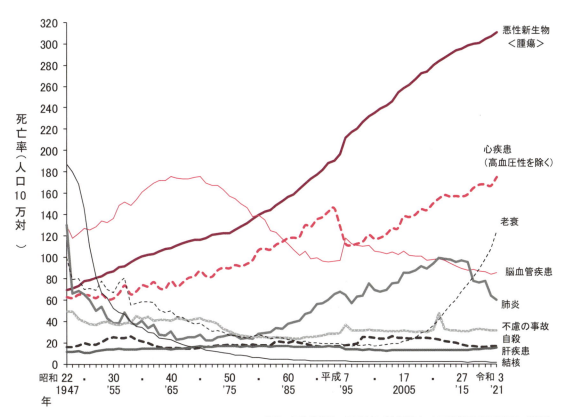

出典：厚生労働省　2021年（令和3年）人口動態統計月報年計（概数）

注：1）平成6年までの「心疾患（高血圧性を除く）」は、「心疾患」である。
　　2）平成6・7年の「心疾患（高血圧性を除く）」の低下は、死亡診断書（死体検案書）（平成7年1月施行）において「死亡の原因欄には、疾患の終末期の状態としての心不全、呼吸不全等は書かないでください」という注意書きの施行前からの周知の影響によるものと考えられる。
　　3）平成7年の「脳血管疾患」の上昇の主な要因は、ICD-10（平成7年1月適用）による原死因選択ルールの明確化によるものと考えられる。
　　4）平成29年の「肺炎」の低下の主な要因は、ICD-10（2013年版）（平成29年1月適用）による原死因選択ルールの明確化によるものと考えられる。

図2-5　主な死因別にみた死亡率（人口10万対）の年次推移

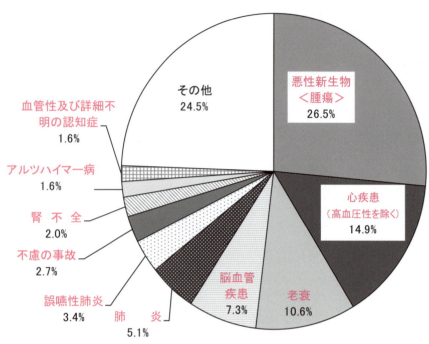

出典：厚生労働省　2021年（令和3年）人口動態統計月報年計（概数）

図2-6　主な死因の構成割合（2021年（令和3年））

表2-1　性別にみた死因順位別死亡数・死亡率（人口10万対）

死因	令和3年（2021）								令和2年（2020）		
	死因順位	総数		死因順位	男		死因順位	女		死因順位	総数	
		死亡数（人）	死亡率		死亡数（人）	死亡率		死亡数（人）	死亡率		死亡数（人）	死亡率
全死因		1,439,809	1,172.7		738,105	1,236.6		701,704	1,112.2		1,372,755	1,112.5
悪性新生物〈腫瘍〉	(1)	381,497	310.7	(1)	222,465	372.7	(1)	159,032	252.1	(1)	378,385	306.6
心疾患（高血圧性を除く）	(2)	214,623	174.8	(2)	103,644	173.6	(2)	110,979	175.9	(2)	205,596	166.6
老衰	(3)	152,024	123.8	(5)	41,283	69.2	(3)	110,741	175.5	(3)	132,440	107.3
脳血管疾患	(4)	104,588	85.2	(3)	51,590	86.4	(4)	52,998	84.0	(4)	102,978	83.5
肺炎	(5)	73,190	59.6	(4)	42,335	70.9	(5)	30,855	48.9	(5)	78,450	63.6
誤嚥性肺炎	(6)	49,489	40.3	(6)	29,320	49.1	(6)	20,169	32.0	(6)	42,746	34.6
不慮の事故	(7)	38,296	31.2	(7)	21,990	36.8	(7)	16,306	25.8	(7)	38,133	30.9
腎不全	(8)	28,686	23.4	(8)	15,079	25.3	(10)	13,607	21.6	(8)	26,948	21.8
アルツハイマー病	(9)	22,960	18.7	(15)	7,987	13.4	(8)	14,973	23.7	(9)	20,852	16.9
血管性及び詳細不明の認知症	(10)	22,343	18.2	(14)	8,162	13.7	(9)	14,181	22.5	(10)	20,815	16.9

出典：厚生労働省　2021年（令和3年）人口動態統計月報年計（概数）

注：1）男の9位は「慢性閉塞性肺疾患（COPD）」で死亡数は13,668、死亡率は22.9。10位は「間質性肺疾患」で死亡数は13,584、死亡率は22.8である。
　　2）「結核」は死亡数が1,844、死亡率は1.5である。
　　3）「熱中症」は死亡数が750、死亡率は0.6である。
　　4）「新型コロナウイルス感染症」は死亡数が16,756、死亡率は13.6である。

クに増加と減少を繰り返しながらも減少傾向を示している（図2-8）。初婚の妻の年齢は20年前からは変わっていないが、年齢の低い者の割合が低下し、高い年齢の者の割合が上昇する傾向にある。

給与、雇用形態、育児休業制度の整備等の就業環境、夫の家事・育児参加、保育環境、教育費負担等、出生率へ影響する要因は多くある。婚姻も要因の一つであるが、晩婚化が進み第1子出生時の母の平均年齢も2014年（平成26年）には30歳を超え、2021年（令和3年）30.9歳と少子化の一因となって

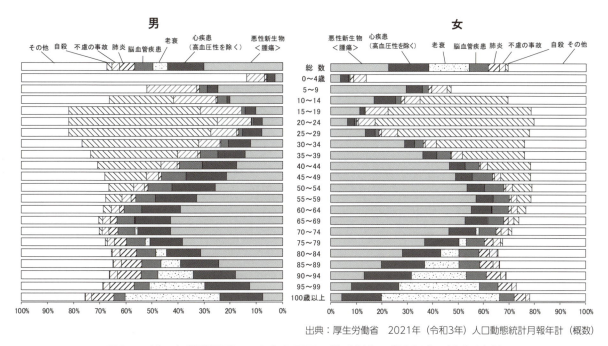

図2-7 性・年齢階級別にみた主な死因の構成割合 （2021年（令和3年））

出典：厚生労働省 2021年（令和3年）人口動態統計月報年計（概数）

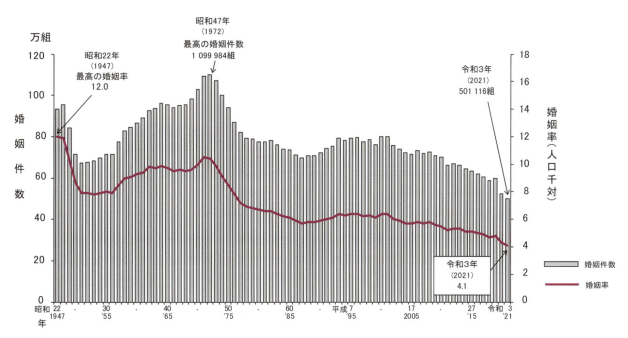

出典：厚生労働省 2021年（令和3年）人口動態統計月報年計（概数）

図2-8 婚姻件数及び婚姻率（人口千対）の年次推移

いる。

　2021年度（令和3年度）版厚生労働白書によると、50歳まで一度も結婚したことがない人の割合が1970年は男性1.7％、女性3.3％であった。その後、男性は上昇、女性は1990年まで横ばいであったが、以降は上昇を続け、2015年国勢調査では男性23.4％、女性14.1％となっている。2015年の国勢調査の結果に基づいて出された推計は、これまでの未婚化、晩婚化の流れが変わらなければ今後も50歳時の未婚割合の上昇が続くことを予測している（図2-9）。

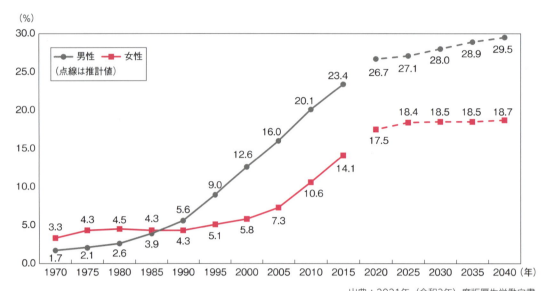

資料：1970年から2015年までは各年の国勢調査に基づく実績値（国立社会保障・人口問題研究所「人口統計資料集」）、2020年以降の推計値は「日本の世帯数の将来推計（全国推計）」（2018年推計）より、45〜49歳の未婚率と50〜54歳の未婚率の平均値。

出典：2021年（令和3年）度版厚生労働白書

図2-9　50歳時の未婚割合の推移と将来推計

6 諸外国との人口動態比較

日本の現状を諸外国と比較してみると、出生率は韓国に次いで低く、死亡率はイタリア、ドイツに次いで高いことから高齢化の影響がうかがえる。一方、出生数に占める生後1年未満の死亡の割合を示す乳児死亡率は低く、婚姻率は平均値よりやや低いが離婚率がイタリアに次いで低い（表2-2）。

このようななか、合計特殊出生率の推移をみると1980年頃にかけてどの国も低下傾向にあったが、その後はフランス、アメリカ、スウェーデン、イギリスは上昇しており、国により差が出ている（図2-10）。特に、スウェーデン、フランスやイギリスでは合計特殊出生率が1.5〜1.6台まで低下した後、回復傾向となり、2000年代後半には2.0前後まで上昇した。これらの国の家族政策の特徴をみると、フランスでは、かつては家族手当等の経済的支援が中心であったが、1990年代以降、保育の充実へシフトし、その後更に出産・子育てと就労に関して幅広い選択ができるような環境整備を強める方向で政策が進められた。スウェーデンでは、比較的早い時期から経済的支援と併せ、保育や育児休業制度といった施策が進められたが、イギリスやスウェーデンの合計特殊出生率は2010年頃から再び低下傾向にあり、2019年ではそれぞれ1.65、1.70

となっている。

（柴山純一）

4節　平均寿命と健康寿命

1 平均寿命

平均寿命とは「0歳における平均余命」のことで、終戦直後の1947年（昭和22年）には男性50.06歳、女性53.96歳であったものが、2020年（令和2年）には男性が81.64歳でスイスに次いで世界第2位、女性が87.74歳で第1位と、世界有数の長寿国となった（図2-11）。年次推移をみても、男女ともに最長を更新し続けており、健康意識の高まりや高い医療レベル、国民皆保険制度、食生活などが要因とみられている。

2 健康寿命

健康寿命とは「健康上の問題で日常生活が制限されることなく生活できる期間」のことをいい厚生労働省が3年ごとに発表している。男性は2007年に70歳を超えた後も伸び続けており2019年には72.68歳となり、女性も73.36歳から75.38歳へと推移

表2-2 人口動態総覧（率）の国際比較

国名	出生率 （人口千対）	死亡率	乳児死亡率 （出生千対）	婚姻率 （人口千対）	離婚率	合計特殊 出生率
日本	2021) *6.6	'21) *11.7	'21) *1.7	'21) *4.1	'21) *1.50	'21) *1.30
韓国	'20) 5.3	'20) 5.9	'20) 2.5	'21) 3.8	'21) 2.0	'20) 0.84
シンガポール	'21) 8.6	'21) 5.8	'21) 1.8	'20) 5.2	'20) 1.7	'21) 1.12
アメリカ	'20) 11.0	'20) 10.3	'20) 5.4	'20) 5.1	'20) 2.3	'20) 1.64
フランス	'19) 11.0	'19) 9.2	'19) 3.6	'18) 3.5	'16) 1.93	'20) *1.83
ドイツ	'20) 9.3	'20) 11.9	'20) 3.1	'19) 5.0	'20) 1.73	'20) 1.53
イタリア	'20) 6.8	'20) 12.5	'19) 2.8	'19) 3.1	'19) 1.43	'20) 1.24
スウェーデン	'19) 11.2	'20) 9.5	'19) 2.1	'20) 3.6	'19) 2.48	'20) 1.67
イギリス	'20) 10.2	'20) 10.3	'19) 3.9	'16) 4.4	'17) 1.68	'18) 1.68

出典：厚生労働省　2021年（令和3年）人口動態統計月報年計（概数）

注：＊印は暫定値である。
資料：(1) 韓国は、大韓民国統計庁（Statistics Korea）資料
　　　(2) シンガポールは、シンガポール統計局（Department of Statistics Singapore）資料
　　　(3) アメリカは、アメリカ全国保健統計センター（National Center for Health Statistics）資料
　　　(4) 欧州各国は、国連統計部（UNSD），Demographic Yearbook 2020
　　　　　ただし、合計特殊出生率のみ欧州連合統計局（Eurostat）資料

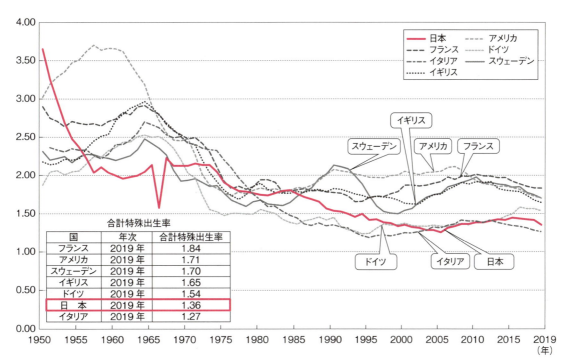

出典：2021年（令和3年）版少子化社会対策白書

資料：諸外国の数値は1959年までUnited Nations "Demographic Yearbook" 等、1960～2018年はOECD Family Database、
　　　2019年は各国統計、日本の数値は厚生労働省「人口動態統計」を基に作成。
注：2019年のフランスの数値は暫定値となっている。
　　2020年は、フランス1.83（暫定値）、アメリカ1.64（暫定値）、スウェーデン1.66（暫定値）、イギリス1.60（暫定値）、イタリア1.24
　　（暫定値）となっている。

図2-10　諸外国の合計特殊出生率の動き（欧米）

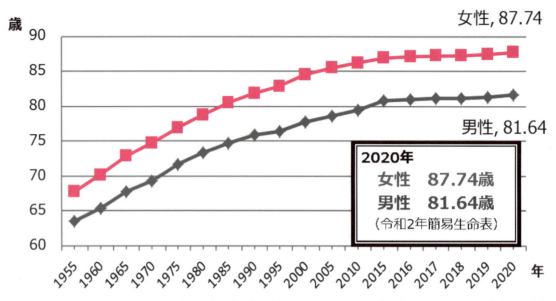

図2-11　平均寿命の推移

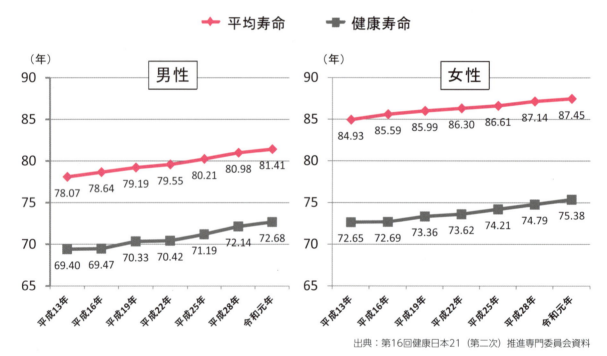

図2-12　平均寿命と健康寿命の推移

している（図2-12）。2007年と2019年を比較してみると、男性では平均寿命の延びが2.22年に対し健康寿命は2.35年、女性では1.46年に対し2.02年と、健康寿命の延びが上回っている。

2019年男性の平均寿命81.41歳、健康寿命72.68歳で差は8.73年、女性は87.45歳と75.38歳で差が12.07年である。平均寿命と健康寿命の差は日常生活に制限のある不健康な期間を意味し、健康寿命の延伸のため生活習慣形成、疾病予防・重症化予防、介護予防・フレイル対策、認知症予防などが重要となる。

フレイルとは海外の老年医学の分野で使用されている英語の「Frailty（フレイルティ）」が語源となっており、「虚弱」や「老衰」、「脆弱（ぜいじゃく）」などを意味する。日本老年医学会は高齢者において起こりやすい「Frailty」に対し、正しく介入すれば戻るという意味があることを強調し「フ

レイル」と共通した日本語訳にすることを2014年に提唱している。

(加見谷将人)

5節 医療需要の変化

1 患者数の推移

患者調査における受療した患者の推計数の年次推移をみると、入院では1960年（昭和35年）60万8,800人から増加減少を繰り返しながら全体として増加を続け、1990年（平成2年）150万900人をピークとした後は同様に増加減少しながらも2017年（平成29年）には131万2,600人と減少傾向にある（図2-13）。この背景には医療保険制度、疾病構造、在宅医療、在院期間などの要因が考えられるが、ひとつには1986年（昭和61年）に施行された**第1次医療法改正**で医療計画制度が導入され、二次医療圏ごとに基準病床数（現在の一般病床と療養病床の合計。当時は必要病床数と呼称）が設定されたことによるものである。

外来では1960年（昭和35年）387万9,600人から増加を続け、1983年（昭和58年）749万5,500人をピークとした後は一旦減少したのち増加、2005年（平成17年）からは横ばいとなり、2017年（平成29年）719万1,000人となっている（図2-14）。1983年（昭和58年）2月には老人保健法が施行され老人医療の有料化が開始、翌1984年10月には健康保険法の改正が行われ、本人定率1割負担の導入等の影響によ

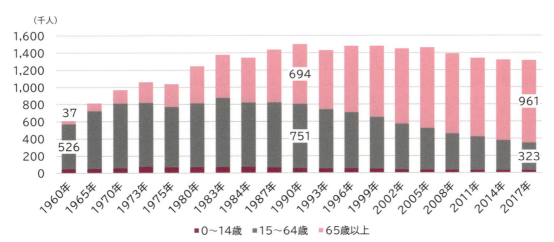

出典：厚生労働省　2017年（平成29年）患者調査

図2-13　患者数の推移（入院）

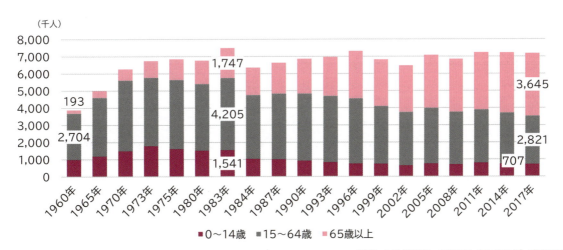

出典：厚生労働省　2017年（平成29年）患者調査

図2-14　患者数の推移（外来）

医療機器安全実践必携ガイド「医療概論編」

るものとみられる。

1960年における入院患者の年齢区分別比率をみると、0〜14歳7.5％、15〜64歳86.4％、65歳以上6.0％と、15〜64歳の割合が高くなっていたが、65歳未満の入院患者は1983年から1987年頃にかけピークに達したのち減少している。一方、65歳以上は増加を続け2017年には96万1,000人となり、入院患者に占める割合も73.2％に達している。

外来患者においても同様の傾向にあり、1960年0〜14歳25.3％、15〜64歳69.7％、65歳以上5.0％であったものが、2017年には15歳未満の構成比は10％を切ったのに対し65歳以上が50.7％と半数以上を占めるに至っている。

外来患者では多い順に「消化器系の疾患」129万3,200人、18.0％（う蝕27万7,000人を含む）、「循環器系の疾患」88万8,900人、12.4％、炎症性多発性関節障害、脊柱障害、骨の密度及び構造の障害など「筋骨格系及び結合組織の疾患」87万7,200人、12.2％となっている（表2-4）。

入院では神経系の疾患、呼吸器系の疾患、損傷・中毒及びその他の外因の影響が増加傾向にあり、循環器系の疾患、精神及び行動の障害の患者数が減少し、外来では精神及び行動の障害、腎尿路生殖器系の疾患、内分泌、栄養及び代謝疾患が増加、循環器、呼吸器、消化器系の疾患の患者数が減少している。

2 傷病分類別患者数

2017年の入院患者を傷病大分類別にみると、「精神及び行動の障害」が最も多く25万2,000人で全体の19.2％、次いで高血圧、心疾患、脳血管疾患などの「循環器系の疾患」22万8,600人、17.4％、「新生物〈腫瘍〉」14万2,200人、10.8％の順となっている（表2-3）。

3 在宅医療

高齢化を背景に政策として医療計画、地域医療構想、在宅医療・介護連携推進事業や診療報酬等により、在宅医療の提供体制の充実が進められている。2017年患者調査による調査日に在宅医療を受けた推計外来患者数は18万100人であり、これを施設の種類別にみると、病院2万300人、一般診療

表2-3　傷病大分類別推計患者数の推移（入院）

（単位：千人）

傷 病 大 分 類		入 院							
		1996年	1999年	2002年	2005年	2008年	2011年	2014年	2017年
	総　　数	1,480.5	1,482.6	1,451.0	1,462.8	1,392.4	1,341.0	1,318.8	1,312.6
I	感染症及び寄生虫症	35.8	34.4	31.6	27.2	24.6	22.4	20.7	19.8
II	新生物〈腫瘍〉	168.2	169.3	166.5	169.8	159.2	150.6	144.9	142.2
III	血液及び造血器の疾患並びに免疫機構の障害	6.7	6.6	5.8	5.9	5.9	6.5	6.3	5.9
IV	内分泌、栄養及び代謝疾患	50.6	49.0	42.6	39.7	36.9	36.0	33.0	33.0
V	精神及び行動の障害	325.9	333.5	328.8	326.2	301.4	282.3	265.5	252.0
VI	神経系の疾患	66.5	72.8	84.2	97.3	105.4	114.9	122.2	126.2
VII	眼及び付属器の疾患	14.3	15.5	14.7	12.7	10.3	11.9	11.5	11.7
VIII	耳及び乳様突起の疾患	3.5	3.7	3.3	3.0	2.7	2.7	2.5	2.6
IX	循環器系の疾患	326.6	317.1	312.9	318.7	280.3	251.3	240.1	228.6
X	呼吸器系の疾患	66.9	70.8	72.0	78.7	83.8	89.7	90.7	95.9
XI	消化器系の疾患	91.6	83.8	75.4	72.0	68.4	64.3	65.9	66.1
XII	皮膚及び皮下組織の疾患	7.3	8.3	8.6	9.5	12.3	15.8	10.9	11.7
XIII	筋骨格系及び結合組織の疾患	76.3	76.3	70.6	68.8	68.5	63.1	69.9	71.3
XIV	腎尿路生殖器系の疾患	43.4	44.0	46.9	46.2	47.3	47.6	46.9	50.3
XV	妊娠、分娩及び産じょく	26.6	25.4	24.1	19.0	19.4	17.6	18.4	18.3
XVI	周産期に発生した病態	6.7	6.0	6.3	6.2	6.1	6.6	6.7	7.0
XVII	先天奇形、変形及び染色体異常	7.1	7.2	6.2	5.8	5.7	5.8	5.8	5.7
XVIII	症状、徴候及び異常臨床所見・異常検査所見で他に分類されないもの	21.8	22.5	21.3	23.8	18.8	18.6	16.0	14.4
XIX	損傷、中毒及びその他の外因の影響	117.2	120.5	118.6	122.5	125.6	124.8	131.3	137.7
XXI	健康状態に影響を及ぼす要因及び保健サービスの利用	17.6	15.8	10.4	9.8	9.9	8.3	9.7	12.1

出典：厚生労働省　2017年（平成29年）患者調査

注：1）平成23年は、宮城県の石巻医療圏、気仙沼医療圏及び福島県を除いた数値である。

第Ⅱ章　医療の現状と課題

表2-4　傷病大分類別推計患者数の推移（外来）

（単位：千人）

傷病大分類		外来							
		1996年	1999年	2002年	2005年	2008年	2011年	2014年	2017年
	総　数	7,329.8	6,835.9	6,478.0	7,092.4	6,865.0	7,260.5	7,238.4	7,191.0
Ⅰ	感染症及び寄生虫症	212.0	212.0	219.0	227.5	194.6	169.9	173.3	169.8
Ⅱ	新生物〈腫瘍〉	192.9	181.9	180.0	204.6	218.2	219.9	231.6	249.5
Ⅲ	血液及び造血器の疾患並びに免疫機構の障害	34.2	28.1	27.0	26.4	22.6	22.3	21.6	21.1
Ⅳ	内分泌、栄養及び代謝疾患	338.3	342.5	359.5	381.5	360.3	414.4	437.0	442.9
Ⅴ	精神及び行動の障害	155.6	156.4	200.3	224.5	232.3	221.2	257.7	260.9
Ⅵ	神経系の疾患	120.2	111.6	119.3	143.2	133.0	149.8	173.0	164.9
Ⅶ	眼及び付属器の疾患	342.3	340.6	306.3	333.7	269.3	294.1	337.9	358.5
Ⅷ	耳及び乳様突起の疾患	138.0	135.5	101.7	114.6	122.4	114.7	100.5	99.2
Ⅸ	循環器系の疾患	1,122.7	1,010.5	897.0	949.5	894.8	948.3	933.0	888.9
Ⅹ	呼吸器系の疾患	851.0	822.8	717.9	757.7	649.3	708.0	668.4	629.9
ⅩⅠ	消化器系の疾患	1,507.7	1,290.5	1,211.5	1,301.4	1,249.8	1,300.3	1,310.0	1,293.2
ⅩⅡ	皮膚及び皮下組織の疾患	260.3	278.4	220.4	266.6	252.7	254.0	286.9	303.5
ⅩⅢ	筋骨格系及び結合組織の疾患	959.7	886.1	883.0	983.1	945.3	1,001.8	877.8	877.2
ⅩⅣ	腎尿路生殖器系の疾患	216.7	204.6	222.8	252.0	288.7	266.3	283.1	321.5
ⅩⅤ	妊娠、分娩及び産じょく	18.1	18.4	18.0	14.5	17.1	13.9	14.5	15.1
ⅩⅥ	周産期に発生した病態	1.8	2.5	2.2	2.0	2.6	2.6	2.9	3.0
ⅩⅦ	先天奇形、変形及び染色体異常	13.5	11.5	9.9	12.0	12.9	11.4	14.3	14.1
ⅩⅧ	症状、徴候及び異常臨床所見・異常検査所見で他に分類されないもの	83.3	70.2	65.9	76.3	86.5	83.7	76.9	78.9
ⅩⅨ	損傷、中毒及びその他の外因の影響	319.8	323.1	282.2	303.9	319.3	317.6	306.5	299.0
ⅩⅩⅠ	健康状態に影響を及ぼす要因及び保健サービスの利用	441.8	408.8	434.3	517.4	593.3	746.5	731.7	700.1

出典：厚生労働省　2017年（平成29年）患者調査

注：1）平成23年は、宮城県の石巻医療圏、気仙沼医療圏及び福島県を除いた数値である。

所10万5,200人、歯科診療所5万4,600人となっている。在宅医療の種類別には、往診4万4,300人、訪問診療11万6,300人、医師・歯科医師以外の訪問1万9,600人となっている。年次推移をみると、2005年（平成17年）までほぼ横ばいであったが、2008年（平成20年）からは増加している（図2-15）。

　「往診」とは患家の求めに応じて患家に赴いて診療するものをいい、「訪問診療」は、医科においては居宅において療養を行っている患者であって、通院が困難な者に対して、その同意を得て計画的な医学管理の下に、定期的に医師が訪問して診療を行うものをいい、歯科においては歯科医師が患家に赴いて診療を行うものをいう。

続いている（図2-16）。

　傷病分類別にみると、入院では、高い順に「精神及び行動の障害」199、「循環器系の疾患」180、「新生物〈腫瘍〉」112となっている。外来では、「消化器系の疾患」1,021、「循環器系の疾患」702、「筋骨格系及び結合組織の疾患」692となっており、入院では神経系、呼吸器系の疾患の伸びが大きく、循環器系の疾患、精神及び行動の障害は減少、外来では精神及び行動の障害、腎尿路生殖器系、内分泌、栄養及び代謝疾患が伸び、循環器系、呼吸器系、消化器系の疾患が減少している。

（柴山純一）

4 受療率

　人口あたりの患者数を受療率といい、人口10万人対で示されることが多い。全国の2017年受療率は入院1,036、外来5,675で、年齢階級別にみると、入院、外来ともに65歳以上が最も高く入院では2,734、外来10,369となっているが、年次推移では入院では1990年、外来では1996年以降低下傾向が

6節 生活習慣病対策

1 生活習慣病に対する政策

　高齢化を背景に死亡の原因は悪性新生物、心疾患が多くなっているが、入院受療率をみてみると循環器系の疾患、新生物〈腫瘍〉、損傷、中毒及びその他の外因の影響が高くなっている。

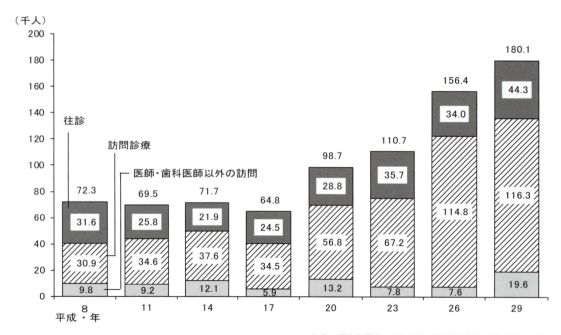

出典：厚生労働省　2017年（平成29年）患者調査の概況
注：平成23年は、宮城県の石巻医療圏、気仙沼医療圏及び福島県を除いた数値である。

図2-15　在宅医療を受けた推計外来患者数の年次推移

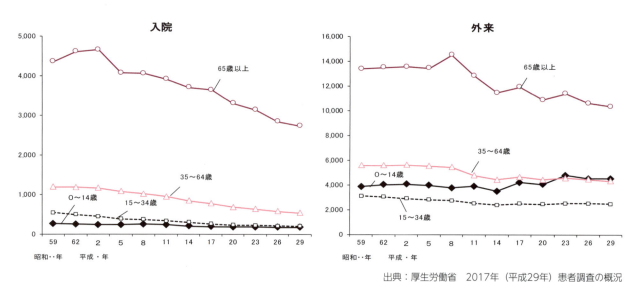

出典：厚生労働省　2017年（平成29年）患者調査の概況
注：平成23年は、宮城県の石巻医療圏、気仙沼医療圏及び福島県を除いた数値である。

図2-16　年齢区分別にみた受療率（人口10万対）の推移

　生活習慣病とは、食事や運動、喫煙、飲酒などの生活習慣が深く関与し、それらが発症の要因となる疾患の総称で、日本人の死因の上位を占めるがんや心臓病、脳卒中は生活習慣病に含まれる。以前は成人病といわれたが、成人病は加齢に着目した疾患群で、生活習慣に着目した概念的に異なるもので1996年頃から使われるようになった。
　生活習慣病の範囲や定義には、はっきりと定められたものはないが、健康増進法では「がん及び循環器病」、「健康日本21」では、「がん、心臓病、脳卒中、糖尿病等」と位置づけられている。なお、世界保健機関（WHO）は似たような概念として、「NCDs：Noncommunicable diseases、非感染性疾患」という用語を用いており、NCDsには心臓病、脳卒中、がん、糖尿病のほか、慢性閉塞性肺疾患（COPD：Chronic Obstructive Pulmonary Disease）などの慢性肺疾患が含まれている。
　健康増進に係る取組として、「国民健康づくり対

策」が1978年（昭和53年）から数次展開されてきた。

2 第1次国民健康づくり対策（1978年〜）

健康づくりは、国民一人一人が「自分の健康は自分で守る」という自覚を持つことが基本であり、行政として支援するため、健康づくり対策として国民の多様な健康ニーズに対応しつつ、地域に密着した保健サービスを提供する体制を整備していく必要があるとの観点から、
①生涯を通じる健康づくりの推進
②健康づくりの3要素（栄養、運動、休養）の健康増進事業の推進（栄養に重点）
を基本方針に第1次国民健康づくり対策がすすめられた。乳幼児から老人に至るまでの健康診査・保健指導体制の確立、健康増進センター、市町村保健センター等の整備、保健師、栄養士等のマンパワー確保、市町村健康づくり推進協議会の設置等が図られた。

3 第2次国民健康づくり対策（アクティブ80ヘルスプラン）（1988年〜）

第1次の対策を始めとするそれまでの施策を拡充するとともに、運動習慣の普及に重点を置き、栄養・運動・休養の全ての面で均衡のとれた健康的な生活習慣の確立を目指すこととし、生涯を通じる健康づくりの推進、栄養、運動、休養のうち、遅れていた運動習慣の普及に重点を置いた、健康増進事業の推進への取組を行うため、第1次対策に加え、健康運動指導者、管理栄養士、保健師等のマンパワー確保、栄養所要量、運動所要量の普及等が行われた。

4 第3次国民健康づくり対策〈21世紀における国民健康づくり運動（健康日本21）〉（2000年〜）

壮年期死亡の減少、健康寿命の延伸及び生活の質の向上を実現することを目的とし、生活習慣病やその原因となる生活習慣等の国民の保健医療対策上重要となる課題について、10年後を目途とした目標等を設定し、国や地方公共団体等の行政だ

けでなく、関係団体等の積極的な参加及び協力を得ながら、「一次予防」の観点を重視した情報提供等を行うため、21世紀における国民健康づくり運動（健康日本21）では、
①生涯を通じる健康づくりの推進（一次予防」の重視と健康寿命の延伸、生活の質の向上）
②個人の健康づくりを支援する社会環境づくり
③国民の保健医療水準の指標となる具体的目標の設定及び評価に基づく健康増進事業の推進
④多様な実施主体による連携のとれた効果的な運動の推進
を基本的考え方とし、効果的なプログラムやツールの普及啓発・定期的な見直し、メタボリックシンドロームに着目した健診・保健指導の着実な実施、産業界の自主的取組との一層の連携、国、都道府県、医療関係者団体、医療保険者団体等が連携した人材育成のための研修等の充実、アウトカム評価を可能とするデータの把握手法の見直し 等の施策が行われた。

9分野の目標（80項目、うち参考指標1項目及び再掲21項目を含む）を設定しており、再掲21項目を除く59項目のうち目標値に達したものはメタボリックシンドロームを認知している国民の割合の増加、高齢者で外出について積極的態度をもつ人の増加、80歳で20歯以上・60歳で24歯以上の自分の歯を有する人の増加など10項目（16.9％）、目標値に達していないが改善傾向にあるもの25項目（42.4％）、変わらない14項目（23.7％）、悪化しているは日常生活における歩数の増加、糖尿病合併症の減少など9項目（15.3％）、評価困難1項目（1.7％）という結果となった。

5 第4次国民健康づくり対策〈21世紀における第二次国民健康づくり運動（健康日本21（第二次））〉（2013年〜）

21世紀における第二次国民健康づくり運動（健康日本21（第二次））は、健康日本21の最終評価、および、少子高齢化や経済成長の鈍化といった社会情勢の変化を踏まえ、国民が支え合い、健康で幸せに暮らせる社会を10年後に目指すべき姿として設定し、その目標を達成するための生活習慣と社会環境の改善への取り組みとして開始された。

取り組みは53項目の具体的な目標等を提示すること等により、生活習慣及び社会環境の改善等を通じた国民の健康の増進の総合的な推進等を目指してる。

施策方針として、

①健康寿命の延伸と健康格差の縮小
②生活習慣病の発症予防と重症化予防
③社会生活を営むために必要な機能の維持及び向上
④健康を支え守るための社会環境の整備
⑤栄養・食生活、身体活動・運動、休養、飲酒、喫煙及び歯・口腔の健康に関する生活習慣及び社会環境の改善

とした目標が示され、2018年には中間報告が公表されている。

それによると全体での改善達成率は60.4％で、健康寿命の延伸と健康格差の縮小は100％、健康を支え、守るための社会環境の整備の達成率は80.0％となっている。

(柴山純一)

6 健康増進法

「健康日本21」を推進するための法的基盤を整備する目的で2003年（平成15年）に健康増進法を制定した。同法では今までの栄養改善法の内容を引き継ぎながら、生活習慣病を防ぐための栄養改善という視点だけでなく、運動や飲酒、喫煙などに関わる生活習慣の改善を通じた健康増進の概念を取り入れている。

その基本方針は、

- 国民の健康増進の推進に関する基本的な方向
- 国民の健康増進の目標に関する事項
- 都道府県・市町村健康増進計画の策定に関する基本的な事項
- 国民健康・栄養調査その他の健康増進に関する調査及び研究に関する基本的な事項
- 健康推進事業実施者間における連携及び協力に関する基本的な事項
- 食生活、運動、休養、飲酒、喫煙、歯の健康の保持その他の生活習慣に関する正しい知識の普及に関する事項

などを定めることとなっている。

また、2018年（平成30年）7月に改正健康増進法が成立し、多人数が利用する施設の原則屋内禁煙が義務化されることとなった。

7 健康フロンティア戦略

「生活習慣病予防対策の推進」と「介護予防の推進」を目的に、2005年（平成17年）からの10ヵ年戦略「健康フロンティア戦略」が策定された。

「生活習慣病予防対策の推進」では、

- がん対策として5年生存率の20％改善
- 心疾患対策として死亡率の25％改善
- 脳卒中対策として死亡率の25％改善
- 糖尿病対策として発生率の20％改善

をそれぞれ目標としている。

「介護予防の推進」では、

- 軽度者（要支援・要介護1）重度化予防による要介護2以上への移行の10％防止
- 要支援・要介護状態となることの予防による要支援・要介護への移行の20％防止

を目標としている。

8 新健康フロンティア戦略 ～健康国家への挑戦～

2007年（平成19年）4月に「健康フロンティア戦略」は、「新健康フロンティア戦略～健康国家への挑戦～」となった。2007年度からの10ヵ年戦略で今後国民が取り組むべき分野として、9分野を取り上げ、それぞれの分野で具体的な指標を示して対策を進めていくこととしている。

9 特定健診（特定健康診査）・特定保険指導

2008年（平成20年）4月からメタボリックシンドローム（内臓脂肪症候群）の該当者やその予備軍を早期に見つけ出し、対象者に生活習慣の改善を指導する特定健康診査（特定健診）・特定保険指導が行われている。

(加見谷将人)

7節 医療提供体制

1 医療施設

医療法では第一条の二、2に医療提供施設として、「病院、診療所、介護老人保健施設、介護医療院、調剤を実施する薬局その他の医療を提供する施設」とし、第一条の五、六、第二条において病院、診療所、介護老人保健施設、介護医療院、助産所が定義されている（表2-5）。

また、病院は以下の6つに分類することができる。
- 一般病院
- 特定機能病院（高度の医療の提供等）
- 地域医療支援病院（地域医療を担うかかりつけ医、かかりつけ歯科医の支援等）
- 臨床研究中核病院（臨床研究の実施の中核的な役割を担う病院）
- 精神科病院（精神病床のみを有する病院）
- 結核病院（結核病床のみを有する病院）

病院数の年次推移をみると1990年（平成2年）の10,096施設をピークにその後減少しており、2020年（令和2年）10月1日現在8,238施設で、内訳は精神科病院1,059、一般病院7,179となっている。一般病院のうち地域医療支援病院は652、療養病床を有する病院3,554、感染症病床を有する病院374である。また、一般診療所は102,612、うち有床6,303、無床96,309で、有床診療所のうち療養病床を有する一般診療所は699ある。歯科診療所は67,874となっている（図2-17、図2-18、表2-6）。

病院を病床の規模別にみると「50～99床」が2,061

表2-5　医療提供施設

施　設	内　　容
病　院	医師又は歯科医師が、公衆又は特定多数人のため医業又は歯科医業を行う場所であつて、二十人以上の患者を入院させるための施設を有する
診療所	医師又は歯科医師が、公衆又は特定多数人のため医業又は歯科医業を行う場所であつて、患者を入院させるための施設を有しないもの又は十九人以下の患者を入院させるための施設を有する
介護老人保健施設	介護保険法の規定による、要介護者であって、主としてその心身の機能の維持回復を図り、居宅における生活を営むことができるようにするための支援が必要である者に対し、施設サービス計画に基づいて、看護、医学的管理の下における介護及び機能訓練その他必要な医療並びに日常生活上の世話を行うことを目的とする施設として都道府県知事の許可を受けたもの
介護医療院	介護保険法の規定による、要介護者であって、主として長期にわたり療養が必要である者に対し、施設サービス計画に基づいて、療養上の管理、看護、医学的管理の下における介護及び機能訓練その他必要な医療並びに日常生活上の世話を行うことを目的とする施設として都道府県知事の許可を受けたもの
助産所	助産師が公衆又は特定多数人のためその業務（病院又は診療所において行うものを除く。）を行う場所で、妊婦、産婦又はじよく婦十人以上の入所施設を有してはならない

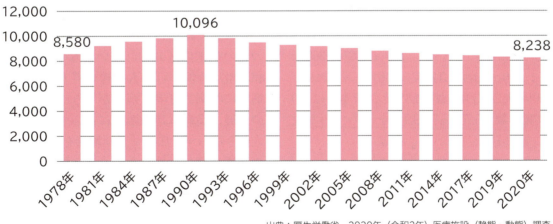

出典：厚生労働省　2020年（令和2年）医療施設（静態・動態）調査

図2-17　医療施設数の推移（病院）

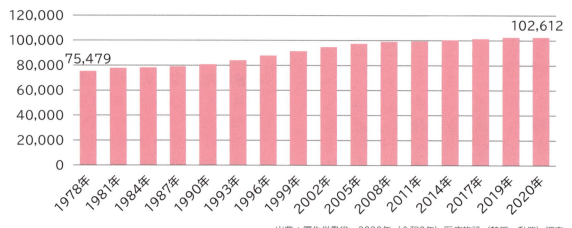

出典：厚生労働省　2020年（令和2年）医療施設（静態・動態）調査

図2-18　医療施設数の推移（一般診療所）

表2-6　施設の種類別にみた施設数

各年10月1日現在

	施設数 令和2年(2020)	施設数 令和元年(2019)	対前年 増減数	対前年 増減率(%)	構成割合(%) 令和2年(2020)	構成割合(%) 令和元年(2019)
総　　　数	178,724	179,416	△ 692	△ 0.4	…	…
病　　　院	8,238	8,300	△ 62	△ 0.7	100.0	100.0
精神科病院	1,059	1,054	5	0.5	12.9	12.7
一般病院	7,179	7,246	△ 67	△ 0.9	87.1	87.3
（再掲） 　　療養病床を有する病院	3,554	3,662	△ 108	△ 2.9	43.1	44.1
一般診療所	102,612	102,616	△ 4	△ 0.0	100.0	100.0
有　　床	6,303	6,644	△ 341	△ 5.1	6.1	6.5
（再掲） 　　療養病床を有する 　　一般診療所	699	780	△ 81	△ 10.4	0.7	0.8
無　　床	96,309	95,972	337	0.4	93.9	93.5
歯科診療所	67,874	68,500	△ 626	△ 0.9	100.0	100.0
有　　床	21	20	1	5.0	0.0	0.0
無　　床	67,853	68,480	△ 627	△ 0.9	100.0	100.0

出典：2020年（令和2年）医療施設（静態・動態）調査（確定数）・病院報告の概況

施設と最も多く全体の25.0％を占めており、次いで100～149床1,424床（17.3％）、150～199床1,368床（16.6％）、200～299床1,036床（12.6％）となっている。500床以上は394施設で4.8％と、日本では200床未満の病院数が5,762施設69.9％を占めている現状である（表2-7）。

2 病床数

病床は精神病床、感染症病床、結核病床、療養病床、一般病床の5つに区分されている（表2-8）。

それまでは精神病床、伝染病床、結核病床とその他の病床に区分されていたものが、1983年（昭和58年）特例許可老人病棟の導入により、その他病床に特例許可老人病棟ができ、さらに、高齢化の進展、疾病構造の変化に対応するためには、老人のみならず、広く「長期療養を必要とする患者」の医療に適した施設をつくる必要があるとのことから、1992年（平成4年）療養型病床群が創設された。また、1997年（平成9年）には診療所にも療養型病床群の設置が可能となった。

長期にわたり療養を必要とする患者が増加し、

第Ⅱ章　医療の現状と課題

表2-7　病床の規模別にみた施設数（2020年）

	施設数	構成比(%)
20〜 49床	909	11.0
50〜 99	2,061	25.0
100〜149	1,424	17.3
150〜199	1,368	16.6
200〜299	1,036	12.6
300〜399	677	8.2
400〜499	369	4.5
500〜599	161	2.0
600〜699	111	1.3
700〜799	42	0.5
800〜899	28	0.3
900床以上	52	0.6
合計	8,238	100.0

出典：厚生労働省　2020年（令和2年）医療施設（静態・動態）調査

表2-8　病床の区分

病　床	内　　容
精神病床	精神疾患を有する者を入院させるための病床
感染症病床	「感染症の予防及び感染症の患者に対する医療に関する法律」に規定する一類感染症、二類感染症（結核を除く。）、新型インフルエンザ等感染症及び指定感染症並びに新感染症の患者を入院させるための病床
結核病床	結核の患者を入院させるための病床
療養病床	病院の病床（精神病床、感染症病床及び結核病床を除く。）又は一般診療所の病床のうち主として長期にわたり療養を必要とする患者を入院させるための病床
一般病床	精神病床、感染症病床、結核病床及び療養病床以外の病床

依然として様々な病態の患者が混在していたことから、2000年（平成12年）には一般病床、療養病床が創設されたが、2000年（平成12年）の介護保険法の施行により、療養病床は医療保険の医療型療養病床と介護保険の介護療養型医療施設の2つの施設を指すことになる。介護療養型医療施設は2024年3月末に廃止されることが決定しており、移行期間終了後は受け皿として介護医療院へ転換される。

2018年（平成30年）に創設された**介護医療院**は、「日常的な医学管理」や「看取りやターミナルケア」等の医療機能と「生活機能」としての機能を兼ね備えた施設で、介護療養病床（療養機能強化型A・B）相当のⅠ型と、介護老人保健施設相当以上の容態が比較的安定した者を対象とするⅡ型があり、それぞれ配置基準や報酬が異なっている。

病院の病床数を年次推移でみると1992年（平成4年）の168万6,696床をピークに年々減少しており、2020年（令和2年）現在、病院150万7,526床で、内訳は精神病床32万4,481床、感染症病床1,904床、結核病床4,107床、療養病床28万9,114床、一般病床88万7,920床となっている（図2-19、図2-20、表2-9）。また、一般診療所は8万6,046床、有床診療所のうち療養病床を有する一般診療所は3,936床である。歯科診療所病床数は61床となっている。

③ 従事者数

医療法では病院の種類に応じ、医師、看護師等の職種別に配置基準が定められている（図2-21）。医療法において人員基準が示されているものの、医療施設においては機能分化と連携が進んでおり、

— 43 —

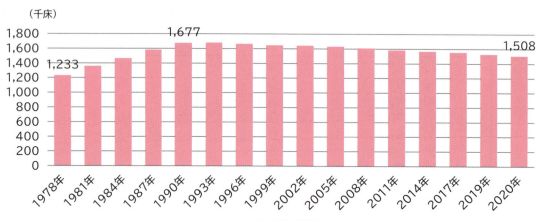

出典：厚生労働省 2020年（令和2年）医療施設（静態・動態）調査

図2-19 病床数の推移（病院）

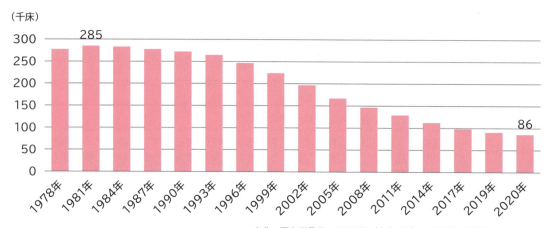

出典：厚生労働省 2020年（令和2年）医療施設（静態・動態）調査

図2-20 病床数の推移（一般診療所）

表2-9 病床の種類別にみた病床数

各年10月1日現在

	病床数		対前年		構成割合（％）	
	令和2年（2020）	令和元年（2019）	増減数	増減率（％）	令和2年（2020）	令和元年（2019）
総数	1,593,633	1,620,097	△ 26,464	△ 1.6	…	…
病院	1,507,526	1,529,215	△ 21,689	△ 1.4	100.0	100.0
精神病床	324,481	326,666	△ 2,185	△ 0.7	21.5	21.4
精神科病院	246,006	245,052	954	0.4	16.3	16.0
一般病院	78,475	81,614	△ 3,139	△ 3.8	5.2	5.3
感染症病床	1,904	1,888	16	0.8	0.1	0.1
結核病床	4,107	4,370	△ 263	△ 6.0	0.3	0.3
療養病床（A）	289,114	308,444	△ 19,330	△ 6.3	19.2	20.2
一般病床	887,920	887,847	73	0.0	58.9	58.1
一般診療所	86,046	90,825	△ 4,779	△ 5.3	100.0	100.0
（再掲）療養病床（B）	6,936	7,882	△ 946	△ 12.0	8.1	8.7
歯科診療所	61	57	4	7.0	…	…
療養病床総数(A)＋(B)	296,050	316,326	△ 20,276	△ 6.4	…	…

出典：厚生労働省 2020年（令和2年）医療施設（静態・動態）調査（確定数）・病院報告の概況

医療施設別、病床区分別の人員配置標準について

	病床区分	職　　種							
		医　師	歯科医師 (歯科、矯正歯科、小児歯科、歯科口腔外科の入院患者を有する場合)	薬剤師	看護師及び准看護師	看護補助者	栄養士	診療放射線技師、事務員その他従業員	理学療法士作業療法士
一般病院	一般	16：1	16：1	70：1	3：1	—	病床数100以上の病院に1人	適当数	適当数
	療養	48：1	16：1	150：1	4：1（注1）	4：1（注1）			
	外来	40：1（注2）	病院の実状に応じて必要と認められる数	取扱処方せんの数75：1	30：1	—			
特定機能病院	入院 (病床区分による区別はなし)	すべて (歯科、矯正歯科、小児歯科、歯科口腔外科を除く) の入院患者	歯科、矯正歯科、小児歯科、歯科口腔外科の入院患者	すべての入院患者	すべての入院患者	—	管理栄養士1人	適当数	—
		8：1	8：1	30：1	2：1				
	外来	20：1	病院の実状に応じて必要と認められる数	調剤数80：1（標準）	30：1				
療養病床を有する診療所		1人	—	—	4：1（注1）	4：1（注1）	—	適当数（事務員その他の従業者）	—

（注1）療養病床の再編成に伴い省令改正。平成24年3月31日までは、従来の標準である「6：1」が認められている。
（注2）耳鼻咽喉科、眼科に係る一般病院の医師配置標準は、80：1である。

出典：厚生労働省　医療法に基づく人員配置標準について

図2-21　医療法に基づく人員配置標準

また、医療安全、感染対策等の推進・充実が図られるなか、規模や機能によって配置される職種、人数に差がある。医療法における人員配置標準を踏まえ、手厚い配置であれば加算、標準を下回る配置であれば減算されるなど、診療報酬では一定の経済的評価が行われている。

　2020年における一般病院での100床あたり従事者数をみると、全体では156.5人で、内訳は、医師・歯科医師19.6人、薬剤師3.9人、助産師・看護師等69.9人、看護補助者10.6人、理学療法士・作業療法士等11.9人、診療放射線技師・診療エックス線技師3.6人、臨床検査技師・衛生検査技師4.4人、臨床工学技士1.8人、管理栄養士・栄養士1.9人、事務職員17.1人等となっている（表2-10）。MDIC活動の対象となることが多い臨床工学技士は、臨床検査技師や診療放射線技師に比較して一般的な病院において要員数が少ないことが分かる。

表2-10　病院の100床あたり従事者数（一般病院）

	常勤換算（人）	構成比（%）
総　数	156.5	100.0
医　師	18.8	12.0
歯科医師	0.8	0.5
薬剤師	3.9	2.5
助産師・看護師等	69.9	44.7
看護補助者	10.6	6.8
理学療法士・作業療法士等	11.9	7.6
診療放射線技師・診療エックス線技師	3.6	2.3
臨床検査技師・衛生検査技師	4.4	2.8
臨床工学技士	1.8	1.2
その他医療技術	0.7	0.4
管理栄養士・栄養士	1.9	1.2
社会福祉士等その他技術	6.3	4.0
事務職員	17.1	10.9
その他	4.9	3.1

出典：厚生労働省　2020年（医療施設調査）

4 平均在院日数

（1）退院患者の平均在院日数

2017年（平成29年）患者調査における9月中の全国の退院患者について、退院患者の在院日数の平均（**平均在院日数**）を施設の種類別にみると、病院30.6日、一般診療所12.9日となっており、病院、診療所ともに年々短くなる傾向となっている（図2-22）。年齢区分別にみると、年齢区分が上がるに従い退院患者の平均在院日数は長くなっているが、推移をみると年齢が高いほど短縮傾向にあるといえる（図2-23）。

なお、平均在院日数の算出方法は退院患者の平均在院日数以外にも分子を一定期間の入院延患者数、分母を（新入院患者数＋退院患者数）÷2とす

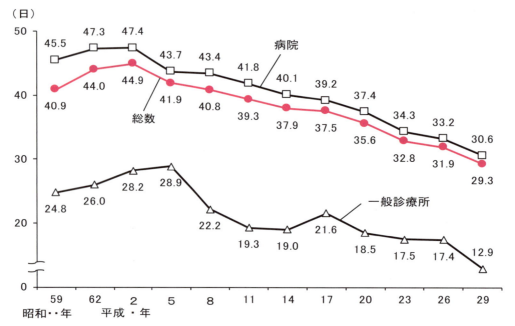

出典：厚生労働省　2017年（平成29年）患者調査

注：1）各年9月1日～30日に退院した者を対象とした。
　　2）平成23年は、宮城県の石巻医療圏、気仙沼医療圏及び福島県を除いた数値である。

図2-22　施設の種類別にみた退院患者の平均在院日数の推移

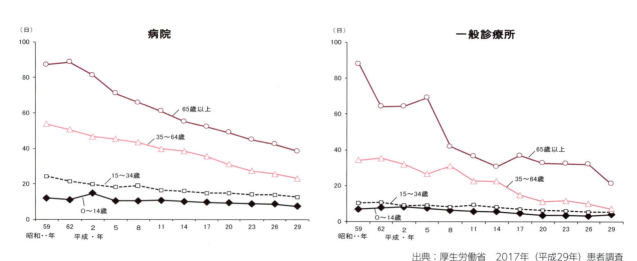

出典：厚生労働省　2017年（平成29年）患者調査

注：1）各年9月1日～30日に退院した者を対象とした。
　　2）平成23年は、宮城県の石巻医療圏、気仙沼医療圏及び福島県を除いた数値である。

図2-23　年齢区分別にみた退院患者の平均在院日数の推移

る方法もある。

（2）在院期間

在院期間別推計退院患者数の構成割合を病床の種類別にみると、一般病床では0～14日が71.9％を占め、15～30日15.9％、1～3ヶ月未満10.5％、3～6ヶ月未満1.3％、6ヶ月以上0.3％となっている。6ヶ月以上の割合は精神病床17.9％、療養病床16.2％と病床の種類により差があることが分かる（図2-24）。

5 医療提供体制の国際比較

OECD各国と比較した国内総生産（GDP：Gross Domestic Product）に対する保健医療への経常支出割合をみると、日本はアメリカ、ドイツ、スイス、フランスに次いで多く11.04％となっている（図2-25）。

人口1,000人あたり医師数、看護師数、病院病床数と、病院の平均在院日数を比較すると、医師数はヨーロッパの国々と比較して少なく、看護師数はドイツ、アメリカに次いで多い（図2-26）。一方で、人口あたり病院病床数が多く、平均在院日数が長いことが分かる。

日本においては、少子高齢化の進展、人口減に伴う医療人材の供給不足、医療従事者の働き方改革といった課題への対応も併せ、高度急性期・急性期・回復期・慢性期の機能分担、在宅医療等の推進等の効率的提供体制の推進が進められている。

（柴山純一）

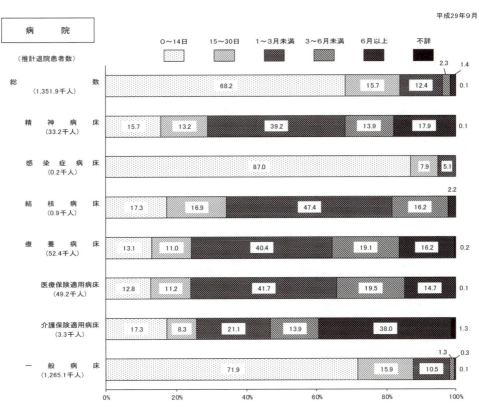

図2-24　病床の種類別にみた在院期間別推計退院患者数の構成割合

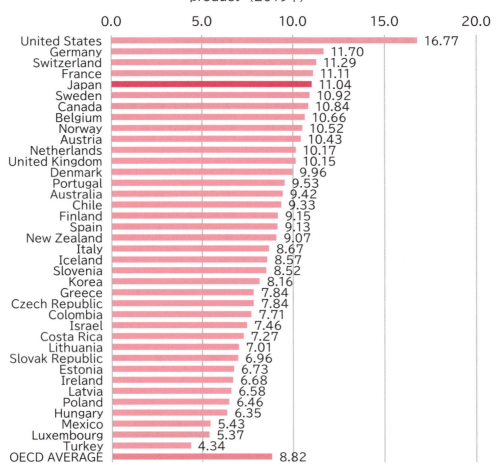

出典：OECD Health Statistics 2021

図2-25　保健医療への経常支出、対国内総生産比

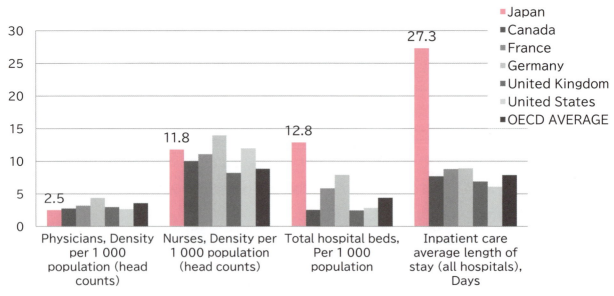

出典：OECD Health Statistics 2021

図2-26　医療提供体制の国際比較

第III章

社会保障と医療

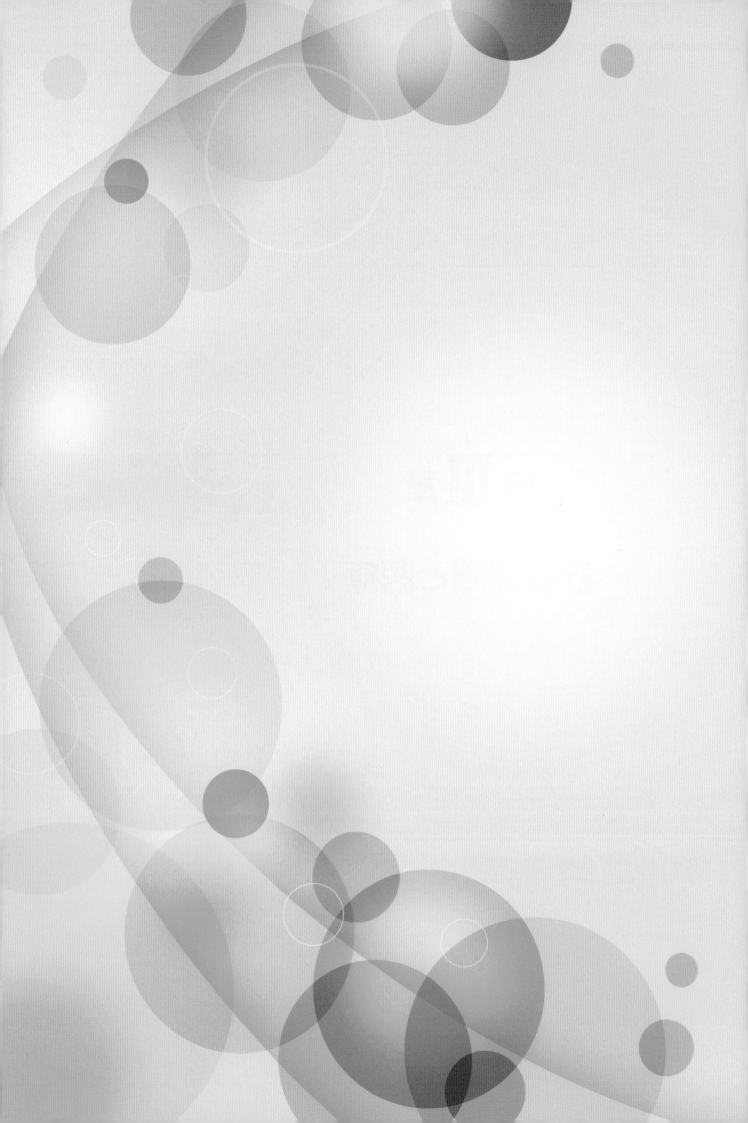

医療制度は、長い年月をかけて整備されてきた社会保障制度の一環である。今後の医療のあるべき姿を模索する上で、社会保障制度を十分に理解しておくことが望まれる。

本章では、社会保障制度の理念と歴史、動向と国民医療費について解説する。

1節 社会保障制度の理念

人類が共同生活を始めて以来、個人があるいはグループが生き残るために、さまざまな工夫がなされてきた。制度としての確立までには中世以降を待たなければならないが、狩りをした獲物をグループで共有する、耕地に共同の水路を作るなどもその1つで、この助け合いの精神こそが社会保障の理念であり、原点といえる。

その後、村・町ができ、生業も種々多岐になるに従って相互扶助の形が難しくなると、社会として個人を守るシステムが必要となってきた。これが社会保障制度の芽生えのきっかけである。

(加見谷将人)

2節 社会保障制度の歴史

1 西欧諸国における社会保障の芽生え

各国の長い歴史の中で、社会保障の仕組みは、相互に影響を与えながら積み重ねられてきた。17世紀に入って、当時の先進諸国は社会の構造・産業構造の変革が進むにつれて、個人間の助け合いでは全ての国民の生活を維持できなくなってきた。このため、これらの国・地域において、社会保障という概念のもとに新たな制度が生まれた。

（1）イギリス

社会保障や社会福祉、特に公的扶助の起源とされるのが救貧法（Poor Law）である。同法は1601年にイギリスで制定され、現在の公的扶助の原型となっている。

①救貧法の概要

救貧法は16世紀に作られた救貧法令の集大成

であり、全国の教区ごとに救貧監督官が任命され、家族による支援が得られない貧困者を救済する義務を課せられた。その一方で、救貧監督官には財源確保のために、資産に対して地方税を課すことができる権利が与えられた。

〈救貧法の背景〉

当時は大航海時代で、新大陸の発見などにより世界貿易が発展し、商業の一大変革をもたらした。

この商業革命により毛織物産業が急成長し、イギリスの農業地帯は一斉に羊を飼う牧場へ変わっていった。この変革は、農地を囲い込み、中の農民を追い出して羊の牧場にしたため、「囲い込み運動」（エンクロージャー・ムーブメント）と呼ばれた。

農村を追い出された農民は都市へと流入し、貧民となった。それにより、徐々に教会の教区の住民が負担しなければならない救貧費（税金）が増加したため、1834年に救貧法の大改正が行われた（新救貧法）。新しい救貧法では、貧困者は救貧院に収容されてそこで働かせられることになるなど、貧民救済の一元化や中央集権化が図られた。

この中で救貧の水準を「自立して働いている人のうち最も貧しい人の生活水準以下で救済する」としており、劣等処遇の原則や院外救済の禁止、市民権の剥奪などが確立された。

②産業革命

18世紀後半、イギリスでは産業革命が起こり、19世紀後半には世界の工場として地位を築いた。その反面、生産手段を持たない労働者の生活水準は低いままに据え置かれており、さらに、ほぼ10年間隔で周期的に発生する経済恐慌は、大量の失業者を生み出した。

このような状況を受け、20世紀初頭には貧困に対する国家としての考え方に変化が見られ、貧困が社会問題としてとらえるようになった。そして、当時の政権与党（自由党）により、学校給食法（1906年、明治39年）、学校保健法（1907年、明治40年）、無拠出の老齢年金法（1908年、明治41年）、職業紹介法（1909年、明治42年）、国民保険法（1911年、明治44年）と矢継ぎ早に政策が打たれた（自由党によるこの社会改革は「リベラル・リフォーム」と呼ばれている）。

（2）ドイツ

イギリスやフランスを追い上げる形で、ドイツでは近代化と工業化が進められた。一方、工業化の進展の中で、労働条件が悪化し、労働者の窮乏

— 51 —

も進んでいったため、労働争議などが頻発し、労働問題などが最大の社会問題になった。

1870年（明治3年）にドイツを統一したビスマルクは、社会主義勢力を徹底的に弾圧する一方で、社会保険の制度を整備していった。こうした取り締まりと福祉増進の両面の政策は「飴と鞭」の政策と呼ばれ、社会保険はその後、急速に近隣諸国に拡大していった。また、当時のドイツは、労働災害の発生率が高く、労働者の健康状態が極めて悪かった。疾病保険は、既存の共済組合を利用したもので、経費の公費負担はなかったが、労災保険の費用は全額事業主負担であった。

2 社会保険の発足

社会保険は、「病気やけが、分娩、障害、死亡、老齢、失業などの困窮状態に対して、保険的方法により経済的保障の途を講じようとするもの」である。原因の発生に備えて、強制的に保険に加入させることで困窮に陥ることを未然に防止しようとする手法で、「社会保障制度の一部門」である。

この発想は、1929年（昭和4年）にウォール街での株の大暴落により始まった世界大恐慌の影響により、1930年代に各国で大量の失業者があふれ、社会不安が増大したことを契機に生まれた。

（1）アメリカ

アメリカでは、ルーズベルト大統領が新たな経済救済計画（ニューディール政策）を押し進め、1935年（昭和10年）に社会保障法が制定された。
〈社会保障法の概要〉
・老齢者、障害者、要扶養児童への公的扶助
・失業保険、老齢年金制度から成る社会保険制度の整備
・母子家庭サービス、身障児童サービスなどの社会福祉事業の整備

（2）イギリス

世界大恐慌において大量の失業者が発生し、これに対応するため、1934年（昭和9年）に失業法が成立した。この法律は、労働所得の中断、喪失者に対し、従来は保険料の拠出を条件として保険金の給付を行っていたものを、拠出の有無を問わず

一定の生活を保障しようとしたものであり、社会保険と公的扶助が統合されたといった性格を持っていた。世界経済のブロック化が進む中で、世界は第2次世界大戦へ突入したが、世界大戦中の1942年（昭和17年）にイギリスにおいてベバレッジの社会保障構想（ベバレッジ報告）が公表され、イギリスのみならず、戦後の社会保障の理論と政策に大きく影響を与えることになった。

〈ベバレッジ報告〉
「ゆりかごから墓場まで」というスローガンのもとで、新しい生活保障の体系を打ち立てようとしたもの。最低生活の保障（ナショナル・ミニマム保障）が中心テーマとなっており、社会保険制度については、均一性と均一給付を採用していた。ベバレッジは、①基本的なサービスに対する社会保険、②特別な場合における国家扶助、③①、②に上乗せする任意保険という3つを組み合わせて、社会保障計画を遂行した。

3 第2次世界大戦後の世界の社会保障の趨勢

第2次世界大戦後、各国とも戦後の経済復興に取り組んだ結果、1950年代～1960年代にかけて、先進諸国はかつてない経済成長を遂げることになった。これを受けて1960年代～1970年代にかけては、各国で完全雇用の実現に向けての動きが活発となり社会保障が拡大し、給付水準が引き上げられた。

しかしこれらの対策も、1973年（昭和48年）のオイルショックを契機に経済成長が鈍化し、低成長に移行したことで、さまざまな困難に直面した。さらに時期を同じくして、各国で「高齢化社会」の到来が見通されるようになってきた。このため、低成長・高齢化社会の社会保障施策を検討することとなった。

（加見谷将人）

3節 我が国の社会保障制度

1 我が国の社会保障の理念

我が国の社会保障は、イギリスやドイツなどの政策に学びながら発展し、第2次世界大戦後は、新憲法に謳われた以下の2つの条文に掲げられた理念

— 52 —

〈憲法第13条：個人の尊重〉
全て国民は、個人として尊重される。生命、自由及び幸福追求に対する国民の権利については、公共の福祉に反しない限り、立法その他の国政の上で、最大の尊重を必要とする。

〈憲法第25条：生存権〉
1. 全て国民は、健康で文化的な最低限度の生活を営む権利を有する。
2. 国は、全ての生活部面について、社会福祉、社会保障及び公衆衛生の向上及び増進に努めなければならない。

のもとに、さらなる発展を遂げて今日に至っている。

日本国憲法ではまず、憲法第13条において**個人の尊重**が謳われている。そのうえで、憲法第25条では国民の**生存権**とそれを確保するための国の責務を定めている。この条文では、社会保障、社会福祉、公衆衛生の3つが並列的に記載されているが、現在、社会保障の定義は、社会保険、社会福祉、公的扶助、公衆衛生を4本の柱とした最も広い意味で捉えられている（表3-1）。

2 社会保障制度の歩み

（1）創生期

国の社会保障の歴史は、1874年（明治7年）の**恤救（じゅっきゅう）規則**の施行で始まった。

〈恤救規則の概要〉

イギリスの救貧法に似ているが、権利性を欠いている。制限的・恩恵的な仕組みで、家父長主義的な扶養を提供するにすぎず、社会福祉の多くは民間の社会事業家に委ねられていた。第2次世界大戦前に社会保障関係法の整備がなされているが、これらの制度は、ドイツのビスマルクの社会制度に倣ったものである。

一方、我が国最初の**健康保険法**は、1922年（大正11年）に制定、公布され、1927年（昭和2年）から施行された。1938年（昭和13年）には、新設された厚生省の第1号法案として**国民健康保険法**が制定されている。

（2）戦後の歩み

我が国において、本格的に社会保障についての議論や政策が展開されるようになったのは、第2次世界大戦後である。1948年（昭和23年）に総理府の附属機関として設置された社会保障制度審議会において、1950年（昭和25年）に下記の「社会保

表3-1　社会保障制度の概要

対象	社会保障政策	内訳
個人・世帯を対象とする給付	●社会保険 国民が病気、けが、出産、死亡、老齢、障害、失業など生活の困難をもたらすいろいろな事故（保険事故）に遭遇した場合に一定の給付を行い、その生活の安定を図ることを目的とした強制加入の保険制度	医療保険 年金保険 介護保険 雇用保険 労働者災害補償制度　など
	●社会福祉 障害者、母子家庭など社会生活する上で様々なハンディキャップを克服して、安心して社会生活を営めるよう、公的な支援を行う制度	障害者、老人、児童、母子などに対する福祉　など
	●公的扶助 生活に困窮する国民に対して、最低限度の生活を保障し、自立を助けようとする制度	生活保護
社会保障の基盤を形成する国民全体を対象とする施策	●公衆衛生 国民が健康に生活できるよう様々な事項についての予防、衛生のための制度	食品衛生 結核 感染症 麻薬対策 上下水道　など

— 53 —

障制度に関する勧告」が出された。

〈社会保障制度に関する勧告〉
いわゆる社会保障制度とは、疾病、負傷、分娩、廃疾、死亡、老齢、失業、多子その他困窮の原因に対し、保険的方法又は直接公の負担において経済保障の途を講じ、生活困窮に陥った者に対しては国家扶助によって最低限度を保障するとともに、公衆衛生および社会福祉の向上を図り、もってすべての国民が文化的社会の成員たるに値する生活を営むことができるようにすることをいう。

①戦後直後（昭和20年代）

1946年（昭和21年）に生活保護法が制定され、不完全ながらも国家責任の原則、無差別平等の原則、最低生活保障の原則という3原則に基づく公的扶助制度が確立された。その後、同年に制定された日本国憲法に基づき、各分野における施策展開の基本となる基本法の制定や体制整備が進められていった。1947年（昭和22年）には、戦災孤児や浮浪児の対策として児童福祉法が制定され、公的責任によって、児童福祉全般の向上を図ることが定められた。1950年（昭和25年）に、憲法第25条の趣旨を明確化する観点から生活保護法が改定され、1951年（昭和26年）には、戦後の社会福祉事業発展の基礎となった社会福祉事業法が制定されている。

②戦後安定期：国民皆保険・皆年金の確立（昭和30年代からオイルショックまで）

●医療保険制度

昭和30年代初めには、農業、自営業者などに従事する人々や零細企業従業員を中心に、国民の約3分の1に当たる約3,000万人が医療保険の適用を受けない無保険者であった。こうした中、1951年（昭和26年）国民が等しく適切な医療を受けることで、健康を維持できることを目的とした「医療法」が制定された。これを受け人々に医療保険による保障を行うため、被用者保険に加入していない自営業者や農業従事者は全て国民保険への加入を義務付ける新しい国民健康保険法が制定され、1961年（昭和36年）4月には全国の市町村で国民健康保険事業が始められ、国民皆保険体制が確立された。

●年金制度

戦後、封建的な家族主義や相続制度が改められ、扶養意識が大きく変わる中で、自営業者や農業者などの被用者年金の対象とならない人々は老後の生活設計に大きな不安を抱き、年金制度の充実を求めた。1959年（昭和34年）には国民年金法が制定され、所得保障の面でも国民年金体制が確立され、1961年（昭和36年）4月から全面施行された。

●各種給付改善と「福祉元年」

高度経済成長の中で、医療保険の給付率の改善、年金水準の引き上げ、生活保護基準の引き上げなど、社会保障分野での制度の充実・給付改善が行われた。1973年（昭和48年）には、老人医療無料制度の創設（70歳以上高齢者の自己負担無料化）を始め、医療保険制度では健康保険の被扶養者の給付率の引き上げ、高額療養費制度の導入、年金保険制度では、給付水準の大幅引き上げと物価スライド制の導入など大幅な見直しが行われた。

③安定成長への移行と社会保障制度の見直し（昭和50年代～60年代）

●患者負担の見直しと老人保健制度の創設

1961年（昭和36年）の国民皆保険達成時における患者の自己負担は、被用者保険については、本人は負担なし、家族は5割であり、国民健康保険では5割であった。その後、1968年（昭和43年）には国民健康保険が3割負担となり、続いて1973年（昭和48年）には、被用者保険の被扶養者も3割負担となった。また同年には、自己負担分の一定額（月額3万円〈当時〉）以上を超える額を支給する高額療養費支給制度が創設された。

また、1973年（昭和48年）には老人医療費の無料化を実施したが、社会的入院も含め老人医療費が増加したため大きな財政負担となった。これを是正するために、1982年（昭和57年）に壮年期（40歳）からの健康づくりと国民の老後における健康の保持と適切な医療の確保を図るため、疾病の予防、治療、機能訓練などの保健事業を総合的に行うことを目的に老人保健制度が創設された。

3 少子高齢化に対応した社会保障制度

世界にも類を見ないスピードで進む少子高齢化を踏まえて、以下のアクションプランが検討された。

〈高齢者保健福祉推進十ヵ年戦略（ゴールドプラン）1989年（平成元年～）〉

寝たきり老人ゼロ作戦など

〈エンゼルプラン（児童福祉分野のプラン）1994年（平成6年～）〉

保育所の待機児童解消など

〈障害者プラン（障害者保健福祉分野のプラン）1995年（平成7年～）〉

障害者のホームヘルプサービス、施設サービスなど

さらに、医療福祉制度を改革することで、変化し続ける社会の流れに対応し続けていくことになった。

（1）介護保険制度の創設

2000年（平成12年）度より介護保険制度が創設され、それまで老人福祉と老人医療に分かれていた高齢者の介護制度を社会保険の仕組みで再編成した。また、従来の社会福祉の考え方では、行政機関がサービス実施の可否、サービス内容、提供主体などを決定するといった「措置制度」と呼ばれるものであったのに対して、**介護保険制度**では、サービス利用者を中心に据えた利用者本位の考え方となり、利用者とサービス事業者が契約によってサービス提供を受ける考え方の下で制度設計が行われている。このようなことから、介護保険の創設を契機にして、「措置制度」から「契約方式（利用制度）」へと児童福祉や障害者福祉などの社会福祉の考え方や仕組みが変更されていった。

〈2005年（平成17年）介護保険制度改革〉

制度創設5年後に見直しを行い、予防重視型のシステムへ転換。

（2）年金制度改革

高齢者の増加、健康寿命の延伸、生産年齢人口の減少などを受け、今後も実行可能な年金制度を維持していくための**年金制度改革**が行われている。

〈平成6年改正〉

厚生年金の定額部分の支給開始年齢引き上

げが決定され、2001年（平成13年）から段階的に60歳から65歳に引き上げが実施された。

〈平成12年改正〉

厚生年金（報酬比例部分）の支給開始年齢の引き上げが決定され、2013年（平成25年）から段階的に60歳から65歳へ引き上げが実施された。また2003年（平成15年）4月より、厚生年金保険において、保険料と給付額のいずれにも、月給だけでなく賞与も反映させる総報酬制度が導入された。

〈平成16年改革〉

上限を固定した上での保険料率の段階的引き上げ、マクロ経済スライドの導入、基礎年金の国庫負担割合を2004年度（平成16年度）から2009年（平成21年度）にかけて3分の1から2分の1へ段階的に引き上げる、離婚した場合に厚生年金を分割できるようにする（2007年（平成19年）4月施行）、給付水準として現役世代の平均収入の50％の確保する、在職老齢年金制度を見直す等が決定された。

〈平成21年改革〉

国民年金の保険料の変更（14,700円）、脱退一時金の支給額の変更等が定められた。

〈平成24年改革〉

消費税収を財源とした基礎年金国庫負担割合2分の1の恒久化、特例水準の解消、被用者年金制度の一元化、厚生年金の適用拡大、年金の受給資格期間短縮、低所得・低年金高齢者等に対する福祉的な給付等が決定された。

〈平成26年改革〉

短時間労働者への厚生年金の適用拡大（正社員500人以下の企業に対しても、労使の合意に基づいた企業単位での任意の適用拡大を認める）、少子化対策として産前産後期間の国民年金保険料の免除を決定した。年金の運用についても、年金積立金管理運用独立行政法人（GPIF）を合議制にし、監査等委員会を設置して監査を強化し、株式運用をデリバティブやコール市場の活用まで認めるとされた。

〈令和2年改革〉

より多くの人が、より長く多様な形で働く社会へと変化する中で、長期化する高齢期の経済基盤の充実を図るため、被用者保険の適

用拡大、就労期間の延伸による年金の確保・充実のための在職中の年金受給の在り方の見直し、年金受給開始時期の選択肢の拡大等について見直しを行った。

（3）医療保険制度改革

少子高齢化が進み、老人医療費を始めとする医療費が年々増大する一方、景気の低迷から医療費の主たる財源となる保険料収入が伸び悩んだ。平成年間に入っても医療保険財政は厳しい状況が続き、順次患者負担（金額）の見直しが行われ、1994年（平成6年）には入院時食事療養費が導入され、1999年（平成11年）には健康保険本人負担の2割引き上げが行われた。

これに伴い、医療保険制度の将来にわたる持続的・安定的な運営確保への早急な対応が求められることとなり、さまざまな制度改革が進められていった。

〈平成14年度医療制度改革〉

2002年（平成14年）には、医療保険制度の安定的な運営を図る目的で大幅な医療制度改革が行われた（表3-2）。その中で、老人保健制度の適用対象者が70歳以上から75歳以上へ引き上げられ、70歳以上の高齢患者の窓口負担が外来1回当たり800円（4回／月まで、5回目から無料）の定額負担か1割定率負担（上限3,000円／月、一定以上所得の高齢者は2割負担）のいずれかを診療所によって選択できる選択制が導入された。入院は1割定率負担（上限37,200円／月、低所得者24,600円／月）となり、3歳未満の乳幼児

の2割負担も導入された。2003年（平成15年）には保険本人の負担が3割に引き上げられるとともに、政府管掌健康保険の保険料率の引き上げ、保険料の総報酬制が導入された。

さらに、以下の事項を柱とする医療の将来像のイメージ「21世紀の医療提供の姿」が提示された。

・患者の選択の尊重と情報提供
患者の視点の尊重と自己責任・情報提供のための環境整備
・質の高い効率的な医療提供体制
質の高い効率的な医療の提供・医療の質の向上
・国民の安心のための基盤づくり
地域医療の確保、医療の情報化等

〈平成18年度医療制度改革〉

世界最高水準の平均寿命や高い保健医療水準を実現し、WHO（世界保健機関）にも医療の質や平等性という観点から世界第1位と評されるまでになった我が国の医療制度ではあるが、その成果を今後とも守っていくためには、「個々人のライフサイクルに応じた健康づくり」を進めるとともに、「患者の心身の特性を踏まえた医療を確保していく」ことが国民の健康寿命を伸ばし、高齢期においても生活の質を維持することを可能にするとの考えのもとに、2006年（平成18年）6月に下記を主な柱とする医療制度改革法が成立した（表3-3）。

・高齢者の負担増：現役並みの所得がある高齢者の患者負担を2割から3割に引き上げ、

表3-2　平成14年度医療制度改革の基本的方向

・利用者の視点に立った効率的で、安心かつ質の高い医療の提供	・高齢者の心身の特性にふさわしい医療の確立
・医療安全確保対策の推進	・予防と治療のための医学研究の推進とその成果の活用
・患者の選択に資する情報提供の推進	・国民に信頼される持続可能で安定的な医療保険制度の構築
・医療従事者の質の向上などによる医療の質の向上	・中長期の展望に立った持続可能で安定的な高齢者医療制度の構築
・IT化や医療機関の機能分化・連携の促進による医療提供の効率化	・多様な医療ニーズへの対応、医療費の効率化の観点からの診療報酬や薬価制度の見直し
・健康寿命を延ばし、生活の質を高める保健医療サービスの提供	・厳しい経済状況の下での医療保険財政の安定化
・生涯を通じた健康づくり、疾病・介護予防の充実	

表3-3　医療保険制度改革

2014年度	医療	・医療保険の70～74歳の窓口負担が段階的に1割→2割へ
2015年度	介護	・一定収入のある人の介護サービス利用料負担が1割→2割へ ・要支援1、2の人向けの訪問・通所介護が市町村の事業に ・特養への新規入所は原則要介護3以上に限定 ・特養の相部屋料が全額自己負担に ・施設入居者の食費や部屋代の補助を縮小 ・介護報酬を2.27％引き下げ
	医療	・国民健康保険料の年間限度額を引き上げ
	年金	・年金額の抑制が始まる（物価が上がった際に物価上昇分から0.9％自動的に支給額の伸びを抑える仕組み（マクロ経済スライド）がデフレでなくなったのではじめて実施される）
2016年度	医療	・紹介料なしの大規模病院受診に1回5,000～1万円程度の定額負担・入院時の食費の自己負担が1食260円→360円に（低所得者は除く）・高収入会社員の健康保険料の引き上げ
2017年度	医療	・75歳以上の高齢者医療制度の保険料軽減特例を原則廃止
2018年度	医療	・入院時の食費の自己負担を1食460円に（低所得者は除く）
2019年度	介護	・高齢者の保健事業と介護予防の一体的な実施

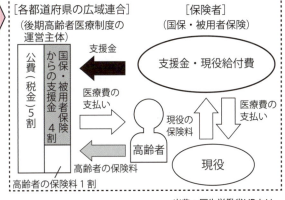

図3-1　老人保険制度からの変更点

療養病床に入院する高齢者の食費・光熱費が自己負担となった。70～74歳の高齢者の患者負担が1割から2割に引き上げられた。
・高齢者医療制度の創設：老人保健制度を改め、2008年（平成20年）度から75歳以上の高齢者を対象に新しい高齢者医療制度が創設された。65歳から74歳の前期高齢者の医療費は各保険者の負担の不均衡を加入者数に応じて調整することとなった（図3-1）。
・医療費の抑制：2008年（平成20年）から都道府県は5ヵ年の「医療費適正化計画」を作成し、病院の平均在院日数の短縮や生活習慣病の予防などによる具体的な医療費抑制目標を盛り込むこととなった。また、全国

一本だった政管健保は都道府県単位で財政運営することにし、国民健康保険も広域化を目指すこととなった。

医療費適正化計画はより高い効果性を求めるために、ＰＤＣＡサイクルに沿って実績を評価しながら推進することとし、5年間の計画期間終了の翌年度に、都道府県と国において、目標の達成状況、施策の実施状況等に関して調査・分析を実施することとされた。

その分析結果は、特定健診実施率は目標値70％に対して到達率46.2％、2008年（平成20年）には38.9％、特定保健指導実施率の目標値は45％に対してそれぞれ16.4％、7.7％、メタボ該当者・予備群減少率（平成20年度比）10％以上減に対しては12.0％の達成であった。

一方、平均在院日数については、目標値29.8日に対して2012年（平成24年）度達成値は29.7日（平成20年度 31.6日）でこの間の適正化効果は0.9兆円であったと試算されている。これらを踏まえて、第2期医療費適正化計画を策定するとともに医療法等改正、医療保険制度改正等に反映されることとなった。

● 第2期医療費適正化計画

第2期医療費適正化計画では、国と都道府県がPDCAサイクルを活用し共同して作業を行うとともに、保険者とも協力を密にすることが課題として挙げられている。主な基本方針の改正点は次の通りである（図3-2）。

・健康の保持の推進に関する目標：特定健診実施率70％（平成23年度44.7％）、特定保健指導実施率45％（同15％）、メタボ該当者／予備軍減少率25％（平成20年度比）
・医療の効率的な提供の推進に関する目標：平均在院日数目標28.6日（於平成24年29.7日）、後発医薬品の使用率60％於平成30年3月末（於平成23年9月39.9％）
・医療に要する費用の見通し：本計画と「国民の健康寿命が延伸する社会に向けた予防・健康管理に係る取組」も併せて推進すること等により医療費適正化の推進

なお、当該計画実施前において、国民健康保険の財政に関わる法改正が行われている。

2010年（平成22年）には国民健康保険法等が改正され、市町村国保の財政支援措置の延長及び広域化の推進、協会けんぽに対する国庫補助率の13％から16.4％への暫定的引き上げ、後期高齢者支援金の被用者保険分への総報酬割の導入等が行われた。

2012年（平成24年）には国民健康保険法が改正され、暫定措置となっていた国保の財政

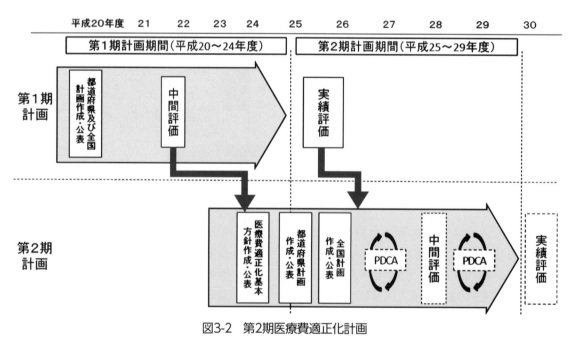

図3-2　第2期医療費適正化計画

出典：平成24年医療費適性化計画担当者説明会資料

基盤強化策の恒久化、都道府県単位の共同事業である保険財政共同安定化事業の対象医療費の拡大、都道府県調整交付金の割合の引き上げ等が行われることとなった。

2013年（平成25年）には健康保険法等が改正され、協会けんぽに対する国庫補助率を16.4％とする暫定措置が2年間延長された。

〈社会保障・税一体改革における検討〉

上記の法改正の流れとは別に、社会保障・税一体改革における医療保険制度の検討の流れがある。2008年（平成20年）には、内閣総理大臣の下に社会保障国民会議が設置され、翌年の安心社会実現会議において、社会保障（年金、医療・介護、次世代育成）、雇用、教育の連携による安心社会への道筋が示された。

次いで、2009年（平成21年）9月に発足した民主党を中心とする政権では、社会保障と税の一体改革の名の下に、税制及び社会保障制度改革に関する検討がなされた。子ども・子育て、医療・介護、年金の社会保障各分野の改革と税制抜本改革を内容とするもので、2012年（平成24年）に「財政基盤の安定化、保険料に係る国民の負担に関する公平の確保、保険給付の対象となる療養の範囲の適正化等を図る」とする社会保障制度改革推進法案が可決成立された（図3-3）。

また、高齢者医療制度については、2013年（平成25年）8月、社会保障制度改革国民会議が医療提供体制の整備における都道府県の役割強化と国保の保険者の都道府県移行を掲げるとともに、医療保険制度の財政基盤の安定化、保険料に係る国民の負担に関する公平の確保、医療給付の重点化・効率化等の必要性を報告した。この報告書の内容を踏まえて2013年（平成25年）に社会保障制度改革プログラム法が成立し、地域で必要な医療を確保するための法案を2014年（平成26年）の通常国会に提出するとともに、持続可能な医療保険制度等を構築するための法案を2015年（平成27年）の通常国会に提出することとなった。

〈持続可能な医療保険制度を構築するための国民健康保険法等の一部を改正する法律〉

持続可能な医療保険制度等を構築するための法案の提出に向けた具体的な検討は、厚生労働省の社会保障審議会医療保険部会において2014年（平成26年）4月に開始され、医療保

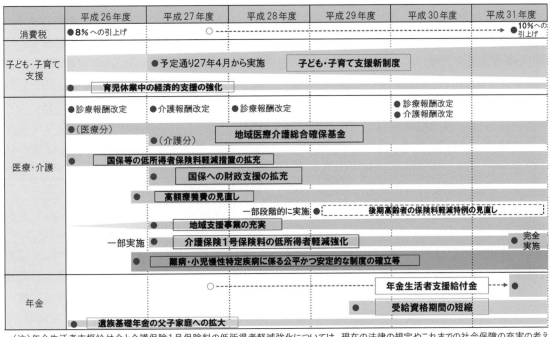

図3-3　社会保障制度改革推進法案

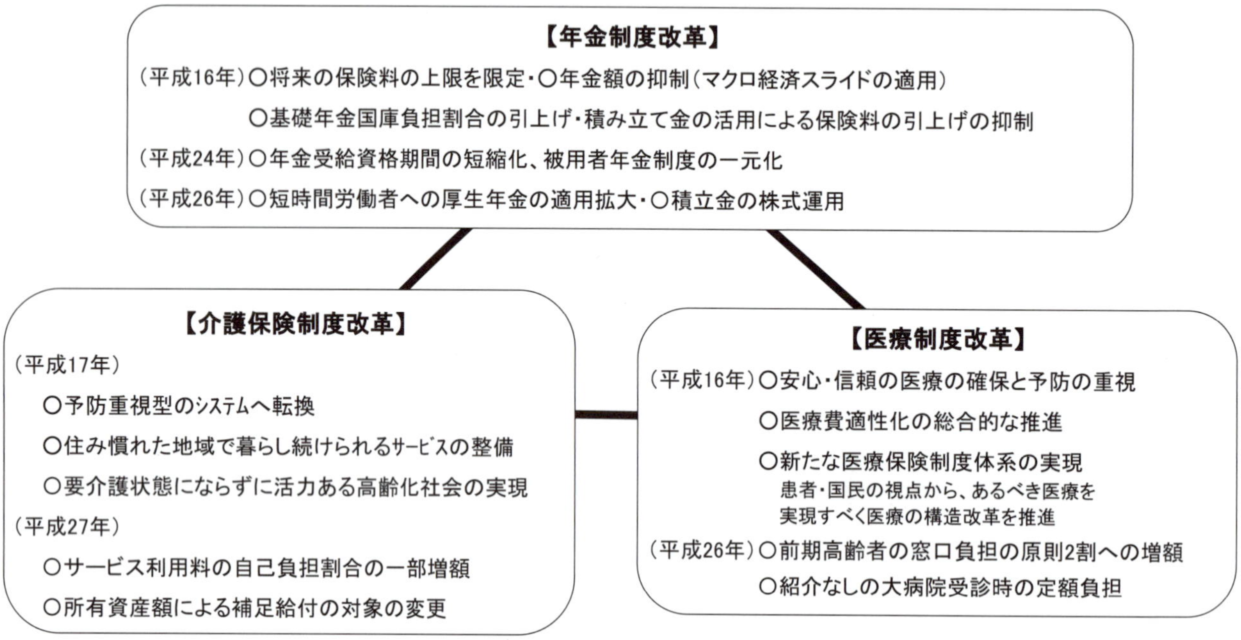

医療機器安全実践必携ガイド「医療概論編」

【年金制度改革】

（平成16年）○将来の保険料の上限を限定・○年金額の抑制（マクロ経済スライドの適用）

○基礎年金国庫負担割合の引上げ・積み立て金の活用による保険料の引上げの抑制

（平成24年）○年金受給資格期間の短縮化、被用者年金制度の一元化

（平成26年）○短時間労働者への厚生年金の適用拡大・○積立金の株式運用

【介護保険制度改革】

（平成17年）

○予防重視型のシステムへ転換

○住み慣れた地域で暮らし続けられるサービスの整備

○要介護状態にならずに活力ある高齢化社会の実現

（平成27年）

○サービス利用料の自己負担割合の一部増額

○所有資産額による補足給付の対象の変更

【医療制度改革】

（平成16年）○安心・信頼の医療の確保と予防の重視

○医療費適性化の総合的な推進

○新たな医療保険制度体系の実現
患者・国民の視点から、あるべき医療を
実現すべく医療の構造改革を推進

（平成26年）○前期高齢者の窓口負担の原則2割への増額

○紹介なしの大病院受診時の定額負担

図3-4　社会保険制度の概要

険制度の財政基盤の安定化、保険料に係る国民負担に関する公平の確保、療養の範囲の適正化等が検討された。そして2015年（平成27年）1月13日、政府の社会保障制度改革推進本部において「医療保険制度改革骨子」が決定され、医療保険制度改革の内容を決定付けるものとなり、持続可能な医療保険制度を構築するための国民健康保険法等の一部改正する法律が2015年（平成27年）5月27日に成立した（図3-4）。

● 第3期医療費適正化計画

2018年（平成30年）度に開始した第3期医療費適正化計画では、地域医療構想に基づいた医療資源の有効活用と地域内における医療機関の連携推進、糖尿病をはじめとした生活習慣病の重症化予防、後発医薬品利用のさらなる推進などが盛り込まれているのが特徴であり、都道府県の事情を反映した個別取組目標は任意事項にとどまっている。

団塊の世代が後期高齢者に入る前に、「経済財政運営と改革の基本方針（骨太の方針）」には、医療提供体制と医療費の地域差半減に向けた取り組みとして医療費適正化計画の見直しを行う旨の文言が記載された。

（加見谷将人、柴山純一）

4節 社会保障費用

1 社会保障給付費と社会支出

社会保障費用は、年金、医療保険、介護保険、雇用保険、生活保護などの社会保障制度に係る1年間の支出を示すもので、ILO（International Labor Organization：国際労働機関）基準による「社会保障給付費」と、OECD（Organization for Economic Cooperation and Development：経済協力開発機構）基準による「社会支出」の2通りの集計がある。

社会支出は1996年よりOECDにおいて定期的に更新・公表され、国際比較の観点で重要な指標となっており、社会保障給付費より範囲が広く、施設整備費等直接個人に帰着しない費用も含む。一方、社会保障給付費は1950年以降のデータがあり、長期時系列推移等をみるのに適しており、国内の政策議論の基礎として長年利用されている。

機能別の「高齢」には老齢年金等、「遺族」は遺族年金等、「障害、業務災害、傷病」は障害年金、障害者自立支援給付、労災保険等、「保健」には医療保険、公費負担医療給付、介護保険等、「家族」は児童手当、児童扶養手当、施設等給付、育児・介護休業給付等、「積極的労働市場政策」は教育訓練給付、雇用調整助成金等、「失業」は求職者給付、

求職者支援制度等、「住宅」は住宅扶助等、「他の政策分野」は生活扶助、生業扶助、災害救助費等が含まれる。

2 社会保障給付費

2019年（令和元年）度の社会保障給付費の総額は123兆9,241億円で、対前年度伸び率は2.1％、対国内総生産比は22.14％である。国民1人あたりに換算すると98万2,200円、1世帯あたりでは234万9,500円であった（図3-5）。

「医療」、「年金」、「福祉その他」に分類した部門別にみると、医療が40兆7,226億円で総額に占める割合は32.9％、年金が55兆4,520億円で44.7％、福祉その他が27兆7,494億円 22.4％である。部門別給付費の対前年度伸び率は、医療が2.5％、年金0.4％、福祉その他5.1％である。子どものための教育・保育給付費交付金が増加したことなどにより福祉その他の伸び率が高かった（図3-6）。

機能別にみると「高齢」が全体の46.7％で最も大きく、次いで「保健医療」が31.5％であり、この2つで78.2％を占めている。「家族」7.4％、「遺族」5.2％、「障害」4.0％、「生活保護その他」2.8％、「失業」1.2％、「労働災害」0.8％、「住宅」0.5％の順となっている。

財源の総額は132兆3,746億円であり、対前年度では0.2％（2,297億円）の減少となった。項目別の構成割合をみると、社会保険料が55.9％、公費負担が39.2％、他の収入が4.9％となっていた（図3-7）。

3 社会支出

2019年度の社会支出の総額は127兆8,996億円、対前年度伸び率は1.9％であり、対国内総生産比は22.85％、国民1人あたり101万3,700円、1世帯あたりでは242万4,900円であった。

政策分野別にみると、「保健」が最も多く41.5％、次いで「高齢」37.9％、「家族」7.6％、「遺族」5.1％、「障害、業務災害、傷病」4.9％、「他の政策分野」1.4％、「失業」0.7％、「積極的労働市場政策」0.6％、「住宅」0.5％の順となっていた。

4 社会支出の国際比較

諸外国の社会支出を対国内総生産比でみると、日本は22.85％（2019年）、22.36％（2017年）で、21.36％（2017年）のイギリスより割合が大きいが、フランス（31.82％、2018年）、ドイツ（27.64％、2017年）、スウェーデン（26.44％、2017年）、アメリカ（24.56％、2018年）と比較すると小さくなっていた。

政策分野別にみると、高齢が8.65％（2019年）とフランス（12.48％、2018年）、スウェーデン（9.09％、2017年）に次いで高く、保健がアメリカ（14.61％、2018年）に次いで、フランスと同程度となっており、高齢化や公的保険の面での特徴が分かる一方で、

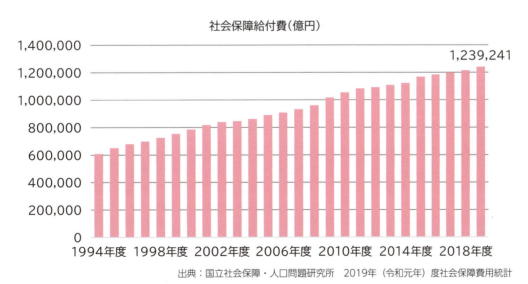

出典：国立社会保障・人口問題研究所　2019年（令和元年）度社会保障費用統計

図3-5　社会保障給付費の推移（1994～2019年度）

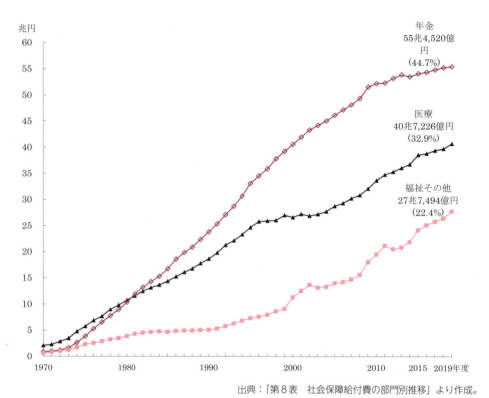

出典:「第8表 社会保障給付費の部門別推移」より作成。

図3-6 部門別社会保障給付費の推移

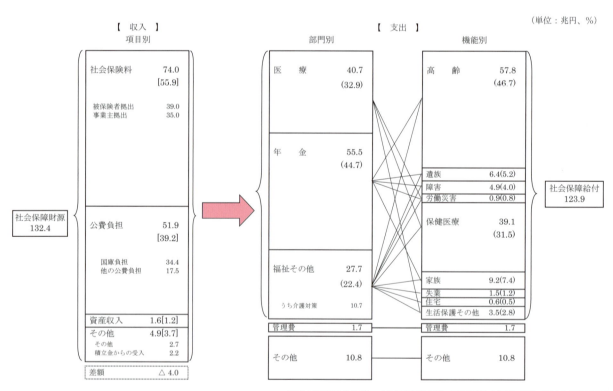

出典:国立社会保障・人口問題研究所 2019年(令和元年)度社会保障費用統計

(注) 1. 2019年度の社会保障財源は132.4兆円(他制度からの移転を除く)であり、[ ]内は社会保障財源に対する割合。
2. 2019年度の社会保障給付費は123.9兆円であり、( )内は社会保障給付費に対する割合。
3. 収入のその他には積立金からの受入等を含む。支出のその他には施設整備費等を含む。
4. 差額は社会保障財源(132.4兆円)と社会保障給付費、管理費、運用損失、その他の計(136.4兆円)の差であり、他制度からの移転、他制度への移転を含まない。

図3-7 社会保障財源と社会保障給付のイメージ図(2019年度)

障害、業務災害、傷病は1.11％と最も低く、家族もアメリカに次いで低いという課題もみえる（図3-8）。

5 社会保障制度の課題

高齢者数がピークを迎える2040年頃の社会保障制度を展望すると、社会保障の持続可能性を確保するための給付と負担の見直し等と併せて、新たな局面である「健康寿命の延伸」や「医療・介護サービスの生産性の向上」を含めた社会保障改革の議論が必要であり、社会保障審議会（2019年）では、高齢者をはじめとして多様な就労・社会参加を促進し、社会全体の活力を維持していく基盤として、2040年までに3年以上健康寿命を延伸することを目指すとしている（図3-9）。また、テクノロジーの活用等により、必要とされるサービスが適切に確保される水準の医療・介護サービスの生産性の向上を目指すため、サービスに要するマンパワー確保、ICT、AI、ロボットの活用で業務代替、介護職員等の負担軽減を目指すとしている。

（柴山純一）

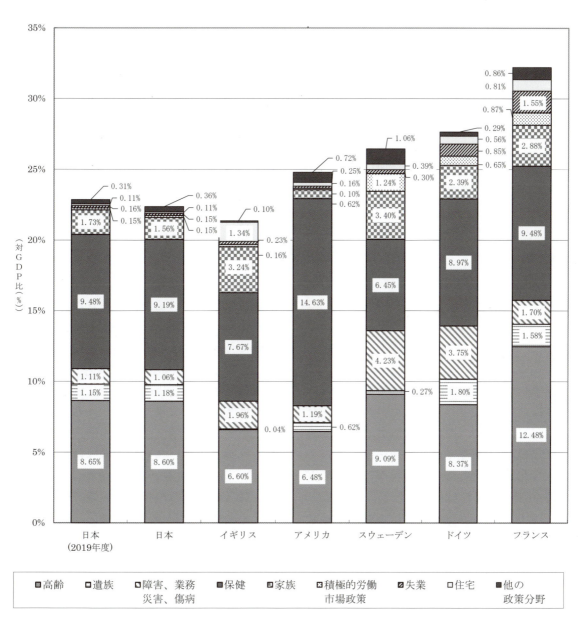

出典：国立社会保障・人口問題研究所　2019年（令和元年）度社会保障費用統計

図3-8　政策分野別社会支出の国際比較

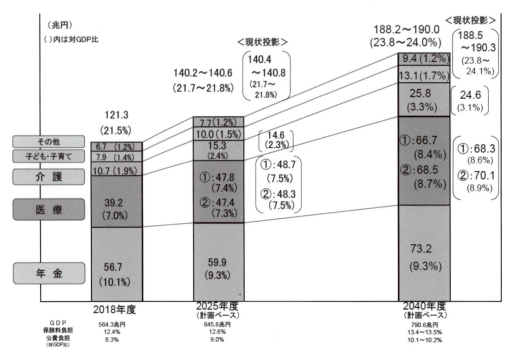

図3-9 社会保障給付費の見通し

5節 国民医療費

1 医療費の範囲

国民医療費は、当該年度内の医療機関等における保険診療の対象となり得る傷病の治療に要した費用を推計したもので、医療保険制度等による給付、後期高齢者医療制度や公費負担医療制度による給付、これに伴う患者の一部負担等によって支払われた医療費を合算したものである。

医療費の範囲は医科診療や歯科診療にかかる診療費、薬局調剤医療費、入院時食事・生活医療費、訪問看護医療費等が含まれる（図3-10）。なお、保険診療の対象とならない評価療養（先進医療（高度医療を含む）等）、選定療養（特別の病室への入院、歯科の金属材料等）、不妊治療における生殖補助医療等に要した費用は含まない。また、傷病の治療費に限っているため、正常な妊娠・分娩に要する費用、健康の維持・増進を目的とした健康診断、予防接種等に要する費用、固定した身体障害のために必要とする義眼や義肢等の費用も含まない。

医科診療医療費は医科診療にかかる診療費、歯科診療医療費は歯科診療にかかる診療費、薬局調剤医療費は処方箋により保険薬局を通じて支給される薬剤等の額（調剤基本料等技術料と薬剤料の合計）、入院時食事・生活医療費は入院時食事療養費、食事療養標準負担額、入院時生活療養費及び生活療養標準負担額の合計額、訪問看護医療費は訪問看護療養費及び基本利用料の合計額、療養費等は健康保険等の給付対象となる柔道整復師・はり師等による治療費、移送費、補装具等の費用である。

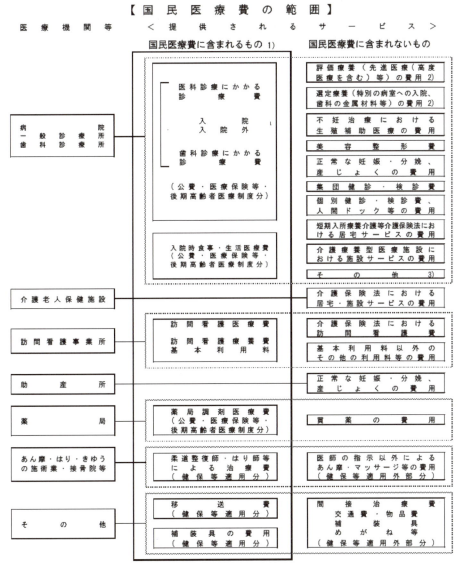

出典：厚生労働省　2019年（令和元年）度国民医療費の概況

注：1）患者等負担分を含む。
　　2）保険外併用療養費分は国民医療費に含まれる
　　3）上記の評価療養等以外の保険診療の対象となり得ない医療行為（予防接種等）の費用。

図3-10　国民医療費の範囲

2 医療費の推移

　2019年（令和元年）度の国民医療費は44兆3,895億円で、前年度の43兆3,949億円に比べ9,946億円、2.3％の増加となっている（図3-11）。

　人口1人あたりの国民医療費は、1954年（昭和29年）度2,400円であったものが、1994年に20万円、2011年には30万円を超え、2019年（平成元年）度35万1,800円となっている。国民所得（NI：National Income）に対する比率は、1954年3.42％から増加を続け、2009年度に10％となり、2019年度は11.06％となっている。

　制度区分別にみると、医療保険等給付分は20兆457億円（構成割合45.2％）、後期高齢者医療給付分は15兆6,596億円（35.3％）、公費負担医療給付分は3兆2,301億円（7.3％）、患者等負担は5兆4,540億円（12.3％）となっている。

　財源別には、公費が16兆9,807億円（構成割合38.3％）で、そのうち国庫は11兆2,963億円（25.4％）、地方は5兆6,844億円（12.8％）となっている。保険料は21兆9,426億円（49.4％）で、事業主は9兆4,594億円（21.3％）、被保険者は12兆4,832億円（28.1％）

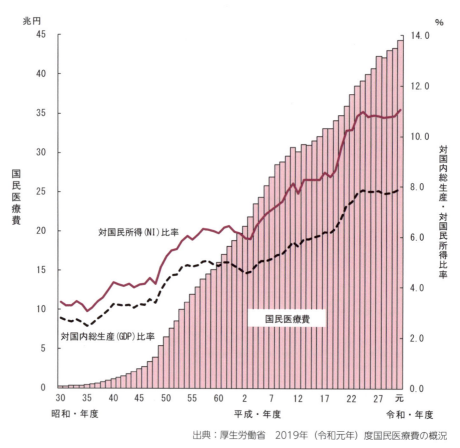

図3-11 国民医療費、対国内総生産・対国民所得比率の推移

出典：厚生労働省　2019年（令和元年）度国民医療費の概況

となっている。その他は5兆4,663億円（12.3％）、うち患者負担は5兆1,837億円（同11.7％）となっている。

診療種類別にみると、医科診療医療費は31兆9,583億円（構成割合72.0％）、そのうち入院医療費は16兆8,992億円（38.1％）、入院外医療費は15兆591億円（33.9％）となっている（図3-12）。また、歯科診療医療費は3兆150億円（6.8％）、薬局調剤医療費は7兆8,411億円（17.7％）、入院時食事・生活医療費は7,901億円（1.8％）、訪問看護医療費は2,727億円（0.6％）、療養費等は5,124億円（1.2％）であった。

3 年齢区分別医療費

年齢階級別にみると、0〜14歳は2兆4,987億円（構成割合5.6％）、15〜44歳は5兆2,232億円（11.8％）、45〜64歳9兆6,047億円（21.6％）、65歳以上27兆629億円（61.0％）となっており、1/2以上が65歳以上の医療費で占められている。

人口1人あたりでみると、全体では35万1,800円、0〜14歳は16万4,300円、15〜44歳12万6,000円、45〜64歳28万5,800円、65歳以上は75万4,200円となっており、65歳以上は医療費の構成割合も1人あたりも高くなっている。今後も高齢者の増加は続くことから、医療費の増加に対する対応は大きな課題であるといえる。

4 疾病分類別医療費

主傷病による傷病分類別にみると、「循環器系の疾患」6兆1,369億円（構成割合19.2％）が最も多く、次いで「新生物〈腫瘍〉」4兆7,459億円（14.9％）、「筋骨格系及び結合組織の疾患」2兆5,839億円（8.1％）、「損傷，中毒及びその他の外因の影響」2兆4,897億円（7.8％）、「腎尿路生殖器系の疾患」2兆3,043億円（7.2％）となっている。

年齢階級別にみると、65歳未満では「新生物〈腫瘍〉」1兆6,099億円（13.7％）が、65歳以上では「循環器系の疾患」4兆8,828億円（24.1％）が最も多くなっている。

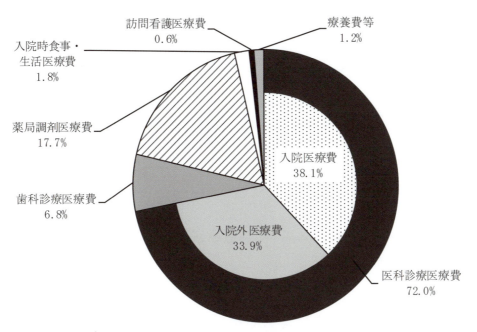

図3-12　診療種類別国民医療費構成割合

5 医療費増加の要因

医療費は人口、人口構造、医療制度や診療報酬改定等の要因により増加している。近年をみても2015年度＋3.8％、16年度－0.5％、以降、＋2.2％、＋0.8％、19年度＋2.3％と推移している。この要因を分析すると、

- 人口増減の影響
- 人口構造の変化（高齢化）
- 診療報酬改定
- その他

に分けられる。

人口は近年減少傾向にあるので、人口の影響は－0.1～－0.2％／年で推移しており、高齢化要因は1.0～1.2％のプラスとして影響している。基本的に2年に1回実施されている診療報酬改定は、2016年－1.33％、2018年－1.19％、2019年－0.07％（10月消費税引上げに伴う診療報酬改定のうち影響を受ける期間を考慮した値）となっている。これらを除いたその他として－0.1から2.9％の影響があり、疾病構造の変化による単価増、医療の高度化、新技術・薬剤の導入、在宅医療推進等の要因が考えられる。

また、潜在的な日本の医療費の課題として病床数が多い、在院日数が長い、薬剤価格が高い、薬剤使用量が多い、医療材料価格が高い、検査が多い等の要因もあり、国民皆保険、フリーアクセスという特徴を生かしながら質の高い医療を効率的に進められるよう検討が進められている。

（柴山純一）

第IV章

医療保険制度と介護保険制度

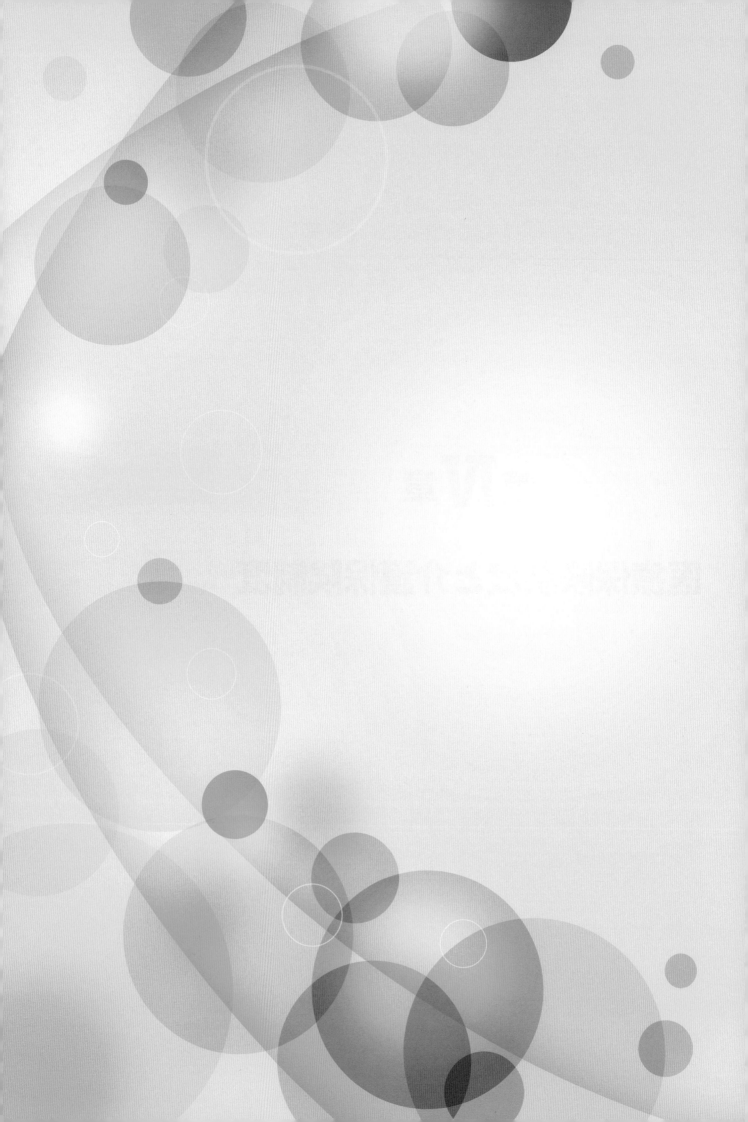

1節 我が国の医療保険制度および介護保険制度の仕組み

我が国の医療保険制度における国民皆保険を通じ、世界最高レベルの平均寿命と保健医療水準を実現している。日本の国民皆保険制度の特徴は、国民全員を公的医療保険で保障し、医療機関を自由に選べ、安い医療費で高度な医療を受けられ、社会保険方式を基本としつつ、皆保険を維持するために公費が投入されている。また、介護保険制度は2000年（平成12年）に施行され、高齢者の介護を社会全体で支え合う保険制度である。運営は市区町村が保険者となり、40歳以上の全国民が被保険者となっている。日本の介護保険制度の適用範囲と給付水準は諸外国と比べて寛大な内容となっており、創設時の要介護（要支援）の認定者数は218万人であったが、2019年（令和元年）度末の要介護認定者数は創設時の3倍にあたる669万人に増加している。

（佐藤　譲）

1 医療を支える医療保険制度

医療機関及び薬局では医療サービスを先に提供し、受診者が加入している健康保険者で定められている一部負担金を窓口で支払い、残りは受診者が加入している健康保険者が支払う制度である。医療サービスを提供する対価として、医療機関及び薬局が健康保険者に請求する「診療報酬請求書（および診療報酬明細書（レセプト））」があり、これは厚生労働大臣が中央社会保険医療協議会（中医協）で決定される（厚生労働大臣告示）。

「診療報酬請求書」の対象となる疾病、治療法、検査などの内容、範囲、適応回数などは全て決められており、医療機関が自由に診療費を決めることができない。この診療費は点数（1点は10円）で示されているため、診療報酬点数表と呼ばれる。診療報酬の内容は2年ごとに改訂されており、医療法や医師法などの改正にあわせて診療内容などが見直され、医療機関にとってはこの点数が新たな取り組みを導入する際の経済的な原資にもなる。

「診療報酬請求書」には診療報酬点数表と調剤報酬点数表の2つあり、診療報酬点数表の医科診療報酬点数表部分は医科診療、診療報酬点数表の歯科診療報酬点数表部分は歯科診療、調剤報酬点数表を薬局調剤としている。この点数表に以外として、診療行為に必要となる診療材料費に対する「材料価格基準」、診療上不可欠の薬剤費に対する「薬価基準表」、入院中の食事療養に係る費用として「入院時食事療養費」がある。

（酒井順哉、中田清三、佐藤　譲）

2 社会全体で支える介護保険

高齢化の進展に伴い、要介護高齢者の増加、介護期間の長期化などで介護ニーズが増大しているが、核家族化の進行、介護する家族の高齢化などの要介護高齢者を支えてきた家族をめぐる状況も変化している。従来の老人福祉・老人医療制度による対応には限界があるため、①自立支援（単に介護を要する高齢者の身の回りの世話をするということを超えて、高齢者の自立を支援することを理念とする）、②利用者本位（利用者の選択により、多様な主体から保健医療サービス、福祉サービスを総合的に受けられる制度）、③社会保険方式（給付と負担の関係が明確な社会保険方式を採用）の3つの基本的な考えのもと、1997年（平成9年）に介護保険法が成立された。

事業者が利用者（要介護者又は要支援者）に介護サービスを提供し、その対価として事業者に支払われるサービス費用のことを介護報酬と呼ぶ。介護保険法では介護サービスを提供する事業所がある地域等も踏まえ、サービス提供に要する平均的な費用の額を勘案して設定することが定められている。

（佐藤　譲）

2節 医療保険制度

1 保険診療の基本

健康保険法に基づく保険診療は、原則として疾病、負傷、死亡、分娩などに対して保険者が保険

給付を行う制度であり、給付は**現物給付**を原則とする。すなわち、<u>診察、治療、薬剤投与、入院、在宅医療、看護などが給付の対象となり、**予防接種**や**健康診断**などは給付の対象としない</u>。このことは、特定健診・特定保健指導や新型インフルエンザ対策、新型コロナワクチン予防接種などは保険診療の対象ではなく、健康保険制度とは別建てとなっていることからも理解できる。

保険制度の運用は、<u>**被保険者（患者）**と**保険医療機関（病院、診療所、調剤薬局等）**の間で診療サービスと診療報酬の一部負担金のやり取りが行われる。**被保険者（患者）**は医療保険者に保険料を支払い、保険医療機関が医療保険者に診療報酬の残り分を請求するが、請求する内容に対して点検・審査する**社会保険診療報酬支払基金（支払基金）**、**国民健康保険団体連合会（国保連合会）**がある。</u>

（小泉和夫、佐藤　譲）

❷ 医療保険制度の概略

医療保険制度は、制度と医療提供体制で成り立っている（図4-1）。会社や事業所が主体の組合などが保険者となる**被用者保険**（健康保険、船員保険、共済保険など）と市町村が保険者となる**国民健康保険**が中心となっている。特に高齢者は「高齢者の医療の確保に関する法律」に基づき、75歳以上は**後期高齢者医療制度**として保険制度の中で別建てとなっている。医療費の一部負担（窓口負担）は、6歳未満の者は2割、70歳未満の者は3割、70歳～74歳までは2割（現役並み所得者は3割）、75歳以上の者は1割（現役並み所得者は3割）、現役並み所得に該当する後期高齢者医療制度の被保険者（75歳以上）の割合は約7%のため、75歳以上の高齢者のほとんどは1～2割の負担割合で診療を受けていることになる。今後、少子高齢化が進み、75歳以上の高齢者が増え始めることと踏まえ、現役世代の負担状況を含め、医療保険制度における給付と負担の見直しが見込まれている。

医師が患者に行う診療には、**保険診療**と**自費診療**がある。保険診療では、医師は「**医師法**」を守り、「**健康保険法**」や「**保険医療機関及び保険医療療養担当規則（療養担当規則）**」に基づいて診療を行い、その費用請求は「診療報酬点数表」「材料価格基準」「薬価基準表」にて基づき行う。定められた診断や治療法以外の診療行為を保険診療で行うことは、原則として禁止されている。

自費診療は、保険で認められていない治療法や投薬を行うことであり、治療費の全額を負担する場合が自費診療となる。<u>保険診療と保険外診療の併用は原則として禁止されており、併用の場合は自由診療として扱われるが、保険診療と併用が認められている療養には「**評価療養**」と「**選定療養**」がある（表4-1）。</u>さらに、大学病院などの特定機

○医療保険制度

制度名	国民健康保険	組合管掌健康保険（組合健保）	健康保険協会管掌健康保険（協会けんぽ）	共済組合	後期高齢者医療制度（長寿医療制度）
保険者	市町村	健康保険組合	全国健康保険協会	共済組合	高齢者医療広域連合（都道府県単位で構成される市町村広域連合）
非保険者	自営業者、年金生活者、非正規雇用者等	主に大企業の被用者等	単独または共同でも健康保険組合を持つことができない中小企業の被用者等	国家・地方公務員や学校教職員等	①満75歳以上の者 ②満65～74歳の者で一定の障害を認定された者

○患者（被保険者）
- 75歳以上　1割負担（現役並み所得者は3割負担）
- 70歳から74歳　2割負担（現役並み所得者は3割負担）
- 義務教育就学後から69歳　3割負担
- 義務教育就学前　2割負担

○医療提供機関
- 病院（医療法上　20床以上）
- 診療所（医療法上　19床以下）
- 歯科診療所
- 薬局

○医療提供職種
- 医師
- 歯科医師
- 薬剤師
- 看護師
- 保健師
- 助産師

など

図4-1　医療保険制度の概要

第Ⅳ章　医療保険制度と介護保険制度

表4-1　評価療養と選定療養

評価療養	先進医療
	医薬品、医療機器、再生医療等製品の治験に係る診療
	薬事法承認後で保険収載前の医薬品、医療機器、再生医療等製品の使用
	薬価基準収載医薬品の適応外使用
	（用法・用量・効能・効果の一部変更の承認申請がなされたもの）
	保険適用医療機器、再生医療等製品の適応外使用
	（使用目的・効能・効果等の一部変更の承認申請がなされたもの）
選定療養	特別の療養環境（差額ベッド）
	歯科の金合金等
	金属床総義歯
	予約診療
	時間外診療
	大病院の初診
	小児う触の指導管理
	大病院の再診
	180日以上の入院
	制限回数を超える医療行為

能病院を中心に実施されている新しい治療法や手術法のうち、厚生労働省が認めたものを先進医療という。

医療規制改革の中で、混合診療を広く認めるべきであるとする意見が出され、2006年（平成18年）の医療制度改革において、従来の特定療養費制度が「保険外併用療養費」制度に再編され、混合診療の範囲が拡大された。保険外併用療養費制度は、①評価療養、及び②選定療養から成り立っている。評価療養は、厚生労働大臣が定める高度の医療技術を用いた療養その他の療養であって、保険給付の対象とすべきものであるか否かについて、適正な医療の効率的な提供を図る観点から評価を行うことが必要な療養として厚生労働大臣が定めるもの、とされている。選定療養は、被保険者の選定による特別の病室提供、その他の厚生労働大臣が定める療養とされている。

したがって、医療保険制度は保険者、医療法、健康保険法、療養担当規則、診療報酬点数表、材料価格基準、薬価基準表、評価療養、選定療養、先進医療などで成り立っている。さらに、医療の提供に必要な薬剤・診療材料・医療機器に対する「医薬品医療機器等法」があり、保険診療では医薬品医療機器等法に基づいて製造販売承認を得た薬品、診療材料、医療機器しか使用できない。これらの法律は医療技術の進歩や社会情勢に応じてその内容も修正・改正されているが、技術革新や医療を取り巻く環境の変化も速い。

❸ 職種別に対する法律

原則、診療は在宅診療などを除いて医療施設内（病院や診療所）で行うことになるが、その施設の設備、構造、体制などについては「医療法」で規定している。また、医師に対する「医師法」の他に、薬剤師には「薬剤師法」、保健師・助産師・看護師には「保健師助産師看護師法（保助看法）」、診療放射線技師には「診療放射線技師法」、臨床検査技師には「臨床検査技師法」、臨床工学技士には「臨床工学技士法」、栄養士には「栄養士法」などと職種別に法律が制定されており、各職種の業務の範囲と責任が明確にされている。

規制改革会議において、医療従事者の業務は法律などに基づいて定められているが、海外の医療現場や医療の現場で働く看護師数の地域差などを鑑み、患者本位のサービス提供や医療の効率化などを目指し、従来の職種ごとにおける業務範囲を越えるタスクシェア、ロボットやセンサーなどのデジタルトランスフォーメーション（DX：Digital Transformation）の活用の検討が始まった。

（酒井順哉、中田精三、佐藤　譲）

❹ 診療報酬

診療報酬は、保険者が医療機関などに医療サービスの対価を支払う仕組みである。図4-2に、日本における医療サービスと医療費の流れを示した。

診療報酬は、保険者から審査支払い機関によるレセプト審査を経て、医療機関などに支払われて

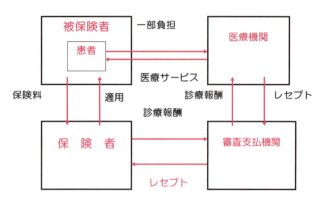

図4-2 診療報酬制度の仕組み

いる。審査支払い機関としては、国保の場合は国民健康保険団体連合会（国保連）に、健保の場合は社会保険診療報酬支払基金（支払基金）に委託することとされている。法律上、従来から国保の場合は、国保連でも支払基金でもどちらでも委託できることになっていたが、2006年（平成18年）の医療制度改革において、健保についても、支払基金に加え国保連も委託先にできることとなった（実際には国保は国保連、健保は支払基金に委託されている）。

診療報酬支払方式には、入院医療については、総額予算制、出来高払い制、入院一日定額制、一件当たり定額制などがあり、外来医療については、給与制、人頭払い制、出来高払い制などの種類がある。日本においては、長く、入院についても外来についても基本的に出来高払い制が採用されてきた。また、一部の点数を除き、病院と診療所が、ほとんど同じ診療報酬となっていることも大きな特徴である。出来高払い方式は、新規の医療技術の採用に有効であるという利点がある一方で、過剰診療を招きやすいという批判の声が根強くあったが、個々の診療行為ごとにきめ細かい評価ができることもあって、長らく日本の診療報酬評価の主軸を成してきた。しかしながら近年、特に急性期の入院医療を中心に、一日当たり包括払いのDPC(Diagnosis Procedure Combination)-PDPS (Per-Diem Payment System)が2003年（平成15年）から導入され、2022年（令和4年）4月1日時点で、1,764病院となった。

（小泉和夫、佐藤　譲）

5 医療保険の課題

今後、ますます少子高齢化が進み、高齢および無職者の増加、医療従事者数や医療機関数などの地域格差、医療保険各制度における世代に対する給付格差、薬剤費比率の高さなど、公平化や効率化さらには医療費高騰の観点からの課題が指摘されている。

（佐藤　譲）

6 保険診療のルール

保険診療の基本的ルールは医療法、医師法、療養担当規則などに規定されているものである。

（1）無診療治療等の禁止

患者の待ち時間短縮や慢性疾患で病状が安定しているために診察せずに投薬、注射、リハビリテーション、処方せんなどを発行することは無診察治療に当たり、医師法（第20条）違反になる。また、診察しても症状、所見、検査結果などの記載（診療録への記載）がなければ療養担当規則第22条違反になり、保険診療の対象とならない。

尚、2022年（令和4年）度の診療報酬改訂にてリフィル処方箋が加わった。これは、「症状が安定している患者について、医師の処方により医師及び薬剤師の適切な連携の下、一定期間内で反復利用できる処方箋であり、一定期間内であれば患者は医師の診察を受けずに処方薬を受け取ることができる」処方箋である。

（2）特殊療法・研究的診療等の禁止

保険診療は評価が確立された医療を対象としており、特殊な療法や研究目的での診療は認められない（療養担当規則第18条、第20条第一号ホ）。医療機器の治験費用などは、特例的に保険外併用療養費制度で対応することになる。

（3）保険診療と自費診療の併用

療養の給付では、医療に直接かかる部分は全て保険でカバーされることが基本である。したがって、保険診療を行いながら保険診療外の手術や検

査、投薬などを行うことは混合診療として認められない。患者に費用負担を求めることができるのは、次のような場合に限られる（療養担当規則第5条）。

- 一部負担金
- 入院時食事療養の自己負担
- 保険外併用療法費制度による差額徴収
- 一般の診断書、出産費用、出産育児一時金などに関わる証明書
- 往診、訪問診療、訪問看護などに要する交通費（実費）
- 薬剤の容器代（患者が希望する場合のみ）
- 喘息などの吸入用治療剤施用のための小型吸入器
- 患者が薬品を紛失、破損した場合の再交付

（4）健康診断は保険診療対象外

療養担当規則では保険医の診療は、医師として診療の必要があると認められる疾病または負傷に対して、的確な診断をもととし、患者の健康保持増進上妥当適切に行わなければならないとし（療養担当規則第12条）、健康診断は療養の給付の対象として行ってはならない（療養担当規則第20条第一号）となっている。このことは健康診断自体を否定しているのではなく、保険診療の対象とならないことを意味している。

（5）過剰診療の禁止

検査、投薬、注射、処置、手術などは、患者の病状から必要最小限で診療を行うべきであるとされており（療養担当規則第20条）、入院時や手術前に一律に実施するようなルーチン検査や処方は、点数表上で決められた場合を除いて過剰と判断され、多くの場合に支払基金や国保連合会で査定される。

（6）予防注射・予防投薬

予防注射や予防投薬は、原則として保険診療外である。

（加見谷将人、佐藤　譲）

7 安全性確保と質の向上に向けた制度上の仕組み

医療の安全・安心の確保は、我が国の医療政策の最重要課題の1つである。このため国は医療安全対策会議を設置して、2002年（平成14年）4月に今後の医療安全対策の基本方針となる「医療安全推進総合対策」を取りまとめた。これらに基づいて施策が実施されているが、この報告書がその後の医療法、医薬品医療機器等法など関連法の改正や点数表における医療安全に関する施設基準などが反映されるなど、医療における安全確保の基本方針となった。その後、2005年（平成17年）6月にこれまでの「医療における安全の確保」、「医療における信頼の確保」という視点に加えて「医療の質の向上」という視点を一層重視した考えのもとで、医療安全対策検討会議での提言として「今後の医療安全対策について」が取りまとめられた。これらの提言はその後の各種の対策の基本となるものであり、現在もその方針に基づいた改革が進められていることに十分留意する必要がある。この報告書で提起された重点項目は、以下の4項目である。

- 医療の質と安全性の向上
- 医療事故など事例の原因究明・分析に基づく再発防止対策の徹底
- 患者、国民との情報共有と患者、国民の主体的参加の促進
- 医療安全に関する国と地方の役割と支援

これらの内容が、第5次医療法改正に反映されている。

なお、医療法は、1948年（昭和23年）に制定されて以来、大きく改正が行われてきた。直近の改正は2017年（平成29年）となる。第8次改正のポイントは、医療に関する広告規制の強化、持分なし医療法人移行計画認定制度の要件緩和、監督規定整備と検体検査の品質制度管理の整備の3点であった。

（小泉和夫、佐藤　譲）

8 点数表

点数表は基本診療料と特掲診療料に分かれており、基本診療料は外来・入院料、特掲診療料は検査、

処置、手術、リハビリテーションなど各種の医療行為が13種類に分類されて、その中で細かい医療行為ごとに点数が示されている。図4-3は外来、入院料算定の概念を、図4-4は点数表全体の構成を示したものである。また、点数表では、基本となる点数について、人員配置や設備などで特別な条件を満たす場合に、加算として別に点数が加えられることがある。

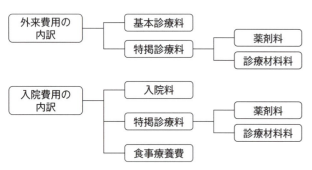

図4-3　保険診療における費用算定の概念

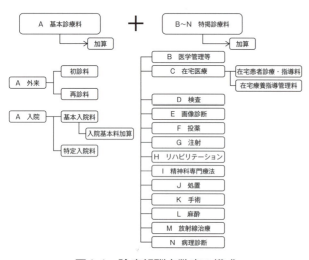

図4-4　診療報酬点数表の構成

9 点数表の対象となる医療行為

外来や入院治療は病院や診療所の中で行われるが、この他にも医師や看護師が患者の居宅に出向いて診療や看護を行ったり（訪問診療・看護）、処置や治療を患者の居宅で毎日行いながら定期的に病院や診療所を受診して指導を受けるような治療（在宅医療）もあり、点数表ではこれら全てについて点数が付けられている。なお、点数表で使用する薬剤や診療材料、機器などは、必ず医薬品医療機器等法で定められた製造・販売承認を得たものでなければ保険診療では使用してはならない。

（加見谷将人）

10 医療費の算定出来高払いと包括払い

現在は多くの点数は診療を行った内容ごとに算定することになっており、このような算定方式を出来高払い方式と呼んでいる。集中治療室に入院した患者の場合などは検査、処置、画像診断などを包括して1日分の医療費が決められており、個別項目での算定は行わないので、これを包括算定制度と呼んでいる。高騰する医療費削減策としてこの包括制度の導入対象が増えており、最近では診断病名と処置などを組み合わせたDPC-PDPSが導入されている。

（加見谷将人、佐藤　譲）

11 入院基本料

基本診療である入院料算定の条件として院内感染症対策、医療安全管理体制、じょく瘡管理体制などの整備が求められていた。しかし、2007年（平成19年）の第5次医療法改正でこれらの体制が病院、有床診療所での必須条件となったのを機に、点数表では**入院基本料**を算定する前提条件とするように改められた。つまり、これまでは加算や減算の対象であった院内感染症対策体制、医療安全管理体制、じょく瘡管理体制が、もしその病院になければ入院料自体を算定することができなくなった（表4-2）。

12 施設基準と医療機器

点数表には、その点数を算定できる要件として、厚生労働大臣が定める**施設基準**に適合することが届出され、施設内にもその旨掲示されている医療機関であることが求められているものも多い。施設基準では医療機関の体制などの他、特定の医療機器の保有が必要とされているものがあり、施設基準として告示されてはいないが、点数算定の要

第Ⅳ章　医療保険制度と介護保険制度

表4-2　入院基本料の加算

区分A	項目	必要な診療機能等	必要な医療機器
200	総合入院体制加算	内科、精神科、小児科、外科、整形外科、脳神経外科、産婦人科等を標榜していること 全身麻酔件数年間800例以上で人工心肺を用いた手術件数や放射線治療等の件数が決められている	（画像診断機器、生命維持装置等が必要）
204	地域医療支援病院入院診療加算	医療法の「地域医療支援病院」であること（施設基準なし）	
205	救急医療管理加算 乳幼児救急医療管理加算	重症な救急医療患者に対応できる設備、機能 休日・夜間における救急診療	（生命維持装置等が必要）
205-2	超急性期脳卒中加算	t−PA剤による脳梗塞治療	救急蘇生装置、除細動器、心電計、呼吸循環監視装置、CT、MRI、脳血管撮影装置など
205-3	妊産婦緊急搬送入院加算	緊急分娩に対応できる設備	（生命維持装置等が必要）
207-2	医師事務作業補助体制加算	個人情報保護の体制 意識障害等の緊急入院患者数が100名／年以上等	（電子カルテシステム〈オーダリングシステムを含む〉）
221	重傷者等療養環境特別加算	個室または2人部屋 重傷者の容態が常時監視できる	酸素吸入、吸引設備、心拍監視装置など
236-2	ハイリスク妊娠管理加算	緊急の分娩に対応できる設備	（生命維持装置等が必要）
237	ハイリスク分娩管理加算	1年間の分娩件数が120件以上など	（生命維持装置等が必要）

件として一定の医療機器を備えていることが求められているものも含めて、その区分を示す。なお、区分は点数表の区分である（表4-3）。

⑬ 医療機器区分と保険医療（特定保健医療材料等）

医薬品医療機器等法で製造販売を認められた医療機器は、全てが医療保険での使用が認められるわけではない。新たに医薬品医療機器等法で製造販売が認められた医療機器は、表4-3のいずれかに区分されることとなる。

治療等に使用される医療材料に対しては、医薬品における薬価のように技術料とは別に材料の対価としての点数を算定できることとなっている。これが特定保険医療材料といわれるものであり、構造、使用目的、効能効果等から見て類似していると認められるものを一群として分類してその価格を決めており、薬価基準のような銘柄別収載ではなく機能区分別収載となっている。

（加見谷将人）

⑭ 費用対効果評価制度の導入

薬価制度・材料価格制度において、「有用性・安全性」を主な評価指標に据え、「経済性」を考慮し、医薬品や医療材料の適正な償還価格設定を目指すものとして、中央社会保険医療協議会での審議を踏まえ、2019年（令和元年）4月に「医薬品・医療機器等の費用対効果評価制度」が本格導入された。

（佐藤　譲）

⑮ 療養担当規則

「保険医療機関及び保険医療養担当規則」（療養担当規則もしくは療担規則）は、保険医療を行う医療機関と保険医が守るべき保険診療の規則を具体的に示したものである。ここには保険診療でいう療養の給付の内容、健康保険証など受給資格の確認義務、被保険者からの一部負担金の受領、領収証などの交付、食事療養、保険外併用療養費の基準、診療録の記載・整備、帳簿の保存、入院、看護などの医療機関の守るべき事項と診療・療養・指導などの基本準則、特殊療法などの禁止、使用

— 77 —

医療機器安全実践必携ガイド「医療概論編」

表4-3　医療保険で使用される医療機器の区分

区分	内容
A1 （包括）	当該医療機器を用いた技術が、診療報酬の算定方法（厚生労働省告示。以下「算定方法告示」という。）に掲げられている項目のいずれかによって評価され、保険診療で使用できるものであって、A2（特定包括）・A3（既存技術・変更あり）以外のもの。（C1（新機能）、C2（新機能・新技術）に相当しないもの）
A2 （特定包括）	当該医療機器を用いた技術が、算定方法告示に掲げられている項目のうち特定のものにおいて評価され、保険診療で使用できる別に定める特定診療報酬算定医療機器の区分のいずれかに該当するもの。（C1（新機能）、C2（新機能・新技術）に相当しないもの）
A3 （既存技術・変更あり）	当該医療機器を用いた技術が、算定方法告示に掲げられている項目のいずれかによって評価されるが、算定にあたり定められている留意事項等に変更を伴うもの。（C1（新機能）、C2（新機能・新技術）に相当しないもの）
B1 （既存機能区分）	当該医療機器が、特定保険医療材料及びその材料価格（以下「材料価格基準」という。）に掲げられている機能区分のいずれかに該当するもの。（C1（新機能）、C2（新機能・新技術）に相当しないもの）
B2 （既存機能区分・変更あり）	当該医療機器が、材料価格基準に掲げられている機能区分において評価されるが、機能区分の定義又は算定にあたり定められている留意事項等に変更を伴うもの。（C1（新機能）、C2（新機能・新技術）に相当しないもの）
B3 （期限付改良加算）	当該医療機器を用いた技術は算定方法告示に掲げられている項目のいずれかによって評価されているが、材料価格基準において既存機能区分に対して期限付改良加算を付すことについて中央社会保険医療協議会（以下「中医協」という。）における審議が必要なもの。（C1（新機能）、C2（新機能・新技術）に相当しないもの）
C1 （新機能）	当該医療機器を用いた技術は算定方法告示に掲げられている項目のいずれかによって評価されているが、中医協において材料価格基準における新たな機能区分の設定について審議が必要なもの。
C2 （新機能・新技術）	当該医療機器（改良がなされた医療機器を含む。）を用いた技術が算定方法告示において、新たな技術料を設定し評価すべきものであって、中医協において保険適用の可否について審議が必要なもの。
F	保険適用に馴染まないもの。

医薬品、診療の具体的方針、投薬、注射、処方せんの交付、手術・処置、居宅における療養上の管理など、保険医療機関や保険医が守るべき事項が明示されている。

（1）療養担当規則の告示

　この告示は療養担当規則だけでなく保険薬局の担当規則（薬担規則）と高齢者医療確保法の療養担当基準（療担基準）の3規則共通のものであり、院内掲示をするべき内容などについて具体的に示したものである。例えば、「紹介状なしでの初診時の特別料金の徴収」、「予約診療料」、「特別な療養環境の提供（個室料徴収の基準）」など、これらは点数表に付随した告示内容に記載される。この告示の内容は、点数表の改正に際して併せて変わる場合があるため、保険診療に関わる制度や点数改正がある際には療養担当規則本文だけでなく告示内容にまで気配りが必要である。

（2）食事療養費

　入院中の治療食および一般食に対して「入院時食事療養費」告示として通知されているが、2018年（平成30年）4月1日より、一般または70歳以上75歳未満の現役並み所得者の入院時食事療養費が1食につき100円引き上げられ、460円となった。このように食事療養費は1食当たりの料金が金額（円）で示されている。

（加谷見将人、佐藤　譲）

🔟 先進医療と治験の場合の取り扱い

　先進医療は、安全性の確保と患者負担の増大の防止を図りつつ、選択肢を広げ、利便性を向上する観点から、未だ保険診療の対象に至らない先進的な医療技術について、安全性、有効性等を確保するために一定の施設基準を設定し、施設基準に該当する保険医療機関の届出により保険診療との併用が認められる制度である。医薬品医療機器等

法に基づく承認または認証を受けて製造販売されている医療機器であって、未だ保険適用はなされていないもの（**先進医療A**）、または承認若しくは認証を受けていない医療機器や承認もしくは認証を受けていない効能・使用目的に使用するもの（**先進医療B**）について、将来的な保険導入の評価を行うとの位置付けのもとで保険診療との併用を行うものである。

先進医療を実施しようとする医療機関は、先進医療Aとしてすでに認められた技術（既評価技術）の場合は既評価技術施設届出書を地方厚生局長に、その他の場合は先進医療実施届出書を厚生労働大臣に提出する。新規の技術の場合は、厚生労働省の先進医療会議において科学的評価が行われて決定される。これにより、当該先進医療に関わる医療費は患者の自己負担となるが、入院基本料等の基本部分は保険適用となる。

機器などについての治験の場合には、それがGCP（Good Clinical Practice：医薬品の臨床試験の実施に関する基準）に従ってなされ、かつ、患者の自由意志に基づく同意がなされたものである場合には、治験機器に関わる医療費や治験機器の費用（医師主導治験の場合）は自己負担となるが、同様に入院基本料などの基本部分は保険適用となる（図4-5）。

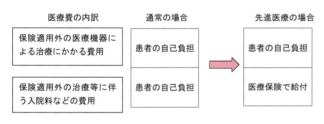

図4-5 先進医療の概念図

（加見谷将人）

17 先進医療と保険診療の併用

2022年（令和4年）7月1日現在における先進医療に対し、第2項先進医療技術（先進医療A）は、「高周波切除器を用いた子宮腺筋症核出術」、「陽子線治療」、「重粒子線治療」などの27種類の医療技術について1,019件の医療機関で実施されている。また、第3項先進医療技術（先進医療B）は、「多項目迅速ウイルスPCR法によるウイルス感染症の早期発見」、「CYP2D6遺伝子多型検査」、「血中TARC濃度の迅速測定」などの57種類の医療技術について434件の医療機関で実施されている。

先進医療では、通常の保険診療を受けた場合と費用の扱いが異なり、先にも述べた「保険診療と自由診療の併用」となる。すなわち、通常の保険診療では、食事療養費などの例外を除いて医療費は全て保険給付の対象となり、患者は一部負担金（3割分）を支払うことになっている。これに対して、先進医療自体は保険給付の対象とならない。このため、治療にあたっての費用負担をできるだけ少なくするために、下記の費用負担区割りを行うこととなっている。

- 先進医療の特別料金部分（保険対象外のため、患者が全額支払う）。
- 通常の保険診療と共通する費用負担（診療、入院、投薬など）は保険対象のため、患者は一部負担金を支払う。

先進医療の治療成績には、多くの国民に期待を持たせるものがあるが、患者負担が大きいこともあり、希望者の一部の患者しか受けられていないのが現状である。このため、私的な生命保険には「高度先進医療特約」を付けた商品も見られるようになっている。一方、厚生労働省は、先進医療や海外の未承認医薬品を早期に日本で実用化するため、2021年（令和3年）4月7日現在、14の医療機関を「**臨床研究中核病院**」として承認している。臨床研究におけるさまざまな不祥事も背景の1つとしてあるが、日本発の革新的医薬品・医療機器の開発などに必要となる質の高い臨床研究や治験を推進するために設けられ、国際水準の臨床研究や医師主導治験の中心的な役割を担う病院と位置づけられている。

この制度により、以下のことも期待されている。

- 臨床研究・治験に参加したい被験者が集まり、症例が集積される。
- 臨床研究・治験を実施するための優れた研究者等の人材が集まってくる。
- 他の施設からの相談や研究の依頼が集まってくる。

また、施設の承認要件として担当部門・責任者の設置、手順書の整備等の規定をはじめ、臨床研

医療機器安全実践必携ガイド「医療概論編」

究支援体制、データ管理体制、安全管理体制、倫理審査体制、利益相反管理体制、知的財産管理・技術移転体制、国民への普及・啓発及び研究対象者への相談体制など、これまでのさまざまな反省を踏まえた研究体制づくりを目指すものとなっている。

⑱ 令和4年度診療報酬改訂

　2022年（令和4年）度の診療報酬改訂は、2019年（令和元年）12月初旬に中国の武漢市で第1例目の感染者が報告された新型コロナウィルス感染症（COVID-19）の対応に係る特例的な評価並びに新型コロナウイルス感染症の状況を踏まえた措置がされ、さらに新型コロナ感染拡大により明らかになった課題等のもとで良質な医療を効率的に提供する体制の整備がされた。

　具体的には、「医療機能の分化・強化、連携の推進に向け、医療機能や患者像の実態に即した看護配置7対1の入院基本料を含む入院医療の評価の適正化」、「DPC制度の算定方法の見直し等の更なる包括払いの推進」、「**医師の働き方改革**に係る診療報酬上の措置について実効的な仕組みとなるよう見直し」、「外来医療の機能分化・連携に向け、かかりつけ医機能に係る診療報酬上の適切な見直し」、「費用対効果を踏まえた後発医薬品の調剤体制に係る評価の見直し」、「薬局の収益状況、経営の効率性等も踏まえた多店舗を有する薬局等の評価の適正化」、「OTC（Over The Counter）類似医薬品（医師に処方してもらう医薬品ではなく、薬局やドラッグストアなどにおいて自分が選んで買える医薬品のこと）等の既収載の医薬品の保険給付範囲の見直しなど、薬剤給付の適正化の観点からの湿布薬の処方の適正化」が中医協での議論を踏まえて推進された。

（1）診療報酬改訂率

　改定率は、「看護の処遇改善のための特例的な対応」に対して＋0.20％、「リフィル処方の導入・活用促進による効率化」に対して▲0.10％、「不妊治療の保険適用にための特例的な対応」に対して＋0.20％、「小児の感染防止対策に係る加算措置（医科分）の期限到来」に対して▲0.10％、全体改定

分＋0.23％の増減率となり、全体では0.43％（医科＋0.26％、歯科　＋0.29％、調剤　＋0.08％）、薬価　▲1.35％、材料価格　▲0.02％であった。尚、看護の処遇改善のための特例的な対応については、「コロナ克服・新時代開拓のための経済対策」（2021年（令和3年）11月19日閣議決定）及び「公的価格評価検討委員会中間整理」（2021年（令和3年）12月21日）を踏まえ、2022年（令和4年）度診療報酬改定において、地域でコロナ医療など一定の役割を担う医療機関（※救急医療管理加算を算定する年間救急搬送件数200台以上の医療機関及び三次救急を担う医療機関）に勤務する看護職員を対象に、10月以降収入を3％程度（月額平均12,000円相当）引き上げるための処遇改善の仕組み（※看護補助者、理学療法士・作業療法士等のコメディカルの処遇改善にこの処遇改善の収入を充てることができるよう柔軟な運用）として創設された。これらの処遇改善にむけ、介護・障害福祉の処遇改善加算の仕組みを参考に、予算措置が確実に賃金に反映されるように担保措置が講じられた。

（加見谷将人、佐藤　譲）

（2）2022年（令和4年）度改定にあたって

　2022年（令和4年）度改定にあたっての基本認識は、①新興感染症等にも対応できる医療提供体制の構築など医療を取り巻く課題への対応、②健康寿命の延伸、人生100年時代に向けた「全世代型社会保障」の実現、③患者・国民に身近であって、安心・安全で質の高い医療の実現、④社会保障制度の安定性・持続可能性の確保、経済・財政との調和の4つを掲げ、社会保障の機能強化と持続可能性の確保を通じ、安心な暮らしを実現し、成長と分配の好循環の創出に貢献するという視点も重要としている。

　改訂の基本的視点としては、

①新型コロナウイルス感染症等にも対応できる効率的・効果的で質の高い医療提供体制の構築

具体的な内容としては、

- 当面、継続的な対応が見込まれる新型コロナウイルス感染症への対応
- 医療計画の見直しも念頭に新興感染症等に

対応できる医療提供体制の構築に向けた取組
- 医療機能や患者の状態に応じた入院医療の評価
- 外来医療の機能分化等

など

②安心・安全で質の高い医療の実現のための医師等の働き方改革等の推進

具体的な内容としては

- 医療機関内における労務管理や労働環境の改善のためのマネジメントシステムの実践に資する取組の推進
- 各職種がそれぞれの高い専門性を十分に発揮するための勤務環境の改善、タスク・シェアリング／タスク・シフティング、チーム医療の推進
- 業務の効率化に資するICTの利活用の推進、その他長時間労働などの厳しい勤務環境の改善に向けての取組の評価
- 2021年（令和3年）11月に閣議決定された経済対策を踏まえ、看護の現場で働く方々の収入の引上げ等に係る必要な対応について検討するとともに、負担軽減に資する取組を推進

など

③患者・国民にとって身近であって、安心・安全で質の高い医療の実現

具体的な内容としては

- 患者にとって安心・安全に医療を受けられるための体制の評価や医薬品の安定供給の確保等
- 医療におけるICTの利活用・デジタル化への対応

など

④効率化・適正化を通じた制度の安定性・持続可能性の向上

具体的な内容としては

- 後発医薬品やバイオ後続品の使用促進
- 費用対効果評価制度の活用
- 市場実勢価格を踏まえた適正な評価等
- 効率性等に応じた薬局の評価の推進

など

（佐藤　譲）

3節 DPC-PDPS

政府の医療制度改革大綱（2001年〈平成13年〉11月29日）のもと、高騰を続ける医療費の抑制にむけ、医療の質を維持しつつコストを削減する観点から、すでに包括払い方式が適用されている長期入院や慢性期の外来医療に加え、急性期の入院医療についても包括払い方式の導入が検討された。米国には医療費抑制に効果をあげているDRG（Diagnosis Related Group)-PPS（Prospective Payment System）があり、世界の多くの国が参考にしているなか、日本でも医療費抑制対策として参考にした（本章2節④参照）。

米国でのDRGは疾病分類の一つで国際疾病分類（ICD9：International Statistical Classification of Diseases and Related Health Problems世界保健機関（WHO）により国際的な合意のもと定められた「疾病及び関連保健問題の国際統計分類（通称：国際疾病分類）」）の約1万ある疾病分類を、治療に費やした医療資源（マンパワー量、医薬品や医療材料の量、入院日数等）を基準に500～600の診断群に分類したものである。また、PPSは包括払い方式のことで、検査料、投薬料（および入院の場合は入院コスト）等を合わせた医療費が一定水準に定められている。DRG分類に基づいて医療費が設定されているものがDRG-PPSである。

DPC-PDPS制度の日本導入は、2003年（平成15年）3月28日の閣議決定である「急性期入院医療については、2003年（平成15年）度より特定機能病院について包括評価を実施する。また、その影響を検証しつつ、出来高払いとの適切な組合せの下に、疾病の特性及び重症度を反映した包括評価の実施に向けて検討を進める。」に基づき、急性期入院医療を対象とした診療報酬の包括評価制度として始まっている。なお、日本では急性期入院医療を対象にし、米国DRGとは全くの別物である。まず183分類に基づいた包括払い方式の試行が開始された。DRGが治療過程におけるコストを考慮して作成されているのに対し183分類は疾病と治療方法のみを

医療機器安全実践必携ガイド「医療概論編」

分類対象としているため、患者の年齢やコストの違いに関する情報が反映されていない。

DPC制度の導入に先立ち、1998年（平成10年）11月から2004年（平成16年）3月まで国立病院等10病院における1入院当たりの急性期入院医療包括払い制度の試行が実施された。試行開始後の検討で、同じ疾患であっても患者によって入院期間のばらつきが大きく、1入院当たりの包括評価制度と比較して1日当たりの包括評価制度の方が、在院日数がばらついていても包括範囲点数と実際に治療にかかった点数との差が小さいことや、1日単価を下げるインセンティブが存在すること等が示され、2003年（平成15年）度から、特定機能病院を対象に、定額算定方式として在院日数に応じた1日あたり定額報酬を算定するDPC制度が導入された。以降、DPC制度の対象病院は段階的に拡大され、2022年（令和4年）4月時点において1,764病院となった。

なお、日本における診断群分類は、「010010xx9900xx（DPC名称：脳腫瘍　手術なし　手術処置等1なし　手術処置等2なし）」と14桁の英数字で表現される。

最初の6桁は、入院期間中の「医療資源を最も投入した傷病名」である。これはICD 10（国際疾病分類第10版）に対応しており、上位2桁が主要診断群（Major Diagnostic Category; MDC）である。7桁目は入院目的等の「入院種別」を表すコード、8桁目は年齢・出産時体重・JCS（Japan Coma Scale）等が医療資源の投入量に影を表すコード、9～10桁目で「手術等サブ分類」、11桁目と12桁目は補助手術、化学療法、放射線療法等の有無や種類で分類されるコード、13桁目は医療資源の投入量に影響を与えるような入院時併存症や入院後続発症の「副傷病名」を表すコード、最後の14桁目は、13桁目までで表現できなかった医療資源投入量に影響を与えるような「重症度等」で構成されている。

1 主要診断群
(MDC : Major Diagnostic Category)

WHOが制定しているICD-10分類「疾病及び関連保健問題の国際統計分類第10回修正」に基づく18の主要診断群のこと。この主要診断群を表すコードがMDCコードである。（表4-4）

表4-4　主要診断群MDC日本語表記

主要診断群	MDC日本語表記
01	神経系疾患
02	眼科系疾患
03	耳鼻咽喉科系疾患
04	呼吸器系疾患
05	循環器系疾患
06	消化器系疾患、肝臓・胆道・膵臓疾患
07	筋骨格系疾患
08	皮膚・皮下組織の疾患
09	乳房の疾患
10	内分泌・栄養・代謝に関する疾患
11	腎・尿路系疾患及び男性生殖器系疾患
12	女性生殖器系疾患及び産褥期疾患・異常妊娠分娩
13	血液・造血器・免疫臓器の疾患
14	新生児疾患、先天性奇形
15	小児疾患
16	外傷・熱傷・中毒
17	精神疾患
18	その他の疾患

2 化学療法による分岐の見直し

同一の傷害による化学療法においても、使用する抗がん剤の組み合わせ（レジメン）によりコストや在院日数が異なり、ばらつきがあるため、関係学会などが認めている主要な標準レジメンのうち、特に点数のばらつきの大きい短期間の入院で点数の違いが明らかなレジメンについて、新たな分岐が設定され精緻化が図られた。部位等の違いによる診断群分類の生理病態が同様であっても部位等が異なるために分類されていたものを、在院日数や1日当たりの点数に差がない場合には、部位による区別を残しながら分類を統合して類似疾患の発症部位など分岐が整理された。

3 診断群分類番号

2022年（令和4年）度改正においては、DPCコー

— 82 —

ドは4,726分類となり、うち支払分類は2,334分類となった。

（加見谷将人、佐藤　譲）

4節 医療保険制度の改革の経緯

1 医療保険制度の歩み

これまで紹介した我が国の医療費の増加や医療費内訳などの各種分析から、医療費抑制のための各種施策が検討されてきた。一方、我が国の医療費が健康保険制度に基づいていることから、これまでの医療費削減策は医療保険制度の改革という形で行われてきた。そこで、これまで実施されてきた施策を以下に要約する（表4-5）。

2 後期高齢者医療制度

1973年（昭和48年）に70歳以上の老人の医療費が無料化、1983年（昭和58年）に老人保険法が制定された。これによって、①患者負担の導入、②市町村が運営主体、③保険者からの捻出金と公費で運営されるようになった。1997年（平成9年）以降、新しい制度の創設にむけて検討がされ、2008年（平成20年）4月には後期高齢者医療制度が施行された。

（加見谷将人、佐藤　譲）

3 保険料、公費負担や患者自己負担の増加

保険料では標準報酬月額の上限や保険料率の改定が行われ、1993年（平成5年）から賞与からも保険料が徴収されるようになった。**公費負担**は保険者により異なるが、その負担率は少しずつ増加している。また、患者の自己負担も被保険者、扶養家族の負担率が数次にわたり改定され、現在では負担率が上がって被保険者本人、扶養家族とも3割に統一されるまでに負担率が増加した。

4 特定療養費制度の創設

1984年（昭和59年）の健康保険法の改正で、新医療技術や患者ニーズの多様化に対応する制度として**特定療養費制度**が導入された。この制度は、高度先進医療や特別の療養環境の提供にかかる部分については保険外診療と保険診療の併用を認めるという制度であり、自費診療と保険診療を併用する混合診療の導入を求める要望を実現する制度として導入された。混合診療を求める声は、その後も相変わらず出されているが、厚生労働省としては今のところこの制度での対応で十分としており、2006年（平成18年）の診療報酬改正で制度の名称を「**保険外併用療法**」に改めた。

（加見谷将人）

5 診療報酬・薬価等の改定

医療用医薬品の薬価および保険医療材料及びその材料価格（材料価格基準）は、原則として、2年に1回、4月の診療報酬改定にあわせて行われる。薬価は市場での先発薬品や後発薬品等の状況を踏まえ、医療材料価格においては医療材料の特性、革新性の高い医療材料への適切な評価、さらには内外価格差の解消をすすめられてきている。しかし、医薬品市場が経済成長を大きく上回る成長率であったことや、一段と厳しくなっている財政状況を鑑み、改定に対し、より慎重な対応が求められている。

（加見谷将人、佐藤　譲）

6 医療構造改革が目指すもの

我が国の国民医療費は、国民所得を上回る伸び率となっている。75歳以上人口は多くの都道府県で2025 年（令和7年）頃までは急速に上昇し、その後の上昇は緩やかとなり2030 年（令和12年）頃をピークに減少していくが、地域により医療需要ピークの時期が大きく異なる。高齢になればなるほど、関節症、高血圧性疾患、高脂血症、脳卒中、脳梗塞、肥満、糖尿病などの生活習慣病に分類さ

医療機器安全実践必携ガイド「医療概論編」

表4-5　医療保険制度の沿革

1905年（明治38）	鐘紡、八幡製鉄所共済組合設立
1922年（大正11）	健康保険法（「健保法」）制定
1927年（昭和2）	健保法全面施行（従業員常時10人以上のもの）
1934年（昭和9）	健保法改正：適用事業所を従業員5人以上に拡大
1938年（昭和13）	厚生省設置、国民健康保険法（「国保法」）制定、実施主体は市町村・職業を単位とする任意設立の保険組合
1939年（昭和14）	船員保険法制定、健保法改正：家族給付の開始（任意給付）
1947年（昭和22）	労働者災害補償保険法制定、健保法改正：業務上傷病に対する給付の廃止
1948年（昭和23）	社会保険診療報酬支払基金法制定、国保法改正：市町村公営原則―任設立強制加入、国家公務員共済組合法制定
1953年（昭和28）	日雇労働者健康保険法制定、私立学校教職員共済組合法制定
1956年（昭和31）	公共企業体職員等共済組合法制定
1958年（昭和33）	国保法全面改正（国民皆保険制度の推進、被保険者5割給付）
1961年（昭和36）	国民皆保険の実現
1962年（昭和37）	地方公務員等共済組合法制定
1967年（昭和42）	健保特例法：薬剤一部負担の創設
1968年（昭和43）	国保7割給付完全実施
1969年（昭和44）	薬剤一部負担の廃止
1973年（昭和48）	健保法改正：家族給付等7割に引き上げ、高額療養費制度の創設、政管健保の国庫補助の定率化（10%以上）
1982年（昭和57）	老人保健法制定
1984年（昭和59）	健保法等改正：本人1割自己負担、特定療養費の創設、国保に退職者医療制度の創設
1986年（昭和61）	老人保健法改正：一部負担金の改定 加入者按分率の引き上げ、老人保健施設の創設
1988年（昭和63）	国保法改正：高医療市町村における運営の安定化 保険基盤安定制度の創設
1990年（平成2）	国保法改正：保険基盤安定制度の確立
1991年（平成3）	老人保健法改正：老人訪問看護制度の創設（平成4年4月実施）
1994年（平成6）	健保法等改正：付添看護・介護の給付見直し、在宅医療の推進
1994年（平成6）	入院時食事療養費の新設
1997年（平成9）	健保法等改正：本人2割自己負担、外来薬剤一部負担の導入
2000年（平成12）	介護保険法実施
2001年（平成13）	厚生労働省設置
2002年（平成14）	健保法等改正：老人医療の対象年齢および公費負担割合の段階的引き上げ、3歳未満の乳幼児の8割給付、自己負担制度の見直し、老人加入等の上限撤廃
2003年（平成15）	健保法等改正：3～69歳について3割自己負担への統一、被用者保険における総合報酬制度導入へ、外来薬剤一部負担の廃止
2004年（平成16）	医療保険制度の大幅改正案を国会に上程 1. 老人保健法を「後期高齢者の医療の確保に関する法律」に改め、後期高齢者に対する医療保険制度を創設すること。 2. 政府管掌健康保険を全国健康保険協会を新設して移管し、各都道府県単位で運営すること。
2007年（平成19）	中医協の委員構成の見直し、団体推進規定の廃止傷病手当金、出産手当金の支給率等の見直し 医療法人改革の推進（第5次医療法改正）
2008年（平成20）	後期高齢者医療制度の開始（75歳以上1割負担：現役並み所得者3割）（70歳～74歳は2割負担：現役並み所得者3割）被用者家族3割（義務教育就学前2割）
2014年（平成26）	医療保険の70～74歳の窓口負担が段階的に1割→2割へ
2015年（平成27）	国民健康保険料の年間限度額を引き上げ 「持続可能な医療保険制度を構築するための国民健康保険法の一部を改正する法律」が成立 （国民健康保険を始めとする医療保険制度の財政基盤の安定化、負担の公平化等の措置、入院時の食事代の段階的引き上げ、紹介状なしの大病院受診時の定額負担の導入などが盛り込まれた）
2016年（平成28）	紹介料なしの大病院受診に1回5000～1万円程度の定額負担入院時の食費の自己負担が1食260円→360円に（低所得者は除く）高収入会社員の健康保険料の引き上げ
2017年（平成29）	75歳以上の高齢者医療制度の保険料軽減特例を原則廃止
2018年（平成30）	入院時の食費の自己負担を1食460円に（低所得者は除く） 国民健康保険の財政運営が、市町村から都道府県単位に変更
2019年（令和元）	高齢者の保健事業と介護予防の一体的な実施
2019年（令和元）	第1回全世代型社会保障検討会議開催
2020年（令和2年）	「全世代型社会保障改革の方針」として閣議決定
2021年（令和3年）	通常国会にて「不妊治療への保険適用等」「待機児童の解消」「男性の育児休業の取得促進」が「子ども・子育て支援法及び児童手当法の一部を改正する法律」、「医療提供体制の改革」「後期高齢者の自己負担割合の在り方」「大病院への患者集中を防ぎかかりつけ医機能の強化を図るための定額負担の拡大」が「全世代対応型の社会保障制度を構築するための健康保険法等の一部を改正する法律」で対応されることが決定
2022年（令和4年）	前年の通常国会での決定されたことの実施開始

— 84 —

れた疾患での受療が増え、この高齢者への医療費増加が国民医療費を高めている要因でもある。そこで、病院に対して高度急性期機能、急性期機能、回復期機能、慢性期機能と分化・連携を進め、診療所、在宅（ケアハウス、有料老人ホームなどの居住の場含）をも連携をさせて効率的な受療体制の構築を進めている。

また、生活習慣病対策として運動習慣の徹底、食生活の改善、禁煙をすすめることで発症や重症化の予防を目指しているが、生活習慣病対策として国・都道府県・市町村と医療保険者との連携を進めることで医療構造改革を目指している。

７ 在宅医療

2017年（平成29年）度の厚生労働省の調査（平成29年度「人生の最終段階における医療に関する意識調査」）によれば、約8割が人生の最期を迎えたい場所として自宅を望むという結果が出ている。また、2020年（令和2年）度の日本財団のインターネット調査（2020年〈令和2年〉11月27〜30日）における全国の男性平均寿命（81.41歳）を上限として、5歳区切りで3区分として男女（67〜81歳）と、その世代に親がいる男女（35〜59歳）を対象に「人生の最期の迎え方に関する全国調査結果」によれば、死期が迫っているとわかったときに人生の最期を迎えたい場所とし、58.8％が「自宅」、33.9％が「医療施設」と回答。その理由は、「自分らしくいられる」、「住み慣れているから」などであった。一方、絶対に避けたい場所は、42.1％が「子の家」、34.4％が「介護施設」と回答。また、人生の最期をどこで迎えたいかを考える際に重視することについて、当事者は95.1％が「家族の負担にならないこと」である一方、子世代は85.7％が「（親が）家族等との十分な時間を過ごせること」と回答し、親子の考えにギャップがあることがわかった。これらでもわかるように、人生の最期を迎えたい場所として「自宅」希望が多くなっている。

そもそも、在宅への訪問では、昭和40年代に実施されていた訪問看護は、1983年（昭和58年）には退院後の寝たきり老人に対する医療サービスとして評価され、1988年（昭和63年）には老人医療受給対象者以外の退院患者ではない在宅療養者も診療報酬の評価の対象となった。在宅医療の推進の目的でさらに訪問看護サービスの充実を図るため、1992年（平成4年）の老人保健法の一部改正により、在宅の寝たきり老人などに対して老人訪問看護制度が創設された。1994年（平成6年）10月より、老人医療の対象外であった在宅の難病患者、障害者などを対象とした訪問看護制度が創設され、訪問看護が全ての年齢の在宅療養者に提供できるようになった。その後、2000年（平成12年）4月には、介護保険法の施行に伴い、訪問看護は居宅サービスの1つとして位置づけられ、現在では訪問看護ステーションの在宅医療における役割はさらに重要性を増している。

2006年（平成18年）に医療法が改正され、医療機能の分化・地域医療の連携体制の構築を目指し、高度急性期機能、急性期機能、回復期機能、慢性期機能を有する病院や診療所などの医療機関の間での連携を強化するとともに、診療報酬改定では「在宅療養支援診療所」の制度を創設し、24時間体制で対応が可能な在宅診療所の整備を開始した。その後、医療と介護の役割分担の明確化と地域における連携体制の推進及び在宅医療等の充実を図るため、平成26年（2014年）度診療報酬改定において在宅療養後方支援病院を新設するとともに、看取りに至るまでの充実した医療提供体制の再構築、地域包括ケアシステムの構築を目指すこととなった。

（佐藤　譲）

5節 介護保険制度

介護保険制度は、2000年（平成12年）4月1日から施行された最も新しい社会保険制度である。日本の人口動態調査によると、2000年（平成12年）に全人口の6人に1人であった65歳以上の高齢者が、2025年（令和7年）には全人口の3.3人に1人になると予測され、急速に高齢化が進行している。これを踏まえ、次の4点を骨組みとした介護保険制度が創設された。

- 老後の最大不安要因である介護を社会全体で支える
- 社会保険方式により給付と負担の関係を明確

にし、国民の理解を得ることができる
- 従来の縦割りの制度を再編成し、利用者の選択により、多様な主体から保健医療・福祉のサービスを総合的に受けられる
- 介護を医療保険から切り離し、社会的入院を解消する条件を整備するなど、社会保障構造改革の皮切りとなる制度を創設する

1 介護保険制度の意義と特徴

介護保険制度は、次の目的のために創設された。
- 加齢に伴って生じる心身の変化に起因する疾病などにより「介護を必要とする人」を対象に、
- 各個人の「尊厳を保持」し、その人の「能力に応じた自立した日常生活を営むことができる」ように、
- 必要な「保健医療サービス」及び「福祉サービス」に係る給付を行う。

給付が金銭ではなく「対象者の必要とするサービス」という現物支給によって行われることが、この制度の大きな特徴である。

2 介護保険制度の概要

（1）保険者

介護保険制度の保険者は、市町村及び特別区とされている。これは、高齢者が住み慣れた地域において介護保険によるサービスを受けることができるよう、最も身近な自治体である市町村及び特別区を制度の運営主体としたものと考えられる。

（加見谷将人）

（2）被保険者

介護保険の被保険者は、第1号被保険者と第2号被保険者に分けられる。
〈第1号被保険者〉
　市町村の区域内に住所を有する65歳以上の者
〈第2号被保険者〉
　市町村の区域内に住所を有する40歳以上65歳未満で、医療保険に加入している者
※医療保険に加入していない40〜64歳の生活保

護受給者や、身体障害者療護施設等の適用除外施設への入所者は被保険者となっていない。

（加見谷将人、佐藤　譲）

（3）保険料の徴収

保険料の徴収は、第1号被保険者の場合、市町村が担当している。基本的に所得段階別の定額保険料であり、低所得者については負担軽減措置がとられている。徴収方法として、**特別徴収**（老齢・退職、遺族、障害年金の給付年額が18万円以上の者については年金から天引き）と、**普通徴収**（それ以外の者では、口座振替、納付書などによって払い込む）の2つがある。特別徴収の対象者は、第1号被保険者全体のおおむね8割を占めている。また、第2号被保険者に対しては、被用者保険、国保などそれぞれの医療保険料徴収を行い、社会保険診療報酬支払い基金を通じて市町村・特別区に交付される。なお、保険料は介護保険事業計画の見直しに応じて3年ごとに設定されることになっている（表4-6）。

表4-6　介護保険制度における被保険者・受給権者・徴収方法

	第1号被保険者	第2号被保険者
対象者	65歳以上の者	40歳以上65歳未満の医療保険加入者
受給権者	・要介護者（寝たきりや認知症で介護が必要な者） ・要支援者（要介護状態となる恐れがあり日常生活に支援が必要な者）	左のうち、初老期における認知症、脳血管疾患などの老化に起因する疾病（表記の特定疾病を含む）によるもの
保険料負担	所得段階別定額保険料	・健保：標準報酬×介護保険料（事業主負担あり） ・国保：所得税、均等割に按分
賦課・徴収方法	年金額一定以上は年金からの支払い（特別徴収）、それ以外は特別徴収	医療保険者が医療保険料として徴収し、納付金として一括して納付

（加見谷将人）

（4）受給対象

・第1号被保険者のうち、寝たきりや認知症などにより、介護を必要として要介護者に認定された者、及びそれよりは軽度なものの支援

を必要として要支援者と認定された者。

・第2号被保険者のうち、国が定めた次の16の疾病の、いずれかの疾患により要介護状態または要支援状態にあると認定された者。

介護保険で定める特定疾病

① がん【がん末期】（医師が一般に認められている医学的知見に基づき回復の見込みがない状態に至ったと判断したものに限る。）
② 関節リウマチ
③ 筋萎縮性側索硬化症
④ 後縦靱帯骨化症
⑤ 骨折を伴う骨粗鬆症
⑥ 初老期における認知症
⑦ 進行性核上性麻痺、大脳皮質基底核変性症及びパーキンソン病【パーキンソン病関連疾患】
⑧ 脊髄小脳変性症
⑨ 脊柱管狭窄症
⑩ 早老症
⑪ 多系統萎縮症
⑫ 糖尿病性神経障害、糖尿病性腎症及び糖尿病性網膜症
⑬ 脳血管疾患
⑭ 閉塞性動脈硬化症
⑮ 慢性閉塞性肺疾患
⑯ 両側の膝関節又は股関節に著しい変形を伴う変形性関節症

介護保険の受給は、第1号被保険者では65歳以上の者は原因の如何を問わず要支援・要介護状態になったとき、第2号被保険者（40～64歳）では特定疾病（加齢に伴って生ずる心身の変化に起因する疾病：筋萎縮性側索硬化症、後縦靱帯骨化症、骨折を伴う骨粗鬆症、シャイ・ドレーガー症候群、初老期における痴呆、脊髄小脳変性症、脊柱管狭窄症、早老症、糖尿病性疾患、脳血管疾患、パーキンソン病、閉塞性動脈硬化症、慢性関節リウマチ、慢性閉塞性肺疾患、両膝・股関節変形性関節症）により要介護（要支援）状態になった場合に限り、要介護（要支援）認定が行われ、サービス利用が保険給付の対象となる。

（加見谷将人、佐藤　讓）

（5）給付の財源

介護保険の財源構成は、全体としては公費50％、保険料50％となっている。公費の内訳は、基本的に国が25％、都道府県が12.5％、市町村が12.5％という負担割合（2：1：1）である。

なお、国の負担分のうち、5％は調整交付金として、75歳以上の者の数や高齢者の所得分布状況を勘案して傾斜配分が行われている。また、都道府県指定の介護保険3施設（特別養護老人ホーム、介護老人保健施設、介護療養型医療施設）及び特定施設に関わる給付費については、国20％、都道府県17.5％、市町村12.5％という負担割合になっている。保険料については、第1号被保険者と第2号被保険者の推計人口比率に基づき、第1号被保険者の保険料20％、第2号被保険者の保険料30％という水準となっている。

❸ 介護保険の給付

介護保険の給付を受けるためには、一連の手続きが必要である。まず、介護給付（予防給付）を受けようとする被保険者が市町村に対して、介護認定を受けるための申請を行う。これを受けて市町村による訪問調査が行われ、並行して主治医が作成する意見書と合わせて認定審査が行われる。審査の結果定められた要介護認定（要支援認定）に従って、実際のサービスが提供されることになる。

（1）給付の判定

介護保険給付がなされる要介護などの状態にあるかどうか、要介護状態にあるとすればどの程度かを確認するために、市町村などに設置される介護認定委員会において要介護認定が行われる。

（加見谷将人）

（2）要介護認定

要支援1・要支援2・要介護1・要介護2・要介護3・要介護4・要介護5の**要介護（要支援）認定**は、原則として市町村に置かれる**介護認定審査会**の審査判定結果に基づき、市町村が行うが、広域的な実施や都道府県への委託も可能とされている。介護認定審査会は、保健・医療・福祉の学識経験者で

構成され、高齢者の心身の状況調査に基づく「コンピュータ判定の結果（一次判定）」と主治医の意見書などに基づき審査・判定を行う。

　要介護度の一次判定は、高齢者の介護サービスに要する時間を指標に5つの分野ごとに要介護認定の基準時間として計算し、その長さと合計によって示される。なお、この基準時間は実際のケア時間を示すものではなく、実態調査（タイムスタディ）によって得られた介護の手間が相対的にどの程度かかっているかを示すものである（表4-7、表4-8）。介護認定審査会では、一次判定結果を原案とし、主治医意見書、訪問調査の際の特記事項の情報を加え、要介護度ごとに示された複数の「状態像の例」を勘案して最終判定（二次判定）を行う。

（加見谷将人、佐藤　譲）

（3）要介護認定方式の見直し

　要介護認定方法については、適宜、見直しが行

われている。2009年（平成21年）4月から下記により認定方法が改訂された（図4-6）。
　その内容は次の通りである。
- 介護の手順の判定に用いる一次判定ロジックに2007年（平成19年）実施の高齢者介護実態調査（タイムスタディ）のデータを反映させる。
- 認定事務の負担軽減のため、一次判定に用いる調査項目を従来の82項目から74項目に減少する。
- 従来、介護認定審査会で行っていた要支援2と要介護1の判定を、コンピュータ判定段階で振り分けができるようにする。

　同年4月からの新しい認定方法では、一次判定において従来よりも軽度の判定となり、介護サービスの利用が制約される場合があるなどの批判が多く出された。そこで厚生労働省では、「要介護認定の見直しに係る検証・検討会」を設け、見直しによる影響の検証を行った。その結果、調査項目に関する定義などの修正を行うことが必要とされ、

表4-7　要介護認定の聞き取り

1	身体機能・起居動作	1-1 麻痺		3	認知機能	3-4 短期記憶
		1-2 拘縮				3-5 自分の名前をいう
		1-3 寝返り				3-6 今の季節を理解
		1-4 起き上がり				3-7 場所の理解
		1-5 座位保持				3-8 徘徊
		1-6 両足での立位				3-9 外出して戻れない
		1-7 歩行		4	精神・行動 障害	4-1 被害的
		1-8 立ち上がり				4-2 作話
		1-9 片足での立位				4-3 感情が不安定
		1-10 洗身				4-4 昼夜逆転
		1-11 つめ切り				4-5 同じ話をする
		1-12 視力				4-6 大声を出す
		1-13 聴力				4-7 介護に抵抗
2	生活機能	2-1 移乗				4-8 落ち着きなし
		2-2 移動				4-9 一人で出たがる
		2-3 えん下				4-10 収集癖
		2-4 食事摂取				4-11 物や衣類を壊す
		2-5 排尿				4-12 ひどい物忘れ
		2-6 排便				4-13 独り言・独り笑い
		2-7 口腔清潔				4-14 自分勝手に行動する
		2-8 洗顔				4-15 話がまとまらない
		2-9 整髪		5	社会生活への適応	5-1 薬の内服
		2-10 上衣の着脱				5-2 金銭の管理
		2-11 ズボン等の着脱				5-3 日常の意思決定
		2-12 外出頻度				5-4 集団への不適応
3	認知機能	3-1 意思の伝達				5-5 買い物
		3-2 毎日の日課を理解				5-6 簡単な調理
		3-3 生年月日をいう		6	その他	特別な医療について

表4-8　要介護認定の状態目安

要支援	要支援には要支援1と要支援2があり、身体・精神障害により、6か月にわたり、継続して日常生活の一部に支障がある状態。
要支援1	日常生活動作(食事・排泄・入浴・掃除)の自宅での生活において、基本的な日常生活は一人で行うことが可能だが、手段的日常生活動作(買い物・金銭管理・内服薬管理・電話利用)のどれか1つ、一部見守りや介助が必要な人が対象。
要支援2	要支援1に加え、下肢筋力低下により、歩行状態が不安定な人で、今後日常生活において介護が必要になる可能性のある人が対象。
要介護	要介護者の区分は要介護1、2、3、4、5の5段階があり、身体・精神障害により、6か月にわたり、日常生活動作の一部または全面に介助を必要としている状態。
要介護1	日常生活動作でどれか1つ（歩行不安定や下肢筋力低下により一部介助が必要な人含）に毎日介助が必要になる人が対象。
要介護2	日常生活動作や日常生活動作の一部（日常生活動作を行うことはできるが、認知症の症状があり、日常生活にトラブルのある可能性がある人も含）に毎日介助が必要になる人が対象。
要介護3	日常生活動作や日常生活動作（自立歩行が困難な人で、杖・歩行器や車いすを利用している人含）で、毎日何かの部分でも全面的に介助が必要になる人が対象。
要介護4	移動には車いすが必要で、常時介護なしでは、日常生活を送ることができない人（全面的に介護を行う必要はあるものの、会話が行える状態の人）が対象。
要介護5	ほとんど寝たきりの状態で、意思の伝達が困難で、自力で食事が行えない状態の人（日常生活すべての面で、常時介護をしていないと生活することが困難な人）が対象。

認定調査員テキストや介護認定審査会テキストの内容が改定され、2009年（平成21年）10月からは改定版テキストによる介護認定が行われている。

この改定では、認定調査のばらつきを最小限にとどめるとともに、現在、十分な介護が行われていない申請者に対しての適切な介助方法が反映されるような聞き取り調査方法に配慮されている。

（加見谷将人）

(4) 介護保険による給付

①要介護認定による支給

要介護度は、<u>医療保険の場合とは異なり、要介護度に応じた支給限度基準額が示されている</u>（実際の給付はサービスとして現物で支給される）。在宅サービスの平均的な支給限度基準額を示すが、施設給付についても、施設類型ごとに、要介護度に応じた給付額が限定されている（表4-9）。

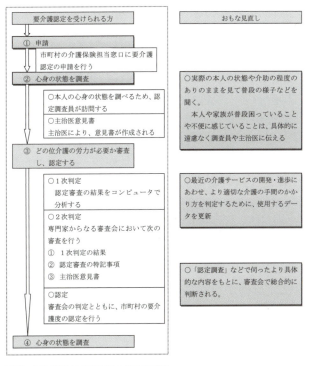

出所：厚生労働省老健局老人保健課資料

図4-6　2009年（平成21年）からの要介護認定方法の見直し

表4-9　在宅サービスの支給限度基準額

区分	支給限度額基準（月額単位）	利用限度額
要支援1	5,032単位	50,320円
要支援2	10,531単位	105,310円
要介護1	16,765単位	167,650円
要介護2	19,705単位	197,050円
要介護3	27,048単位	270,480円
要介護4	30,938単位	309,380円
要介護5	36,217単位	362,170円

※支給限度額基準および利用限度額は地域区分による上乗せがない

②ケアプランの作成

　介護保険制度においては、本人のニーズに適応したサービスを総合的、計画的に提供する観点から、介護サービス計画（ケアプラン）を作成し、基本的にこれに従ってサービス提供が行われることとされている。

　ケアプランは、介護支援専門員（ケアマネージャー）が、要介護者本人や家族と相談しながら作成するのが一般的である。ケアマネージャーとして登録するためには、介護支援専門員実務研修受講試験に合格する必要がある。第1回（平成10年）試験合格者数は約9万人で合格率は約44％、職種別には看護師・准看護師、保健師等が一番多く35％、次いで介護福祉士がやや少ない程度であったが、第24回（2021年（令和3年）度）試験では、合格者数が12、662名で合格率は23.3％。職種別にみると介護福祉士が最も多い7、689名（構成比率 60.7％）、次いで看護師・准看護師が2129名（構成比率 16.8％）、社会福祉士が937名（構成比率 7.4％）であった。2017年（平成29年）度までは10年以上の実務経験があれば、法定資格がなくても受験可能であったが、2018年（平成30年）度より、「国家資格に基づく業務経験もしくは相談援助業務経験が5年以上、なおかつ従事した日数が900日以上というような実務経験」が必要となったため、受験要件の厳格化された。

（加見谷将人、佐藤　譲）

③自己負担

　介護保険創設時には、介護サービスの利用者は一律にサービス費用の1割を利用時に負担することとなっていた。現在は2015年（平成27年）の介護保険改正により、年金を含む所得収入が280万円以上の高齢者については介護サービス費用の2割を負担することになっている。なお、施設入所の場合には、食事及び居住（滞在）費は原則利用者の負担とされている。また、1割負担が高額になる場合は、高額介護（予防）サービス費を支給するとともに、1割負担・食費・居住（滞在）費の負担額については低所得者に配慮した負担軽減措置がとられている。

（加見谷将人）

❹ 介護保険制度の推移

　制度発足当初の2000年（平成12年）度末の第1号被保険者数は2,242万人（65～75歳未満が1,319万人、75歳以上が923万人）であったが、2019年（令和元年）度末には約1.6倍にあたる3,555万人（65～75歳未満が1,726万人、75歳以上が1,829万人）と増加している。要介護認定者数としては、制度発足当初の2000年（平成12年）度は256万人であったが、2019年（令和元年）度末には669万人となった、内訳は、要支援1　93万人（構成比 14.0％）、要支援2　94万人（構成比 14.1％）、要介護1　135万人（構成比 20.2％）、要介護2　116万人（構成比 17.3％）、要介護3　88万人（構成比 13.2％）、要介護4　82万人（構成比 12.2％）、要介護5　60万人（構成比 9.0％）となった。

（加見谷将人、佐藤　譲）

〈介護保険法改正〉

　サービスの質の向上を目指して介護保険法の改正が行われてきているが、一方では膨大する経費対策としての改正も行われてきている。2015年（平成27年）の改正では、先に述べたサービス利用料の自己負担割合が一部変更になった。また、介護認定者の増加に伴い、特別養護老人ホームの入所資格対象者が、それまで「要介護1

～5」から、改正後は「要介護3～5」となった。ただし要介護1～2の人でも、認知症などで日常生活が困難とされた人には、例外的に入所が認められている。介護施設サービスを利用する際の低所得者の負担も変更された。改正前までは低所得者向けとして「特養」や「ショートステイ」を利用する際に給付されていた「補足給付」も、改正後は補足給付の判断基準が厳しくなり、年間所得が基準以下でも「預貯金」や「有価証券」といった不動産以外の一定以上に資産がある場合などは「補足給付」の対象から外れることになっている。

（加見谷将人）

第V章

病院における診療体系と
業務の機能分担

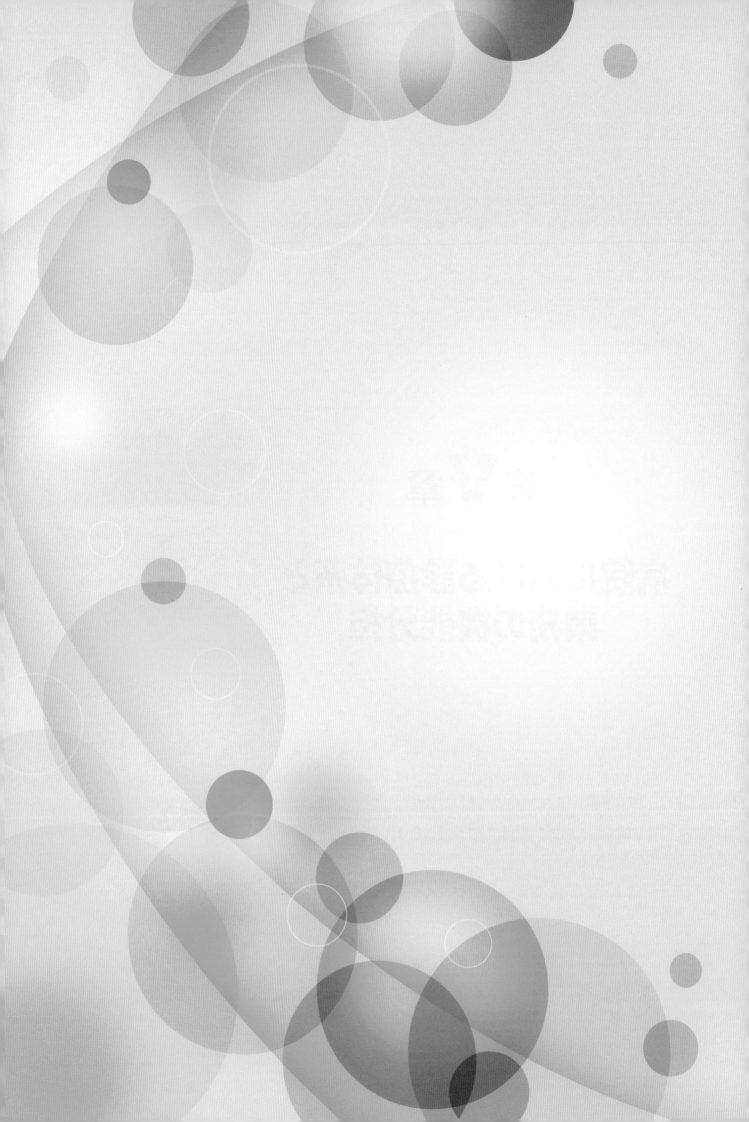

1節 診療体系と業務の機能分担

病院の組織は、**診療部門、中央診療部門、看護部門、事務部門**などに分けると分かりやすい。診療部門は、内科、外科、小児科などの各診療科で構成され、**外来診療部門と入院診療部門**とに区別される。働く職員は、医師と看護師が中心である。

中央診療部門には、検査部門、診断部門、手術部門、リハビリテーション部門、薬剤部門などがあり、薬剤師、看護師、臨床検査技師、診療放射線技師、臨床工学技士など、メディカルスタッフが各診療科医師の診断と治療を支援している。

病院職員の中で最も人数の多い職種が看護師で、看護部門は診療部門・中央診療部門など各部署にくまなく看護師を配置している。組織が大きい上に看護部内は統制がとれており、病院の運営方針を推進する上で大きな力となっている。事務部門は、病院の経営企画、医療情報、医事会計、診療報酬処理、情報処理・管理などを担当する多数の部署で構成され、相互に関連しながら病院運営を支援している。また、病院の運営を円滑に行えるよう、病院長を頂点として各種の委員会が組織され、各職種が参加して協力を図っている。

1 診療部門

（1）外来診療部門

外来診療部門はいわば病院の顔である。内科、呼吸器内科、循環器内科、内分泌内科、消化器内科、神経内科、小児科、外科、整形外科、脳神経外科、心臓血管外科、呼吸器外科、産婦人科、泌尿器科、皮膚科、耳鼻咽喉科、眼科、精神科、放射線科、麻酔科、リハビリテーション科、歯科など多数の診療科がある。そのため、患者が初診でも目的の診療科に速やかに到達できるよう、総合受付でのオリエンテーションが重要である。

（2）入院診療部門

入院診療部門においては、診療科別に入院病棟が決まっていることが多い。内科系の薬物治療を目的とした入院、検査目的の入院、外科系の手術目的の入院、糖尿病のように食事療法や血糖降下薬の皮下注射などの教育入院、精神障害のためにただちに入院させなければ自身を傷つけ、または他人を害する恐れがある場合の措置入院などがある。

2 救急医療部門

病院の救急医療部は、地域の救急医療体制の下、二次または三次救急医療機関の救急医療を担う部門として365日24時間の常時協力体制をとっている。

（1）救急医療機関の厚生省令基準

救急医療について相当の知識及び経験を有する医師が常時診療に従事し、X線装置、心電計、輸血・輸液などの設備、救急隊による傷病者の搬送に容易な場所、搬入に適した構造設備、救急医療を要する傷病者のための専用病床を有することなどの基準を満たさなければならない。

（2）救急医療体制

初期救急医療体制とは外来診療で救急患者の医療を担当する医療機関（病院）を、**二次救急医療体制**とは初期救急医療体制では対応できない入院治療を必要とする重症救急患者の医療を担当する医療機関（病院）を、**三次救急医療体制**とは初期及び二次救急医療体制では対応できない、特に重篤な救急患者に対応する救命救急センターを、それぞれ意味している。

地域の救急医療では、一次、二次、三次救急を担当する医療機関の連携、ネットワークが大切である。

（3）救急医療

救急医療とは、時間、場所を問わずに急に発症した幅広い分野にわたる救急患者に対して、速やかに診断し初期対応する医療である。成人・小児、身体・精神の区別なく、軽症から重症まで多様な救急患者を**トリアージ**（triage）し診療する能力が、医療機関に求められる。

救急医療の第一の基本は、トリアージにある。トリアージとは、多数の患者が同時に存在する時に診療・処置の必要性において患者に順位を付ける行為であるが、その基礎は個々の患者について迅速に緊急性を判断することにある。

重症度とは、生命あるいは臓器機能についての障害の度合い、予後不良の程度を表す言葉である。また、緊急性があるとは、迅速に適切な処置を行えば、生命や臓器機能の危機を脱し得る状態を意味する。一般の外来診療では重症度判断も大切だが、救急医療では**緊急度**の判断がまず要求される。

3 専門医制度改革

専門医をイメージさせる項目として最も多いのは、「テレビなどで取り上げられているスーパードクター」79.4%、「重症・難病の患者を治療している医師」78.2%、「医学系学会などで認定された医師」75.5%と続く（図5-1）。これまで専門医は、各学会が医師の申請を基に必要な要件を認めた者に対して認定していた。しかし、患者が専門医についてよく理解していない、学会によって質にばらつきがある、専門に特化するあまり患者を総合的に診療できず、地域医療への貢献が少ないことなどが指摘されていた。2014年（平成26年）に新しく設立された**専門医制度**は、専門医の質の担保とともに、信頼される医師として公的な資格としての専門医を輩出することを目的としており、学会とは独立した中立の第三者

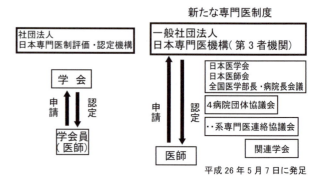

図5-2　専門医制度改革

機関が運営する（図5-2）。2018年（平成30年）4月に新専門医制度が導入され、後期研修医を専攻医と呼ぶようになった。新専門医制度は19の基本領域と29のサブスペシャルティ領域の二段階制で運用され、総合診療医も基本領域として設定されている。基本領域のいずれかの専門医を取得した後、消化器・呼吸器・内分泌代謝等のサブスペシャルティ領域に進む。今後もこの制度が、医師の偏在、診療科の偏在、医療格差の改善、在宅医療を支える医師の確保などにつながっていくのかが注目さ

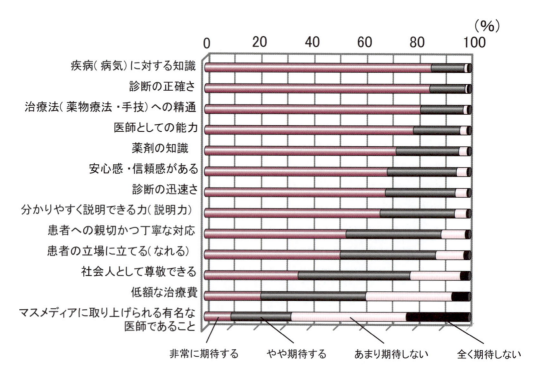

（社）日本専門医評価・認定機構「専門医に関する意識調査」調査報告書（第1回事務局提出資料）
図5-1　専門医に求められているイメージ

れている。

4 看護部門

　先述したように、病院のさまざまな部門で働く職員が看護師であり、それを統括している部署が看護部門である。看護師はチーム医療の中で24時間、交代で患者の入院中の看護や診療の介助に当たり、患者と接する機会が最も多く、患者に最も近い存在であり、病院の理念である「患者中心の医療」を推進する中心的な役割を担っている。

　また、公益社団法人日本看護協会が認定する各種の認定看護師（救急看護、皮膚・排泄ケア、集中ケア、緩和ケア、がん化学療法看護、がん性疼痛看護、訪問看護、感染管理、糖尿病看護、不妊症看護、新生児集中ケア、透析看護、手術看護、乳がん看護、摂食・嚥下障害看護、小児救急看護、認知症看護など）は、熟練した看護技術と知識を持ち、水準の高い看護実践を通して看護師に対する指導・相談活動も行う。

　この現行の認定看護分野（21分野）は2026年度をもって教育終了し、特定行為研修を組み込んだ「新たな認定看護師」制度に移行する。新たな認定看護分野（19分野）は2020年度から教育開始され、修了した認定看護師については、特定認定看護師と名乗ることができる。特定認定看護師が行うことのできる特定行為とは、診療の補助となるもので、実践的な理解力や思考力、判断力、専門知識やスキルが特に必要とされる38種類の行為を指す。例えば、「気管チューブの位置の調整」・「人工呼吸器からの離脱」や「気管カニューレの交換」、「中心静脈カテーテルの抜去」などの行為で、医師の事前の指示と手順書があれば行えるようになる。

（酒井順哉、中田精三）

2節 中央診療部門（診療支援部門）

1 薬剤部門

　病院薬剤部の薬剤師は、調剤、製剤、薬務（医薬品管理）、薬剤管理指導（服薬指導）、無菌製剤調製、医薬品情報管理などの業務を行い、あらゆる

角度から医薬品を管理し、患者に対する医薬品の適正使用につながる支援を行う。

（1）調剤業務（調剤室）

　厚生労働省の指導で外来患者は院外処方が主流となっており、調剤業務は入院調剤が主となっている。外来患者からの薬に関する質問に対しては、外来の相談窓口を利用して対応している施設が多い。

（2）製剤業務（製剤室）

　治療の際に、一般的に使用されている市販の医薬品では十分な効果が得られない場合があり、その対策として病院独自の処方や医薬品の剤形の異なる特殊製剤が要求されることがある。このような診断・治療の需要に対応するために必要となるのが、製剤業務である。

（3）薬務業務（薬務室）

　医薬品の購入から患者への投与まで、薬学的な知識を基に品質や経済性などを考慮し、医薬品を管理する業務が医薬品管理業務である。同業務には、経済性を考慮に入れた医薬品の購入・検収・在庫量の管理、日常診療上必要にして最小限の数量供給管理、温度・光・湿度などに注意を払った品質の管理、法律に則った医薬品の管理（麻薬・向精神薬・覚せい剤原料・毒薬・血液製剤など）などがある。

（4）薬剤管理指導業務（服薬指導）

　入院患者にベッドサイドで処方されている医薬品に関する情報提供を行い、正しい認識で正確な服薬が行えるよう直接指導・説明するとともに、患者から得られた情報を収集し、薬学的に評価・分析したものを医師・看護師に提供して、医師の行う薬物治療の効果がより高まるよう支援していく業務である。退院時には、退院時指導として、自宅に帰ってからの医薬品の服用方法についての注意事項及び保管方法などについて、患者あるいは家族に説明する。

（5）無菌製剤調製業務（無菌室）

　無菌室では、高カロリー輸液の調製と抗がん剤の調製を行っている。高カロリー輸液の調製とは、

医療機器安全実践必携ガイド「医療概論編」

体内代謝を正常に維持するために必要なアミノ酸、糖質、電解質、ビタミン及びその他の微量栄養素などを含んだ栄養液を入院患者に非経口的に投与するために、輸液を無菌的に処理する業務である。抗がん剤の調製は、抗がん剤に細胞毒性があるため、調製側の安全や事故防止の目的で行われる。

（6）医薬品情報管理業務

薬剤が安全かつ最適に使用されるように、情報を収集し、薬剤師としての専門知識のもとに評価し、整理・保管を行い、医療スタッフや患者に提供・伝達する業務である。

2 臨床検査部門

血液、尿、便などの検体を扱う**検体検査部門**と、生体から直接情報を得る**生理検査部門**から成っており、各種の医療機器が集中配置されている。

（1）検体検査部門

各種検体を用いて、細菌・微生物検査、一般検査（尿・便）、血液検査（貧血、出血凝固機能など）、生化学検査（肝腎機能など）などを行う。

（2）生理検査部門

生理機能検査とは、生体現象を電気的、物理的に記録、測定する検査で、心電図、負荷心電図、24時間血圧測定、24時間ホルタ心電図、呼吸機能検査、脳波検査、聴性脳幹反応検査（ABR：Auditory Brain-stem Response）、末梢神経伝導速度検査、筋電図検査などの他、腹部超音波検査では肝臓、胆嚢、膵臓などの実質臓器の他、血管、胆管、膵管なども観察し、診断に寄与する。

3 病理部門

この部門では病理医師と臨床検査技師が協力し、外来受診患者及び入院患者を対象として、各診療科より提出された生検検体・細胞診検体・術中迅速診断用検体・手術検体などについて、肉眼的所見を記録し、写真撮影を行い、病変の切り出し、標本作製を行う。患者が治療の途中で亡くなった場合、遺族の希望や医師の申し出により、病理解

剖が行われることがある。ここで得られた知見は、病院に蓄積されて医学の発展に生かされる。

4 放射線部門

放射線部門は、放射線（または磁気）を用いて診断と治療を行う部門で、放射線画像診断部門と放射線治療部門の2つに分けられる。

同部門においては、画像を含めた情報の管理や放射線取り扱いの安全管理などが求められる。

（1）放射線画像診断部門

画像による診断にはX線写真による検査、CT（Computed Tomography：コンピュータ断層撮影）検査、MRI（Magnetic Resonance Imaging：磁気共鳴画像）検査、超音波検査、血管造影検査、核医学検査、マンモグラフィ検査などが行われ、放射線専門医によって診断が行われる。

（2）放射線治療部門

放射線治療は、悪性腫瘍部位に放射線を照射して腫瘍細胞を死滅させる治療方法である。この時、放射線の照射量や治療範囲を決定するのが放射線治療医で、正常な部分にダメージを与えないように管理を行う。

5 リハビリテーション部門

医師、**理学療法士**（PT：Physical Therapy）、**作業療法士**（OT：Occupational Therapy）、**言語聴覚士**（ST：Speech-language-hearing Therapy）が所属し、さまざまな機能障害や日常生活上の障害を持つ患者に対し、疾患に応じた機能訓練や日常生活指導による障害の軽減から社会復帰の援助まで、総合的な診療を行う。

（1）理学療法部

主に運動機能障害を持つ患者の運動療法、日常生活動作訓練、義肢装具・車椅子などの使用訓練を行う。

その他、温熱・電気療法などの物理療法を用いて、痛みの軽減を中心に拘縮予防、血行改善などの治療も行う。

（2）作業療法部

　上肢を中心にした運動機能障害、高次脳機能障害、日常生活動作障害に対して、必要な運動・認知機能訓練、身辺動作や家事訓練、復職に向けた訓練などを**作業療法**として行う。

（3）言語聴覚療法部

　失語症、構音障害、嚥下障害に対する言語療法を行う。

６　手術部門、輸血部門

（1）手術部

　手術部は入院患者及び一部外来患者に対する定時・緊急手術が行われる部門であるが、手術には多数の外科系診療科と多数の関連部門（臨床検査部・病理部・放射線部・輸血部・臨床工学部・集中治療部・薬剤部・看護部）が関与しており、その安全かつ効率的な運営のためには関連各部門の協力が欠かせない。

　日常業務においては、手術・麻酔・看護、感染防止対策・リスクマネジメント・アメニティの管理、経営効率への貢献、電気・医療ガス・空調・上下水道、通信・情報、そして設備・医療機器・物品の管理などが行われ、従事者には多岐にわたる知識が要求される。また、専任のスタッフが麻酔科医師、手術室看護師と協力し、急増する手術を効率よく安全に行うために、手術室の環境整備、手術を支援する職員の配置、手術で使用するあらゆる医療機器の調達と管理などを行う。

（2）輸血部

　輸血部は、輸血治療が安全・確実・迅速に行われるよう、血液製剤や自己血を適切に保管し管理している。依頼があれば必要な血液製剤を確保し、患者に適合するかを判定する血液型検査や交差適合試験を実施し、速やかに各病棟や手術室に供給する。

　輸血部のその他の業務としては、悪性腫瘍を始めとする疾病に対する造血幹細胞移植治療、多機能幹細胞を採取して血管を始めとする組織の再生に用いる再生治療の支援などがある。

（酒井順哉、中田精三）

７　材料部門

　材料部門では、手術器材や診療材料を管理する。医療の発達とともに、医療機器の種類や数量が飛躍的に増大し、その管理は非常に困難なものになってきた。また、清潔操作を要する医療行為が増えたことで、滅菌された医療機器の使用も増大し、高度な技術や知識が必須である使用済み医療機器の滅菌管理も大きな負担となってきている。

　これらの解決策として、物品の発注・配送・管理と手術器材の滅菌再生業務を峻別して、「SPD（Supply Processing & Distribution）部門」と「滅菌管理部門」を運用する施設が増えている。

（1）SPD部門

　SPD部門が全物品を一元定数管理することで、無駄な在庫が最小限に抑えられ、供給に係る時間・人手の省力化も可能となった。現在、外部委託方式と院内運用方式に大きく分けられるが、「使用したい機器が使用できる」ための仕組みとして「医療機器購入検討委員会」を設置、運用している施設も多い。

（2）滅菌管理部門

　滅菌して繰り返し使用される医療機器（以後滅菌再生機器）は、多くの場合、使用されたままの状態で**滅菌管理部門**に回収され、厳重な管理規則のもと、洗浄、消毒、検品、包装、滅菌の過程を経て、次の供給まで保管される（中央化）。

（加見谷将人）

８　臨床工学部門（ME部門）

　最新医療機器の開発により、今まで難しいとされた検査・治療・手術が安全かつ確実に実施できるようになり、医療機器利用の依存性はますます強くなっている。一方で、構造欠陥や老朽化がみられる医療機器の使用、医療スタッフの不適正使用なども年々増加の傾向にある。

　医療機器自体の安全性を確保するためには、次

の各項が機能することが必要となる。

・医療機器の選定・更新計画
・新機購入時／修理完了時の機能試験
・始業点検
・終業点検
・定期点検・修理
・医療機器の破棄

特に、血液透析装置、高気圧酸素治療装置、人工呼吸器、人工心肺装置などの生命維持管理装置の操作・管理には、臨床工学に関する専門的知識や技術を要するため、1988年（昭和63年）、「臨床工学技士法」（法律第60号）の施行に伴って、先駆的病院に臨床工学技士が配置されるようになった。

その後、臨床工学技士の守備範囲は、血液浄化、高気圧酸素療法、呼吸療法、人工心肺などに使う生命維持管理装置の操作・管理だけでなく、手術部・ICUの除細動器、ペースメーカ、各種監視装置などや、病棟や外来に貸し出す患者モニタ、輸液ポンプ、シリンジポンプ、人工呼吸器などのME機器全般の保守管理へと拡大した（表5-1）。そして、これらの臨床工学業務を効率的に行うために、複数の臨床工学技士が中心となる臨床工学部門が組織されるようになった。

また、厚生労働省は、医療機関における臨床工学部門の設置を支援するため、2004年（平成16年）に「医療施設等施設整備事業費補助事業」として、医療機器管理室施設整備費補助金事業を開始した。

この補助金制度において、医療機器管理室（臨床工学部門、ME部門などを指す）の業務とされているのは以下の通りであり、臨床工学部門は医療機器の操作、保守管理に止まらず、医療機器の選定、教育講習、安全情報の収集の拠点と位置づけられるようになった。

・医療機器関係企業からの情報の収集、管理及び院内医療従事者に対する伝達
・医療機器の購入の際における機種選定のための試用及び購入決定者への助言
・医療機器の保守管理
・医療従事者に対する医療機器の使用方法の講習
・臨床現場における使用実態に関わる情報収集及び医療機器関係企業への情報伝達

このような状況の中、2007年（平成19年）4月には、改正医療法第6条の10関係により、全ての医療機関に対して院内感染、医薬品、医療機器に係る安全確保の義務が通知された。

特に、医療機器の保守点検・安全使用に関する体制として「医療機器安全管理責任者」の設置が各病院に義務付けられ、病院管理者の指示の下に、次に掲げる業務の行動計画と実践内容の記録・保存の実施が必要となった。

・従業者に対する医療機器の安全使用のための研修の実施
・医療機器の保守点検に関する計画の策定及び保守点検の適切な実施
・医療機器の安全使用のために必要となる情報の収集その他の医療機器の安全使用を目的と

表5-1　臨床工学部門の主な業務分類と関連装置

主な業務分類と関連装置		手術室	ICU CCU	透析室	心カテ検査	高気圧室	病棟外来
血液浄化	血液透析装置、血液濾過装置、血漿交換装置、血液吸着装置など		○	○			
高気圧酸素療法	高気圧酸素治療装置など					○	
呼吸療法	人工呼吸器、酸素療法に関連する機器など		○				○
人工心肺	人工心肺装置・補助循環装置など	○	○				
手術室・ICU	除細動器・ペースメーカ・各種監視装置など	○	○		○		
保守・点検	その他の治療機器、診断装置測定器など	○	○	○	○	○	○

機器安全確保に共通する業務

— 100 —

第Ⅴ章　病院における診療体系と業務の機能分担

した改善のための方策の実施

　この通知における医療機器の対象は、従来の
ME機器だけでなく放射線機器や医療材料も含ま
れるがゆえ、ME部門として従来あまり管理対象
となっていなかった医療機器も含まれる。このた
め、医療機器安全管理責任者のマネジメント力や
臨床工学技士の組織体制の強化が必要となる。

　それゆえ、医療安全を目指して、大部分の病院
でリスクマネジメント委員会や医療安全管理室の
設置とともに、医療機器の安全管理を行うための
ME管理部門の設置は不可欠となった。

（酒井順哉、中田精三）

❾ 集中治療部門
　（ICU：Intensive Care Unit）

　重症患者や術後患者を1ヵ所に集め、人工呼吸器
や補助心臓、持続血液透析などの人工臓器・高度
な医療機器を用い、24時間体制で集中治療する部
門である。中には救急部門と集中治療部門を合併
させて運営している病院もある。

　また、心臓疾患の集中治療にはCCU（Coronary
Care Unit：冠疾患治療部門）を、新生児集中治療
にはNICU（Neonatal Intensive Care Unit）を独立
させて運営している病院もある。

（1）施設基準

　多種多様な重症患者の治療を行うには、設備面・
人員配置・医療機器に特別の配慮が必要で、厚生
労働省がICUに必要な施設基準を設けている。具
体的には、生体監視モニタ、除細動装置、移動型
レントゲン撮影装置などの医療機器が設置され、
医師が常駐し、看護師も通常の病棟よりも多く配
置されていることが挙げられる。

（2）対象疾患

　一般的に次のような患者が収容される。

・大手術後：開心術、食道腫瘍手術、術前状態
　の悪い患者の開胸・開腹術後
・急性呼吸不全、慢性呼吸不全の急性増悪
・急性心不全
・ショック

・薬物中毒、ガス中毒など各種の重症中毒
・回復の可能性のある意識障害患者、あるいは
　神経系疾患
・重篤な外傷、重症熱傷
・重度の酸塩基平衡異常、代謝異常
・心肺蘇生後
・その他種々の臓器障害のため、人工臓器によ
　るサポートが必要なもの

　ICUは「強力かつ集中的な治療によって、その
効果を期待できる」重症患者を対象としており、
死期の迫った末期がんの患者や症状の安定した慢
性疾患の患者は、入室対象とはならない。

❿ 栄養管理部門

　栄養管理部は、管理栄養士、栄養士、調理師な
どの職種で構成され、栄養管理を行う。

（1）栄養状態の評価と栄養管理、栄養指導

　入院・外来患者を対象に、糖尿病、腎臓病、消
化器疾患術後、心疾患・高血圧、代謝疾患など、
患者の病態に合わせて栄養指導を実施する。

（2）講演会や料理教室などの栄養教育

　医療従事者、地域市民を対象とした講習会・講
演など実施する。

（3）NST（Nutrition Support Team：
　　栄養サポートチーム）

　栄養治療が必要と判断された患者に、チームと
して介入することを指す。

　原疾患の治療に対する支持療法として、医師・
歯科医師と管理栄養士・薬剤師・看護師・臨床検
査技師・言語聴覚士など、多職種が連携して栄養
管理を行う。その業務には、例えば、低栄養・摂
食障害・摂食嚥下障害・短腸症候群・褥瘡・術前
術後の栄養管理などがある。

⓫ 医療安全管理部門

　医療の質向上と安全確保は国民の願いであり、
医療機関が最優先に取り組むべき課題の1つである。
　厚生労働省は、2002年（平成14年）には病院及

— 101 —

び有床診療所に、2003年（平成15年）には特定機能病院及び臨床研修病院に、医療安全管理体制の整備を義務づけた。2006年（平成18年）の診療報酬の改定では、医療機関において専従の医療安全管理者を配置していることなどを要件とした「**医療安全対策加算**」を新設し、2007年（平成19年）には「医療安全管理者の業務指針及び養成のための研修プログラム作成指針、医療安全管理者の質の向上のために」が作成・提示された。

病院では、医療安全管理室と医療安全管理者を配置し、医療事故防止委員会、リスクマネジメント委員会を設置して、以下に示す医療安全のための活動を行っている。

・医療安全管理体制の構築
・医療安全に関する職員への教育・研修の実施
・医療事故を防止するための情報収集、分析、対策立案、フィードバック、評価
・医療事故への対応
・安全文化の醸成

医療事故により患者に重篤な健康被害が発生した場合、医療事故対策委員会や医療事故調査委員会の設置とともに、医療に関わる証拠（医薬品、医療機器、各種記録など）の保全が義務付けられている。

2010年（平成22年）より感染防止対策委員会などの各種委員会を統括する医療安全管理室の設置要件が定められ、各種医療加算が定められた。しかし、その後いくつかの診療加算は、施設の順守義務として考えられる方向にあり、基準に満たない場合にはマイナス算定のケースも出てきている。

12 褥瘡管理部門

高齢の入院患者の増加に伴い、褥瘡の発症はしばしば患者の生命予後・機能予後を大きく左右するようになってきている。平成30年（2018年）度の診療報酬改定では、褥瘡発症予防対策として、入院基本料への褥瘡対策加算の取得要件をより詳細に設定し、褥瘡の治療とともに、発生予防対策の一層の充実を図るようになっている。

施設によっては、**褥瘡管理部門**は前出のNSTの活動、そしてそのスタッフと重複する施設も多い。組織としては、褥瘡専任医師・各病棟の褥瘡専任看護師、薬剤師、管理栄養士で構成される褥瘡対策チームが現場の実働部隊として回診を行い治療・予防に当たる。また、これらに事務方を加えて褥瘡管理委員会等を組織して、褥瘡の発生予防と高品質な治療のために総合的に取り組む施設も少なくない。

平成30年（2018年）度の診療報酬改定でも、これまで以上に患者の褥瘡の程度、全身状態、病態の評価（改善したか悪化したか）に対して適切な評価を行い、スタッフが共同して予防治療計画を個別に立案することを求めている。

13 医療連携部門

急性期医療施設から老人介護施設まで、今や患者ケアに関わる施設は非常に多岐にわたる。また、患者側からみると、施設を利用するにあたって予約が必要な施設も稀ではない。

医療連携部門は、患者と医療施設、医療施設同士間の連絡を取り合うことで、医療を円滑に進めていくことを支援することを主に行っている部門である。

かかりつけ医、地域の診療施設では、患者が急性期病院、特定機能病院などを受診する際に、医療連携部門（担当者）が患者の代わりとなって、受診したい、必要な診療に対応可能な施設の連携部門と連絡を取り合い、受診目的、診療情報、希望診療内容などについて提供を行い、受診の承諾や予約をする。また、紹介されて入院した患者が、急性期治療を終えて退院する際には、リハビリなど次の治療を行う施設への転院に際して、患者本人・家族の希望を聞きながら転院先を決めるのも医療連携部門の役割である。

14 病院管理部門

（1）経営企画部門

日本の医療システムは近年、激動期を迎えており、病院には、質の高い医療の開発と実践、スタッフ教育、臨床研究などを効率よく推進していく活動が、これまで以上に求められている。このため、病院経営分析に基づいて病院の経営企画・戦略案を策定し、病院執行部による迅速な経営意思決定

第Ⅴ章　病院における診療体系と業務の機能分担

を積極的に支援できる能力のある人材が求められている。経営企画部は、医師・看護師・薬剤師・技術職員・事務職員など幅広い分野の職種からの参加を促し、あるいは院外から人材を公募して、例えば既成概念を打破した患者サービスの向上、診療スタッフにとっても安全で質の高い医療を実践できる環境作りなどに取り組んでいる。

（2）医療情報部門

医療情報システム全体を管理し、セキュリティを確保しながら、患者のあらゆる医療情報を診療に活用できるように企画・運営をする部門である。また、それらのデータを分析して病院の運営に生かし新しい企画を立てる役割も求められている。

具体的には、オーダリングシステムと電子カルテシステムの導入及び診療データの電子化管理、診療データと経営データを含めた病院情報の一元化、一元管理された病院情報の活用による病院運営分析、それに基づいた経営企画案及び経営戦略案の策定、患者がよりよい診療サービスを受けられるよう医療情報管理の観点からの環境整備、診療スタッフが安全で質の高い医療を提供できる情報システムなどの業務を担う。

（3）医事会計部門

医事業務として、①受付・会計業務において患者サービスの向上を図る、②診療報酬の査定減の防止、請求漏れの対策など、病院収入の確保に努める、③診療報酬改定に対応するための情報提供を行う、④利用者としての患者に関する情報を集約的に管理する、⑤各種統計資料の作成機能の充実を図る、などが挙げられる。特に重要な業務は**診療報酬請求**で、病院の収入の大部分はこの保険請求によるからである。このため、医事会計システムは病院の経営上、最も重要な情報システムと認識される。同システムは診療報酬の算定と請求、入金に関するシステムであり、必然的に大量のデータの迅速な処理と蓄積、管理が要求される。

（4）施設管理部門

入院設備を持つ医療施設は24時間終日の稼働が求められている。また、医療機器、医薬品をはじめ、その運用と保管については厳格な要件が定められ

ており、使用、服用を可能とする状態を保つためには定期的なメインテナンスも必要である。

施設管理部門は、一時的な故障・不具合の修繕はもとより、火災、天災、水害時の早期復旧への対策、また、空調・排気設備の不具合の原因究明、発生予防にいたるまで、常時、ライフラインの確保を担保することを求められている。そのため施設管理部門には、建築（建物、設備など）、電気、機械設計などに精通したスタッフが不可欠である。

施設管理部門は、病院の改築、新設等の際にも欠かせない部門で、その際には、感染対策、医療機器等に対する知識も求められる。MDICの資格を持ったスタッフが医療現場とのコミュニケーションを図りながら円滑に活動している施設も見られ、施設管理部門の有用性も見直されつつある。

（粕田晴之、中田精三）

3節 医療機関における ヒト、モノ、情報の流れ

病院、診療所が他の施設、事業所と異なるところは、次の点である。
・不特定多数の人が集まってくる
・人の生命に関わる業務を行う
・時間の猶予がない（時間が限定できない）

さらに、診療のプロセスの項で紹介してきたように、業務内容は多種多彩で、スタッフは臨機応変な対応を要求され、来院者（患者）は否応なしにそのプロセスに従って行動しなければならない。

医療機関はまた、さまざまな情報をもとに診断を下し、診療を行っているところであり、常に情報があふれている場所ともいえる。また、昨今の医療技術ならびに医療機器の進歩により、医療の現場に多くの機器、材料を持ち込むことになり、同時に医療廃棄物も増加する一方である。

このように、医療の現場においては診療と並行してさまざまなヒト、モノ、情報が交錯しており、これらをどのように管理し、安全でより質の高い、医療を提供できるかについて、さまざまな検討が行われている。

この項では、このような特徴を持つ医療施設でどのようにヒト、モノ、情報が流れているかを紹介する。

— 103 —

医療機器安全実践必携ガイド「医療概論編」

1 外来診療でのヒト、モノ、情報の流れ

外来診療の特徴は、限られたスペースの中で、診察→検査─治療→会計が一連の流れとしてその都度、完結することである。したがって、プロセスが患者に分かりやすく、情報の伝達が速いことが望まれる。このため、全ての診療施設で、外来診療（診察）・処置と検査部の業務はできるだけ隣接スペースの中で行えるように配慮されている。

（1）ヒトの流れ

●患者

外来での患者の動きは、検査の流れに沿って流れていく。血液検査（採血場所）、X線検査室（放射線部）など、それぞれが異なる場所にあるため、患者はスタッフの案内に従って移動することになる。近年は次々と新しい検査機器が導入され、検査システムが病院建築後に次々と更新されていることが多く、それらが建物に散在し迷路のように場所が分かりにくい施設も少なくない。このため、患者が迷いながらかなり長い距離を歩かなければならないことも稀ではない。そうした状況を回避するために、施設の廊下の床に各種の色を付けた矢印を描いて、進路（順路）を伝える工夫がされている事例をよく見かける。

●医師

医療施設の中で医師の動きはあまり複雑ではなく、医師を中心に全てが動いているといってよい。外来診療は、曜日毎に担当医を決め、外来診療を行っている。内視鏡、胃の透視検査、血管撮影などの外来検査も、曜日毎に診療科、担当医師が定められている。また、最近は専門外来、予約外来を設けるなど、患者の待ち時間の短縮も図られている。

なお、医師は医療施設内だけでなく医療施設外にも移動する。主として診療所の医師により行われている訪問診療である。主に外来診療時間の合間、診療所の昼休み時間に行われることが多い。出張診療所を設けて、訪問診療を行っている医師も少なくなく、医療過疎地域での重要な役目を果たしている。この他、診療所の医師は、患者・家族の依頼により、時間に関わりなく現場に急行することもあり、これを往診と呼ぶ。

●看護師

その日の業務分担に従い、医師の指示のもとに動く。診察介助の他、見守りが必要な重症患者などでは、検査室への移動を介助するなど、患者の流れに沿った形で移動を行うことが多い。

近年、診療科の専門性が進むに伴い、それぞれの診療科でさまざまな検査が行われ、互いに異なった医療機器を用いることも多くなっている。また、医師によって診療スタイルもさまざまである。このため、医師を支援する外来看護スタッフの養成、確保も病院にとっての大きな課題となっている。

（2）モノの流れ

外来では、病棟と比べ使用される医療機器はあまり多くない。したがって、モノの流れは一部の消耗品を除いて頻繁ではなく、管理は比較的容易でスペースも多くをとらない。

しかし、泌尿器科、眼科、耳鼻科、産婦人科、歯科などの診療では、他の部署では使用しない特殊な機器を頻繁に使用するため、中央材料室とそれぞれの部署間での情報交換が必要となる。

（3）情報の流れ

●診療情報

診療情報は患者情報を集積したもので、診療の全てが収載されている。従来は、診療結果、検査指示・結果、紹介状、投薬指示の全てをカルテ上に医師が記載・添付し、保管・運用していた。しかし、受診が複数科にまたがったり、長年にわたると量が多くなって保管場所に困る、逆に年ごとに整理すると以前の経過が分かりにくくなる、などの問題点が指摘されてきた。

これらの問題を解決するために、大量のデータ管理ができ、診療内容・診療結果が、医師、看護師、その他全ての部署で同時進行的に確認できるようにするために情報を一元化できる電子カルテシステムの導入が進められている。ただし、導入コストも必要な上、機能的にも、今後さらなるハード、ソフトの両面での改良が望まれる。

●検査オーダリングシステム

検査、薬剤の指示を診察室で入力し、即時に

— 104 —

各部署に伝達し処理をすることのできるオーダリングシステムが普及してきている（図5-3）。

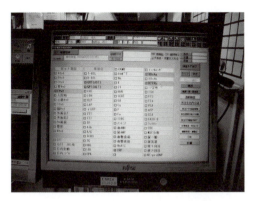

図5-3　検査のオーダリング画面

　従来は医師がカルテ上に検査内容を記入し、それを看護師、事務スタッフがオーダ票に転記して検査、投薬を行っていたが、オーダリングシステムの導入により、誤転記、指示受け忘れなどがなくなり、医事・会計処理の時間の短縮が可能になった。また、採用薬の確認、処方量の確認、薬品情報の確認なども容易になった。しかし一方では、処方・検査を前回指示の複写で入力したために誤って不要の指示を出したり、一度間違って入力された指示がそのまま気づかれずにいつまでも継続されるなどの問題点が指摘されている。

●検査情報のオンライン化

　血液検査などの情報も、先のオーダリングシステムの導入により、結果が診察室からでも確認できるようになった。さらに最近では、画像処理のデジタル化が進み、CT、MRI、X線写真などの画像を診察室の画面で確認できる情報転送システムが普及してきている（図5-4）。

　従来は、全ての情報をフィルムに焼きつけていたが、この方法では、その保管スペースだけでも確保するのが難しく、また、必要に応じて取り出してくるのにも時間を要した。しかし、検査データのデジタルデータ化とオンラインによる読み出しが可能になったことから、情報収集にかかる時間が短縮され、資源の無駄遣いも軽減されるようになった。このため、同システムは外来だけでなく病棟でも採用されるようになってきている。胸部X線写真などは高い解像

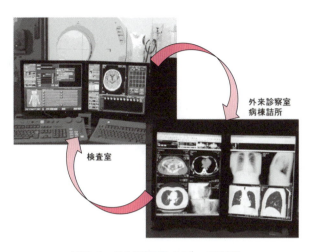

図5-4　放射線画像のデータ転送

度が必要であるが、CT、MRIなどの画像診断ではまずまずの解像度でも診断が可能であり、各現場の要求内容の調整次第では今後さらに普及していくものと思われる。

2 入院診療・病棟におけるヒト、モノ、情報の流れ

（1）ヒトの流れ

　手術患者の流れについては、すでに紹介した。多くの場合、入院患者は、急性期→回復期の症状の変化とともに、集中管理のしやすい病室→トイレに近い病室→遠い病室へと居場所が変わっていく。また、感染症の発症により、ゾーニングのために病室を移動することがある。

　一方、医療スタッフは、比較的伝搬しやすい感染症に罹患した患者をみるに当たっては、その病原微生物の病棟内への伝搬を起こさないように、手洗いなどとともに、感染患者、易感染患者（感染症にかかりやすい状態の患者：高齢者、免疫不全患者、抗がん剤治療中の患者など）の患者間での看護に際しては、感染症、汚染が拡大しないように手順を考えて業務を行わなければならない。

（2）モノの流れ

　病棟における物の流れは、オーダ（指示）とサプライ（供給）の2つによって成り立つ。オーダについては先に外来の項でも述べたようにオーダリングシステムを用いている施設が増えてきている

が、まだまだ紙ベースで処方せんを用いて行っているところも多い。

一方、供給に関しては、物流管理システムを構築し病院内の全ての物品の流れを定数管理している施設もある。その際、多くの施設では薬剤部管理物品（薬剤類）と材料部管理（医療機器、滅菌器材）とを分けて実施している。

● 治療薬剤

点滴に用いられる薬剤は、入院患者の場合は、処方せんに従って前日のうちに薬剤部から患者ごとにまとめて病棟に運ばれることが多い（図5-5）。近年、点滴本体に薬剤を混注する作業中の汚染を防ぐために薬剤部であらかじめ混注を行ってから配薬することが奨められているが、クリーンベンチの設置、人員の配備などの課題がなかなか克服できず、現状ではまだ普及していない。

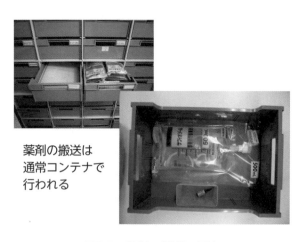

図5-5　薬剤の搬送、保管

内服薬は定期処方せんと臨時処方せんを用いて適宜処方が行われるが、難しいのは、内服薬の管理を自主管理（患者自身が管理する）とするか、詰所管理（看護師が管理する）かの判断である。特に高齢者の患者が増えている昨今では、この見極めが難しくなっている。

● 医療機器、その他

最近、病院内で使用されるあらゆる物品の管理、運用を、物流管理システムを取り入れて行っている施設が増えてきている。内容は施設の規模によって大きく異なるが、基本的には、医療機器、検体、給食から事務用品に至るまで、全ての物品の物流を一括管理することを目的としている。

医療機器に関しては、製品性能、機器選定、清潔保管・管理、洗浄・滅菌・再生までの全てを一元化し、定数管理を行うことで無駄を排除するというシステムであり、施設自体が管理運営する場合と、委託業者が管理運営する場合とがある。

〈病棟における物品管理〉

かつては必要物品を材料保管室に取りに行く管理方法であったが、現在では定数管理をして、定期的に器材が補充されるシステムを行っている病院が増えてきている。

〈滅菌器械の管理（中央化）〉

使用済みの器械は、以前はそれぞれの部署で洗浄・乾燥し、材料室で滅菌セット組みを行う場合が多かった。しかし、使用済みで血液などに汚染された器械類を洗浄する業務中に傷を負うなどの事故もあり、感染防止対策の面から使用済み器材の洗浄・滅菌は中央化されてきた（図5-6）。

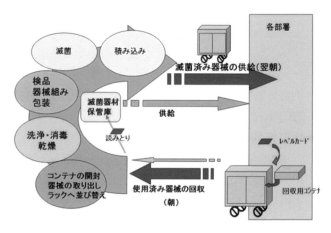

図5-6　滅菌器械管理の中央化

結果として、各部署での洗剤・消毒剤が不要になり、職場における有害物質への曝露も防ぐことができ、洗浄済み器材の乾燥・保管を行うスペースも不要になった。これらが中央化の利点・効果として評価されている。

また、再生滅菌器材、既滅菌の医療機器の管理を一元化して、滅菌物の滅菌の質の確保を図っている施設も増加している。その他、手術件数の多い施設では、手術器械を**滅菌コンテナ**を使ってセット化しているところが多くなっている（図5-7）。

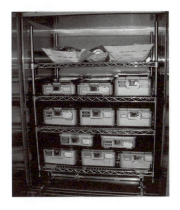
図5-7　手術用滅菌コンテナ

器械の数量が多く必要なことでコストはかかるが、緊急時にも確実に準備が可能で、積載でき、滅菌の保証期間も長く、比較的保管は容易である。また、手術準備の省力化、標準化を図る目的で、手術に用いる器材の**キット化**も進んでいる。

〈ME機器の管理〉

従来、モニタ、人工呼吸器、シリンジポンプなどはこれまで各部署で所有し、保管・管理を行っていた。

しかし近年、次の点から、MEセンターを設置して医療機器管理の徹底改善を図る施設も徐々に増えている。

・機器の効率的な保有
・機器の点検・修理費の節減
・機器の安全管理の徹底

(3) 情報の流れ

病院・診療所は、不特定多数の人のありとあらゆる情報が集まっている場所でもある。これらの情報の中には、患者のその後の生活を大きく変えてしまう情報も含まれる。

しかし一方で、病院・診療所は、施設の体制、治療方針、治療内容などを含めて、施設自体の情報を開示しなければならない。その上で、互いの情報を共有する形で、互いの了承のもとに治療を進めなければならず、単にインフォームド・コンセントを行うだけでなく、書面を交わして互いに確認し合うという手続きが厳重に行われるようになっている。

● **入院時の諸手続きの流れ**

入院診療では、治療に並行して円滑で安全な診療のためにさまざまな手続き、書類提出が必要となる。

入院に当たっては従来より、病院と患者・家族の間で、さまざまな情報の交換と契約を取り交わしてきた。しかし近年、医療に関わる訴訟が増えてきたこともあり、患者の日常生活や今後の治療内容に至るまで、治療を提供する側と治療を受ける側（患者とその家族）との間で、できるだけ共通の概念を持つことが重要であるとの認識のもとに、多くの書類が作成されている。また、インフォームド・コンセントの重要性も、これまで以上に強調されている。

〈入院時に病院より患者家族に提示される書類〉

病院はまず診療計画書を提出する。また、患者家族に対して、病状について検査結果、病状説明、治療方針について説明し、これを文書にして署名捺印の上、患者家族に提示し、説明内容を理解し、治療方針に同意したことを署名により意思表示してもらう。

● **入院する時の患者情報の管理**

患者が入院するに当たって、病院は患者についてのさまざまな情報を取得しなくてはならない。これらの情報は、診断・治療方針の決定にとって非常に重要だからである。さらに、入院後の方針、入院中のさまざまな場面での情報交換、説明事項などを行う相手として、患者側の関係者で誰が最も責任を持っているのかなども、治療を進めるに当たって取り決めておかなければならない。

また、最近では、個人情報保護の立場から、患者のネームプレートを病室前に掲げるか否か、呼び出す時の呼称は、外からの問い合わせがあった時の応対方法はどうするかなど、かなり細かいところまでの打ち合わせが必要になっている。

● **検査の同意書**

最近では検査を行うに当たって、検査の有用性と副作用、起こり得る事故などについて十分な説明を行い、同意書を交わすことが通例となっている。血液検査に際しては、針刺しなど診療行為上やむを得ない事故で診療側のスタッフに必要な情報（例えば肝炎ウィルスなど）が生じる可能性のあることをあらかじめ説明し、同意の上で検査を行う。

● 入院時に準備すべき書類

患者の入院中の食事内容（病態により大きく異なる。糖尿病食とそのカロリー指定、高血圧などに対する減塩食、肝臓病食など）、食事形態（飯、何分粥などの主食と刻み、ミキサーなど副食の形態）、経管栄養の場合は、その種類とその他の水分量及び時間帯の指示書を要する。

服薬の面では、従来から患者の内服している薬剤を確認し、新たな処方と合わせて間違いのない処方を行うよう指示書が必要となる。

また、最近では患者が入院した時から退院後の生活指導を行うための計画書を作成し、入院中に家族との接触機会をしばしば持って、あらかじめ対応策を練ることも始められている（退院支援スクリーニングシート）。

● リハビリ処方せん

整形外科、脳神経外科の入院患者でリハビリが必要な患者に対しては、リハビリの処方せんが必要となる。最近では摂食訓練、高次脳機能検査なども行う施設が増えている。近年は高齢者の入院治療が非常に多く、内科系疾患、長期入院症患者に対する四肢の拘縮などの廃用性症候群の予防、治療のためのリハビリ訓練も行われる。

● 入院中・退院時に用意される書類

入院中に退院後の生活パターンを予測し、介護申請をする患者は今日少なくない。この場合は、医師の主治医意見書の作成が必要となる。

また、補装具などの作成のため、診断書の作成も行われる。障害者認定申請書などは通常の入院期間内では作成できず、急性期病院からリハビリを目的とした施設（病院も含めて）に転院してからの作業となる。

退院に当たっては、退院証明書、紹介病院があれば診療情報提供書、退院時要約、今後の治療方針を説明し、その内容を確認した説明同意書の作成などが行われる（図5-8 (a)、図5-8 (b)）。

3 医療廃棄物

医療機関（診療施設）でのヒト、モノ、情報の流れでもう1つの特徴的なものとして、医療廃棄物がある。

```
入院診療計画書
病状説明・検査・手術・麻酔に対する同意書
退院支援スクリーニングシート
リハビリ処方せん、食事処方せん　など

退院証明書、診断書、主治医意見書、
訪問看護指示書、死亡診断書　など
```

図5-8 (a)　入院・退院時に使用される書類

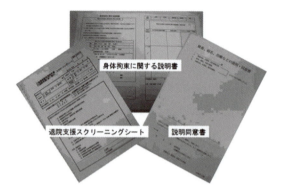

図5-8 (b)　入院時の各種書類

医療廃棄物は、事業系の廃棄物と一般廃棄物に大別することができる。一般廃棄物は診療所と住居が同じ敷地内にある診療所での住居からの生活廃棄物に適応されるのみで、その他の診療施設（診療所・病院など）から排出される廃棄物は事業系の廃棄物として、市町村の行う一般廃棄物回収とは区別して取り扱われる。現在、廃棄物の分別回収は地域によって大きく異なるが、近年環境・資源保護の立場から分別を徹底するよう、より一層の努力が求められる。

医療の分野ではこれまで環境資源の点から医療機器を考えることは少なかったが、近年はさまざまな検討も進められており、医療機関にとっても今後の大きな課題である（図5-9）。

（1）感染性医療廃棄物

医療廃棄物の中でもより一層厳しい分別を求められているのが、感染性医療廃棄物である。「感染性」とはいうまでもなく、血液・体液など病原微生物に汚染されている可能性のある人体（実験動物も含む）に由来する、あるいはそれに汚染されたものを指す。さらに最近では、血液などに汚染

```
1．分別の徹底
    素材別の分別
    感染性・非感染性の区別
    リサイクル出来る素材の選択
2．処理方法
    焼却・マイクロウェーブ
    外部委託
    不活処理
    埋設
```

図5-9　医療廃棄物へのアプローチ

されたものばかりではなく、取り扱うものに切創や刺傷を負わす可能性のある鋭利なものも、感染性廃棄物と同一に扱うように定められている。また、遺伝子治療に用いられるウィルスなどの取り扱い、実験に用いられる微生物などについても、取り扱い・保管を厳重に管理するように求められている。

　感染性廃棄物の処理は、ほとんどの医療機関が専門業者に廃棄業務を委託しており、最終処理として、焼却、溶融化が行われている。医療廃棄物は一般的に素材がさまざまで、水分を多く含むために炉内の温度が変動しやすく、触媒となる鉄を含む血液を含浸したものがあるため、ダイオキシンの発生しやすい条件が揃っている。したがって、高温で安定した焼却処理を行わなければならない。また、感染性の不活化も欧米では行われているが、不活化の定義、制度的な面も含めて、我が国では今後に残された課題といえる。

（2）シングルユースデバイス
　　　（単回使用医療機器）

　医療廃棄物のもう1つの問題は、医療技術の進歩と歩調を合わせて開発が進められた単回使用の医療機器である。精細で加工のしやすいプラスチック素材の製品がその多くを占めるが、さらに、バクテリア・バリア性や撥水性に優れ、使用後の洗浄・滅菌などの手間、その作業中の事故（感染性の事故も含めて）などを考えると、単回使用が望ましいと考えられた製品群もある。現在、できるだけリユース（再生利用）できる医療機器の開発が、それに適した洗浄・滅菌方法も含めて進められている。

（3）環境を考えた医療機器作り

　環境・資源を考えた医療機器における対策としては、以下の2つに分けられる。
・再生可能製品を作る
・二酸化炭素のサイクル上自然負荷のかからないものを作る

　前者は、ディスポ製品（単回使用）をできるだけ再生可能のものにしようとする考えで、内視鏡などでは製品開発も進められている。手術用ガウン、覆布などでもこの考え方が導入されてきているが、いずれにせよ再生された製品の質の管理が十分可能なことが求められる。

　一方、石油を原料とする医療機器が多い中、天然素材などを用いて環境負荷の軽減を図る試みも行われている。

4 ヒト、モノ、情報の流れの留意点

（1）個人情報保護

　外来では、患者を名前で呼ぶか呼ばないか、問診をどこで聞くか、病状説明をどこで行うかなど、病棟では、病室に患者の名前を表示するか否か、入院患者への電話の取り次ぎ、病状の問い合わせ、見舞い来訪者への対応（本人・家族の許可なく自由に入室を許可するか）など、さまざまな点から診療現場における個人情報保護の見直しが行われている。

　稀ではあるが、同姓同名者の検体を間違えたため、正しく呼んでも他の患者が自分だと勘違いして診察室や検査室に入ってくる（高齢者に多い）などの事象も起こり、結果として、個人情報の漏洩につながるケースもある。

　また、職員の病院外での何気ない会話による個人情報の漏洩、研究発表・施設紹介（全ての部署）などでは必ず個人情報が含まれるにもかかわらず情報管理の持ち出し意識（発表内容や院外での資料作成などに対する）が低い、医療施設内の職員同士間での健康状態に関わる個人情報守秘義務への問題意識が低いなど、課題は山積しており、個人情報の取り扱いが日常化している医療機関での**個人情報保護**の確立には、管理者の強い危機意識が不可欠である。

医療機器安全実践必携ガイド「医療概論編」

（2）待ち時間

　病院・診療所での患者の不満で最も多い項目が、「待ち時間」が長いことである。ゆっくり患者の診察をする、患者を待たせない、は、現在の診療体制では全く相反することといわざるを得ない。さらに、専門性が進んだ病院ほど、患者は複数科の受診を余儀なくされ、待ち時間は非常に長くなることが多い。予約制を導入しても、これらの改善は難しく、特に地域によっては患者の交通の便、家族関係が診察時間を大きく制限するなど、対応に苦慮する問題である。

（3）患者取り違え

　医療機関において、しばしば医療事故として挙げられている。外来での事故対策として、本人に名前をいってもらう、受診票を提出するなどにより、各施設は防止対策に努めている。
　一方、入院患者の場合は、検査、手術の場合に特に問題となることが多い。手術時は、患者の手首にネームプレートを付ける、麻酔前、執刀前にタイムアウトを行うなどにより、対応が行われる。
　また、病棟での処置対象患者の間違い防止として、PDAなどのような携帯用の読取り装置を用い、患者と指示内容との一致をバーコードやRFIDで確認した後に処置を行うなどの対策を取っている施設もある。

（4）誤薬

　医薬品の誤投与が、インシデントレポート、アクシデントレポートでしばしば指摘される。医薬品が処方されてから患者に投与（服用）されるまでの作業の中で、処方⇒調剤⇒監査までは内服薬、注射薬ともにほぼ同様の手順を取る。しかし、処方⇒調剤の作業では膨大な情報処理を行うために、誤った指示を与える（名称の間違え、数量の間違え等）、指示を受け誤る（名称・数量に加えて投与患者名など）を起こしやすい。多くのスタッフを介すことで誤った伝達が行われることも珍しくない。電子カルテの導入はこれらの問題の解決に大きく貢献したものの、一方で誤入力がときに起こり、また監査の際にはモニタ上での作業が多いことから、慣れや相互依存に起因する見落としも起きている。

　病棟での払い出しでは、注射薬の誤投薬の予防に「投薬直前の複数スタッフによるチェック」などが改善対策として行われている。同姓患者間での誤与薬が時に報告される現況下、施注直前の患者確認は極めて重要である。薬剤部と各部署とのカートによる個別管理は患者への最終与薬の際にも有効な方法である。また、内服薬では、病棟において服薬指導を徹底することも、患者の誤内服を予防する効果が期待できる。
　外来での内服薬の与薬間違いも時にみられる。院外薬局での監査、調剤のミスが主たる原因となるが、服薬内容の説明の際に発見されることもある。患者の内服が不確実な場合、院外薬局の薬剤師が訪問服薬指導を行うこともできるようになっている。

（5）物流管理システム：SPD （Supply Processing & Distribution）

　施設によって最適なシステムは大きく異なるため、構築に当たっては各部署との十分な検討・協議が必要である。さらに、外部委託システムを採用した場合には、購入物品の選択、評価は医療施設側に残されていることが最低条件となる。近年、さまざまな要求条件を満たさなければならない各医療施設の経営条件は非常に厳しいが、医療内容（質）の決定権はあくまでも診療スタッフにあることを銘記する必要がある。医療施設におけるMDICの役割は大きい。

（粕田晴之、中田精三）

4節 病院運営管理

❶ 病院マネジメントの基本理念

（1）病院マネジメント

　病院マネジメントには、外部環境と内部環境の2方向に対するマネジメントが考えられる。外部環境は、診療報酬制度を始めとする法律や政策による影響、あるいは国民の医療への関心や権利意識の高まりから発する情報や過度な報道などを指し、

— 110 —

第Ⅴ章　病院における診療体系と業務の機能分担

内部環境は、病院組織内の経営管理・経営手法自体に因を発するものであり、多岐にわたる管理能力が求められる。

（2）病院経営の基本理念

　病院を経営体と考えるのであれば、病院は健全な経営を目指すのは当然のことで、組織のビジョンを明らかにし、外部・内部環境の把握とともに経営指標に基づいた収支管理や戦略的コスト管理、適切な資源確保、目標達成に向けた継続的改善のための手順が職員全員に示されていなければならない。

　しかし、基本理念として、できる限り患者のためになる医療の提供を目指し、患者と職員の安全性に配慮し、同時に業務の効率化を図るための努力が大切であることを忘れてはならない。

❷ 会計と財務管理

（1）病院組織・人事

　組織が力を持つのは、組織に所属する人が力を持つ時で、人が組織において力を持つためには所属する組織での仕事に対して成果を上げようとする意欲が湧かなければならない。一般的に自分の行いたいことと、組織が目指していることの方向が合致すると、組織への帰属意識が強化され、個人も組織も発展する。そのためには、職員がプロの医療従事者として、誇りを持って自らを成長させ、結果として自らの使命を果たすことができる環境作りが大切である。環境とは、職場の文化や風土であり、制度や具体的な仕事の仕組みのことである。

　もとから、病院においては使命感を持った職員が多い。患者のために尽力する看護師、医療スタッフ等の職員に対し、業務遂行時の組織としての方向を明確化することで、業務の質がより向上する。結果、成果を上げた職員に対し、病院の評価の仕組みの中で適正に評価、処遇できるのかが問われることになる。

　例えば、目標達成＝業績評価として賞与の評価とすること、さらに賞与×2回＋意欲考課＋能力考課＋勤怠＋αといった**人事考課**をすること、さらには賃金体系を能力主義とすること等々を付随して、さまざまな検討が必要とされる。なお、評価は本質的には教育の課題を発見するものである。

　また、評価（業績評価、人事考課）することで、個人の業績達成プロセス、仕事に対する意欲、発揮された能力に対し、組織及び個人の課題を発見すること、その課題を解決できるよう教育育成していくことで成果を上げてもらうことが組織目標とならなければならない。

　病院の人事労務管理体制は、職員の高度な専門性・高い流動性、これと表裏一体ともいえる組織統制の脆弱性、そして医師を中心とした過重労働傾向などに起因して、自治体や民間企業と比べより多くの高いリスクを抱えており、成功している医療施設での職場環境がどうなっているのかを学ぶべきである。

（2）会計原則、病院財務（貸借対照表、損益計算書、キャッシュフロー計算書）

　病院経営は、診療報酬が上昇傾向にあった時代では院長自らも率先して医療に専念することで、経営は好循環していた。しかし診療報酬削減、包括的診療報酬制度の導入、一般病棟入院基本料の7対1看護の導入などにより、病院経営を巡る環境は厳しい状況となっている。

　昨今、病院経営では平均在院日数の短縮や病床稼働率の向上、診療報酬点数の加点獲得などが重要とされ、これらの改善に日々努力が続けられている。しかし、病院が銀行から資金調達する際に銀行側が知りたい情報は、平均在院日数や病床稼働率という病院業界独特の計数ではなく、貸借対照表や損益計算書といった財務諸表の内容である。銀行から資金を調達するために、病院は財務関連情報を積極的に開示していく必要があるだろう。

　そのために知っておきたいのが病院会計準則である。これは、非営利性、公益性を前提とする非営利組織会計基準であり、その総則第1目的に「病院会計準則は、病院を対象として、会計基準を定め、病院の財政状態及び経営状況を適正に把握し、病院の経営体質や強化、改善向上に資することを目的とする」と記載されている。病院会計準則が病院経営に有用な会計情報を提供することを示す記述といえる。

　なお、病院会計準則の財務諸表は、貸借対照表、損益計算書、キャッシュフロー計算書、その他の

— 111 —

付属明細書から成る。

①貸借対照表

貸借対照表は、病院の財政状況を表示するものであり、資産と負債に区分され、その資産（負債）は、流動資産（流動負債）と固定資産（固定負債）の順に表示する。

例えば、医業収入の未収入金は、その回収期間が1年以上であっても流動資産に計上し、薬品などの代金未払（買掛金）は、その支払期間が1年以上であっても流動負債に計上する。

②損益計算書

損益計算書は病院の一定期間の経営成績を表す計算書で、収益から費用を差し引いて利益（損失）を計算するが、その利益（損失）がどのようにして生じたかを明らかにする必要がある。例えば、診療行為により生じた利益と、不動産などを売却した利益を同一に表示すると、本来の経営状態を的確に判断することが困難となる。そこで、主たる医業活動で生じたもの、それ以外で生じたものかを明らかにするため、損益計算書は「経常損益」と「特別損益」の2つに大別して計算される。

③キャッシュフロー計算書

キャッシュフロー計算書の目的は、「キャッシュフロー計算書は、病医院の資金の状況を明らかにするために、活動内容に従い、一定期間に属する全ての資金の収入と支出の内容を記載し、その増減の状況を明らかにしなければならない（キャッシュフロー計算書原則第41）」とされている。収益や費用は、採用する会計方針により計上額が左右されることから、比較可能性が必ずしも確保されていないこと、会計上、利益があっても資金的に不足している場合もあり、病院の資金状況を明らかにするために医業活動、投資活動、財務活動に分けて記載される。

（粕田晴之、中田精三）

（3）管理会計（損益分岐点分析、病院経営指標による分析、原価計算）

「管理会計」は、病院経営者が院内で業績評価や経営状態を把握するために、または戦略立案や経営計画の策定、組織統制、価格決定などの各種意思決定を行う資料として、貨幣単位で表示した情報を作成することを指す。

管理会計は、対外的な報告を目的とした「財務会計」とは異なり、法的な規制はない。内容は多岐にわたり、「損益分岐点分析」、「病院経営指標による分析」、「原価計算」などがある。利用されるソース情報は一般的な意味での財務データに限らず、部門別・活動別・商品別などのさまざま単位で収集し、病院独自の方法で加工や分析、シミュレーションが行われる。

①損益分岐点分析

損益分岐点分析とは、文字通り損益が分岐する点を知るためのものである。損益が分岐する点とは、利益が出るか損失が出るかの分岐点、すなわち利益＝0になる時点の売上高のことである（図5-10）。

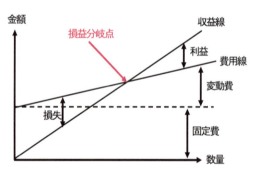

図5-10　医業収益と限界利益

損益分岐点分析は、病院全体や部別、医療機器の使用回数や収益の目標設定を行う用途に利用できる。

損益分岐点を把握することで、次のことが分かる。

・一定のコスト構造の中で、売上がどのように変わると利益が出るのか。
・コスト構造が変わった時に、売上と費用がどのようなレベルにあれば利益が出るのか。

損益分岐点分析は、新規事業の立ち上げや、新規医療機器の導入の際には必要不可欠になる。

また、損益分岐点分析によって、病院全体のコスト構造を大まかに把握することができる。それによって、その病院が持つリスクを明らかにすることができる。

なお、売上高と利益には次のような関係がある。

売上高（収益）－費用（変動費＋固定費）＝利益

②病院経営指標による分析

病院が健全かつ安定した経営を維持していく上で、経営上の問題点の改善はもとより、中長期的な展望に立った経営方針や経営戦略を策定することが必要となる。そのため、病院の機能や規模、地域性に密着した経営状況の実体を係数的に把握し、病院の健全な運営に資するための参考資料として、1994年（平成6年）度に厚生労働省により病院経営指標が策定された。

病院経営指標の機能分析として、1日平均入院患者数、1日平均外来数、病床利用率、外来／入院比、平均在院日数などがある（図5-11）。

③原価計算

原価計算の対象は、現行の出来高払いによる収益と、これを基にした部門別原価計算や診療科別原価計算から診断群分類別評価方式（DPC：Diagnosis Procedure Combination）に対応した患者別原価計算、疾病別原価計算、医師別原価計算への展開とに大別できる。

DPCによる診療報酬の包括化によって、この報酬に対応した患者別原価計算や疾病別原価計算を行い、経営資源が効率的に利用されているか、適切なコストで運営されているかどうかについて検証する必要が生じている。その実践のためには、診療データ収集のシステム整備や、場合によっては各部門の業務改善が必要となる。

結果、原価計算により導き出される〔収益－原価＝利益〕といった従来のプロセスだけではなく、〔目標収益－目標利益＝許容原価〕というように、原価管理としての院内業務プロセスの改善やコスト削減などがいっそう求められ、原価管理の重要性が各病院で高まることが想定される。

また、診療報酬のマイナス改定や病床区分の見直しなどにみられるように、現在の医業経営を取り巻く環境は刻々としかも大きく変化しており、これに対応するための経営データが不可欠になるという点においても、昨今求められる原価計算は重要である。

その意味において、原価計算手法の高度化・精緻化とそれに伴う原価管理が求められているのは、時代の要請ともいえる。

（酒井順哉、中田精三）

5節 病院組織と医療機器管理体制

1 組織的な位置づけと責任体制

現在、医療機器は使用する臨床検査部、放射線科、

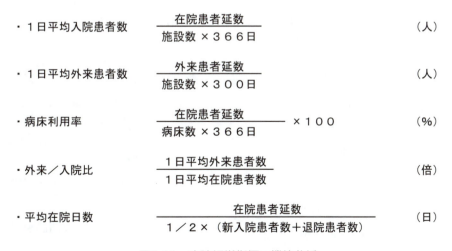

図5-11 病院経営指標の機能分析

薬剤科、手術部などの各部門で管理する場合が多い一方で、外来、病棟などで日常的に使用する輸液ポンプやシリンジポンプ、吸引器、人工呼吸器、各種モニタ類のような医療機器を看護師が管理する、もしくは生命維持装置のような一部の機器の保守点検を臨床工学技士などに依頼している病院も多くみられる。後者の場合は、生命維持装置だけでなくそれ以外の機器を含めた医療機器管理が臨床工学技士に期待されていることが多い。

しかし、臨床工学技士の数はいまだ少なく、多くが透析専門施設や透析部門に従事していることから、広く院内の医療機器管理に関わっている病院は少ない。医療機器管理部門として組織図上で明確にされている病院は、高度医療を行うかなり大きな規模の病院に限られている。

また、組織的には事務部門、施設設備部門などに包括されている病院が多く、医療機器管理責任者が院内での研修会や教育実施の必要性を認識してもこれを実施する意思決定権を持たない場合が少なくない。

さらに医療機器の種類は多種多様であり、同じような性能の機種が数種類稼働しているのが常態であり、標準化もなかなか進んでいないのが現状である。

(中田精三)

6節 診療プロセス

診療プロセスとは、病院・診療所における診療の流れを明示することであり、その詳細を解説する。

すでに診療業務、あるいは何らかの形で医療機関に関わりを持った業務に携わっていても、医療の現場においてどのような手順で、患者を診察し、診断・治療に導いていくのかは、診療の場にいる者以外はなかなか理解し難い。

また、診療の過程においてどのような部署で、どのような医療機器が用いられ、どのような役目をしているか、ヒト・モノ・情報はどのように流れているかについても、診療を通して見る機会はなかなかない。

さらに、医療現場では制度・環境の大きな変化の波に巻き込まれ、これまでの診療形態では対処できない状況も次々と発生している。

このような状況の中で、今後、医療機器の適切な使用、安全な管理を目指していくためには、医療の現場で行われている治療や患者・家族へのケアについて、十分に理解しておくことが不可欠である。

これらのことを踏まえて、本節では医療現場の問題点にも触れながら、診療の実際を紹介する。

1 来院から診察室まで

診療の流れは、診療施設の内容・規模、その地域における役割、あるいは診療科目によって各様である。

また、患者が初めての診察なのか、紹介患者なのかなど、どのような形で病院・診療施設を訪れるのかによっても流れは異なっている（図5-12）。

```
1. 初めての来院
2. かかりつけ患者
     初めての診療科を受診
     リハビリ等を合わせて受ける
3. 他院よりの紹介
4. 救急搬送
5. 夜間・時間外診療
```

図5-12 初回診察を受ける患者の来院パターン

ここではまず、病院を初めて訪れた患者が、受付をし、診察・診断を受け、治療を開始するまでの流れを、基本的な診察方法ならびに治療方法とともに示し、診断過程の流れをまず理解する。

病院を訪れた患者が診察を受けるまでの流れは、概ね図5-13のようになる。

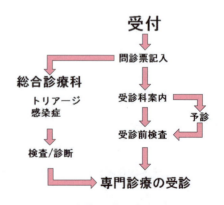

図5-13 来院から受診までの流れ

（1）受診申込

皮膚の湿疹、耳が痛い、目が見えないなど、明らかに自身の受診診療科が決まっている場合を除いて、患者にはどの診療科を受診してよいか分からない場合が多い。最近多くの病院では、受診に訪れた患者の相談に乗るための専任スタッフを置くようになっている（図5-14）。

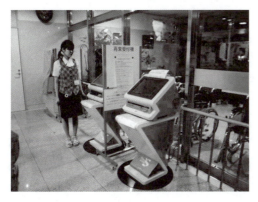

図5-14　受診患者のサポート

（2）問診票

主に患者あるいはその家族に対して診療に先立ち、書面、口頭で患者の主訴、現病歴、既往歴、家族歴、アレルギーの有無などを尋ねる。

医師の診察に際して改めて詳しい問診を行うが、診察前の検査の必要性、受診までの時間的猶予などを図る上で重要な手順である。

（3）総合診療科

患者の訴えは複数の診療科にまたがるものであったり、訴えと原因疾患が直接結び付きにくいことも多いことから、最近では**総合診療科**を置く医療機関が増えている。同科の設置は、患者の訴えを聞き、診察を行って、さらに必要に応じて検査を行った後、受診すべき専門診療科を決定・紹介することを目的としており、患者にとっての最初の診療部門ともいうべきものである。その他、災害時、感染症患者のトリアージも行う。

（4）診察前検査

この手順は医療施設によって大きく異なる。一度医師の診察を受けてから検査指示を受けるのが一般的ではあるが、次のような理由で、前もって診察前に最低限の検査を行う施設、診療科も多い。
・診察を待つ時間の間に検査結果が出る。
・結果を踏まえてより手早く診察・診断が可能となる。

また、問診をあらかじめ診察を担当する医師に提出し、診察に先立って検査指示を受ける場合も多い。大学病院では、診察に先立って医師による予診を行って検査指示を出し、その結果が出るのを待って、患者は担当医の診察を受ける。

2 診療現場と診療プロセス

先の項で述べたように、診察から診療までの過程はそれぞれの疾患によって大きく異なる。ここでは、診察を行い、診断を下し、治療を行うまでの診療のプロセスを、順を追ってより詳しく紹介する。

診療といっても診療環境は状況によってさまざまであることを理解してもらうために、診察に際して確定診断をつける上で欠かせない診断方法を紹介し、その上で診療科別に診断と治療のプロセスを具体的に解説する。

一口に診療現場といっても、以下に挙げるように、診療の現場はさまざまである。
・外来診療
・入院診療
・夜間・休日診療
・救急診療
・外来手術

（1）外来診療

病院・診療所を問わず、ほとんど全ての医療機関において、外来受診が診療のスタートである。したがって、診察の手順の項で述べたように、外来に患者が訪れてから診察を始める間までの手順も、診療のスタートとして診療施設に対しての患者の信頼を得るために、非常に重要な役割を担っている。

外来診療の対象になる患者は、大きく初診患者、外来通院患者、検診患者（ドックを含む）に分けられる。外来診療の流れは病院・診療所の規模、役割によって大きく異なるが、ここでは、ひと通りの検査・診断装置をそろえている病院の一般的な外来診療パターンを紹介する。

①外来初診患者

外来初診患者には、何らかの心配があって自身で来院する患者と、他院からの紹介患者がある。

●自身で来院した患者

冒頭の項で紹介した診察手順を踏んで、診察を受ける。新しく全ての情報を収集するところから診療が始まるが、中には、現在他院において治療中で、回復が思わしくないため、あるいはそれまでの受診治療機関を変えて治療を受けるために来院してくる患者も多い。治療対象疾患は、現在治療を受けている疾患についてのこともあれば、それ以外の疾患のこともあり、さまざまである。

しかしながら、他院において治療を受けている患者については、現在までの治療経過を知る上でも、また患者の負担軽減のためにも、すでに分かっていることについて再検査する無駄を省くためにも、できるだけ前担当医の紹介状をもらってくるように患者に依頼する。

●紹介患者

医療の専門性が進み、治療内容が年々進歩している現在、1つの診療所、病院では診断から治療までの全てが終了しないケースが増えてきている。また、近年患者の権利として「セカンドオピニオン（今後の治療方針について医師に同意を表明する前に、診断・治療予定の内容などについて、他の病院ではどのような意見であるかを聞くことで最終決定をする参考にすること）」を求めることが奨められるようになり、紹介患者は日々の診療でも珍しくはない。都市部の中核病院では、外来受診は原則として紹介患者に限っている施設も増えてきており、この傾向は紹介患者の受診率が診療報酬や病院の評価に反映されてきていることにもよる。

紹介患者は下記に分けられる。

〈かかりつけ医からの紹介〉

ほとんどの患者は、およその診断がすでに下されていて、入院治療あるいは専門的治療を依頼され紹介された患者か、あるいは診断そのものを依頼されて来院する患者である。

かかりつけ医からの紹介患者の場合、種々の基本データが紹介状あるいはかかりつけ医から得ることができ、既往歴、現在の治療状況もよく分かるため、診断までの手順、治療法の選択までの時間が短くて済む。しかし、時には診断が完全ではない場合もあるため、診察する医師は過剰に先入観を持って患者を診察しないように心がけるようにしている。

また、かかりつけの医師に対しては、今後も患者の治療を依頼することが多いので、担当医はその後のコミュニケーションを十分にとることが求められる。

〈中核病院からの紹介〉

最近は在院日数短縮のため、中核病院では必要最小限の治療が終了すると、できるだけ早期に患者の居住区に近い病院・診療所に紹介することが多い。そのため、以前であればある程度のリハビリテーションを終えていて、紹介された時点では外来通院で治療とリハビリの継続を行えばよかった症例も、転院当初は入院により治療・リハビリの継続が必要で、転院先の病院が退院後の在宅医療・通院治療あるいは施設入所などの指導を行わなければならないケースが増加した。

さらに、高齢者が増加したことから、治療を終えた後、在宅で介護を行うことができず、施設入所を希望されるケースも増えている。しかし、現状では高齢者施設は予約待ちがほとんどで、ただでさえ入院患者の受け入れ施設、紹介病院がないために施設運営に困っている地域の病院にとっては、安易に中央の病院から患者紹介を受けることは、大きな負担を強いられることにつながる。

しかしながら、自分の病院から紹介した患者は、治療後速やかに転院を受けざるを得ないのが実情である。

〈地域連携〉

このように病院の間で患者の紹介をし、よりスムーズに治療を行えるように、互いに患者を紹介し、予約をすることで、スムーズに診療を行うことができるように、患者の便宜を図るシステムが構築された。

紹介をする患者について、地域連携室を通して紹介施設に連絡し、該当する診療科を指定、診察日を決定する。これにより患者は、診療日だけでなく、診療時間も設定され、待ち時間の短縮にもつながる。

〈欧米の事情〉

我が国では近年、入院治療の継続が不要となった患者、あるいは、治療後すでに必ずしも入院して治療を受ける必要がないと判断された患者の受け入れ先がなく、各病院の在院日数が欧米と比べて著しく長くなっている。欧米では、入院による治療を終えた患者を引き受ける**中間施設**が存在し、このようなケースを引き受ける。我が国では今後さらに在院日数の短縮への要求が高まると考えられるが、実行困難な課題として、地域医療機関には大きな負担となることが予想される。この点でも医療と介護、訪問看護とのタイアップが不可欠であるが、現在のところ準備が整っていない。

②外来通院患者

外来で定期的に通院する患者は、診療科によって、必要性に応じて来院回数、診療形態が大きく異なる。

外来患者の主な目的は、定期的に受診することによって主治医に自分の状態を把握してもらい、適切な治療を受けることにある。状態を図る方法として、先に述べたように各種の検査があるが、臓器によってその検査診断方法にはそれぞれ特徴があり、検査の間隔も異なる。

③検診患者

1次検診（その施設で最初に受ける健康診断）と、2次検診（他施設で1次検診を受け、その結果でさらに詳しい検査、あるいは治療が必要と指示を受けた患者の診察）の2通りがある。

1次検診の検査項目は施設間でおおよそ変わりはないが、オプションとして、上部消化管内視鏡、大腸ファイバー、脳ドック（MRI、MRAなど）などが行われる。検診患者は設定されたルートに従い血液検査、X線検査などを行い、最後に検査結果を踏まえて、医師の診断・指導を受ける。

集団検診の場合は、検査を受けた後、後日検査結果を受け取ることが多い。最近では、定期健康診断にがんの早期発見の目的でPETを組み込むことを希望される患者（検診希望者）もいる。

2次検診では、さらに検査が必要と指摘されたものについて、検査を進め、診断する。この手順は、一般の診察と変わらない。

その他、就職、進学などの審査用の健康診断があるが、これはそれぞれの企業、学校、施設によって内容が異なる。

（2）入院診療のプロセス

外来の診察の結果入院による検査、治療が望ましいと判断された患者は、入院して治療を受けることになる。

①入院の目的

入院は、主に以下のように分けられる。
・検査目的の入院
・治療目的の入院
・教育目的の入院

いずれの場合も、入院の際に共通して厳重に励行されているものが、インフォームド・コンセントと呼ばれる患者本人・家族への情報開示と説明責任である。また、患者・家族との話し合い、説明の結果については、必ず書面に残して、双方の署名を残すことが、相互理解のために必要であるとされている（説明・治療の同意書）。

教育入院とは、糖尿病患者およびその家族に糖尿病を正しく理解してもらうことが目的である。1日血糖を測ったり、インスリン投与量を決定し自己注射実施の教育をうけたりする。

●検査目的の入院

治療後の経過を見るためと、今後の診断・治療方針の決定のための2通りがある。

心筋梗塞、狭心症でバイパス術、PTCA（冠動脈拡大術：ステント装着も含む）を行った患者の術後経過をみるために行う冠動脈造影検査は前者であり、健康診断で便潜血反応があり、精査目的で大腸ファイバーを行う患者は後者に属する。これらの患者は、検査目的で検査前日より入院する。ミエログラフィなどでは、検査後の副作用などの観察のため検

— 117 —

査翌日までの1泊入院となる。

これらのケースでは、あらかじめの全身検査が入院前の外来でひと通り行われる。

その他、ホルモンの日内変動や尿量チェックなど、入院しなければ行えない検査もある。

●治療目的の入院

診断の結果、入院の上、治療を行う必要があると認められた場合を指す。

内科的治療を行う患者では、さらに確定診断のための検査も行われるケースもあるが、その後は薬物・輸液などによる治療、透析治療などの治療が行われる。

外科系では、手術が主な目的となる。多くの場合は、診断はすでに下され、治療方法も決定されており、手術目的での入院となる。

●教育目的の入院

教育入院とは、糖尿病患者およびその家族に糖尿病を正しく理解してもらうことが目的である。1日血糖を測ったり、インスリン投与量を決定し自己注射実施の教育をうけたりする。

3 夜間・休日診療

時間外、夜間・休日診療体制の確保が求められているが、実際にはむしろ診療を受けることのできる施設は徐々に減少してきている。

人間心理ともいうべきか、昼の日の明るいうちはなんとか耐えていた痛み、あるいは身体の異常が、暗くなるにしたがって徐々に不安が増し、夜になって診療機関を訪れるケースも少なくない。また、救急車で送られてくる患者の中で、本当に救急車による救急搬送に値する患者は半数にも満たないことはよく指摘されている。中には、昼に病院・診療所を受診すると長い時間待たされるので、比較的待ち時間の短い夜間・休日に意図的に受診する患者も少なくない。

ここでは、夜間休日の診療体制の現状を紹介し、その問題点にも触れる。

（1）夜間診療の診療プロセス

病院の場合は、いわゆる当直医師による診療である。診療所の場合は、有床診療所では設置責任者（院長）あるいは当直医師、無床診療所では設

置責任者が診療を行うことがほとんどである。正確にいえば、夜間に自力（本人あるいは家族などによって）で来院した救急患者ということになる。診療所にあっては、往診という形で、患者自身の居宅へ出向いて診療を行うケースも少なくない。

①診療所

診療依頼は電話によることがほとんどで、自宅あるいは看護師に転送され、医師に伝えられる。依頼を受けた医師がかかりつけ医の場合は、往診、診察を前提に患者の容態に応じて対処するが、かかりつけ医ではない場合は、容態を聞き自ら対処できないと判断した場合は、他の診療科、医療機関を紹介・案内する。

現在は地域により夜間救急診療体制が構築されており、かかりつけ医ではない場合には時間外の診察依頼は以前ほど多くはない。しかし、地域によっては、特に医師の数、診療科が充足されていない地域では、夜間診療体制自体が機能しない。それゆえ、小児科・耳鼻科・脳外科（神経内科）、整形外科などの専門診療科の疾患では、地域によってはかかりつけ医であるかないかに関わらず、診察依頼を受けることになる。

最近、それぞれ専門の異なる診療所の医師間で、グループを組んで紹介し合ったり、同じ専門同士でグループを組んで夜間対応を順番で行ったりしている地域もある。現在、地方を中心に徐々に診療所が減少していく傾向があるが、診療所の時間外診療を奨励する現在の医療制度にあって、医師の負担はあまり顧みられていない。

なお、有床診療所では、比較的軽症の場合、ベッドの空き具合によってはいったん入院してもらい、加療後、容態に応じて紹介転送を依頼するケースもある。

②病院

夜間当直医が常在しているが、救急指定病院でない場合、かかりつけの患者以外、時にはかかりつけの患者であっても受け付けないこともある。これは、当直医が必ずしもその病院の常勤医ではない、患者の疾患が当直医の専門とは異なる、などの事由による。また、昨今の医療訴訟の増加も影響していると思われる。

さらに往診などの訪問診療は、当直医師が病院を空けることができないため、原則実施できない。しかし、患者がその病院支援の訪問看護を受けている場合は、訪問看護ステーションの業務として、看護師の訪問看護を受けることは可能である。

（2）休日診療の診療プロセス

最近では休日の当番医制度が定着し、診療所も本制度のもとに**休日診療**を行う。しかしながら、夜間診療同様、都市部から離れた多くの地域にあっては小児科、眼科、耳鼻科などの専門医が当番であることはほとんどなく、近隣の専門医のいる病院へ受診するように指示するケースも少なくない。

休日当番病院の場合、臨床検査技師の当直制をとっていない病院でも同技師を出勤させて、できるだけの診療体制を取れるように準備をしている。逆に、当番病院ではない時は、診療放射線技師、臨床検査技師などは呼び出し制をとっている病院も多い。

当番病院の場合、休日の診療プロセスは平日の場合と大きくは変わらないが、検査を始め診療は少人数で行うので、効率は極めて悪い。

（3）夜間・休日診療の問題点

夜間・休日診療の課題として、患者のモラルの問題が挙がっている。中には、休日のほうが待たずに診察を受けることができると考えて、休日を選んで診察に来る患者がいる。もっとも、平日は仕事が忙しく、なかなか診療時間に間に合わないという患者もいる。そこで近年、夜間、休日を主に診療を行う診療所が開設されてきている。

しかしながら、本来は十分な検査を受けて確実な診断を受けることが非常に重要であるので、病院の診療体制の整った時間帯に受診することが望まれる。

4 日帰り手術

欧米では早くから行われていたが、我が国では2000年頃より徐々に施行例が増えている。

あらかじめ、外来通院、受診によって診断・治療方法が決定している患者に対して、術前検査までは外来で行い、直前の情報交換は電話・ファックスを用いて行う。我が国では専門の診療施設を持っているところはまだ少なく、既存の手術室を利用して日帰り手術を行っているが、欧米では、病院内に専門の組織が確立され、独自の検査システム、患者との連絡方法（メンタルケアを含めて）を持ち、日帰り手術を行っている。現在のところ眼科、耳鼻科、肛門周囲、形成外科領域の疾患の患者が手術対象の大半である。

〈覚えておきたい用語解説〉

● 転送

患者を他の診療施設に搬送すること。受け入れた施設において治療が不可能と判断された患者は、速やかに治療のできる医療機関に搬送される。この間、診察に当たった医師が病状を説明し、依頼先の医師に直接申し込む。

原則として、医師ないし看護師1名が救急車に同乗し、搬送先で病状についての申し送りを行う。

● トリアージ

患者の仕分けを意味する用語である。

地震などの災害により緊急患者が大量に発生した場合には、患者の容態、障害部位と治療の必要性などを迅速・的確に判断する必要がある。

通常診療体制では、総合診療科がその役割を担っている。伝染性の感染症では、患者が病院に入ったその時から、病院スタッフによってあらかじめトリアージされることが望まれる。

このトリアージが最も必要とされるのが、地震などの災害による緊急時の診療体制時である。次々と搬送されてくる患者をみて、的確な診断を行い、どのような治療が必要で、どこの施設に搬送するかを速やかに決定していかねばならない。これを行うことで、救命率は著明に上がる。

● 救急ヘリコプター

我が国では広く普及してきたのは約15年前からであるが、欧米では早くからこのシステムを取り入れていた。軍事戦略的に高速道路のいたるところにヘリポートを設置していたことも、早くから普及していた理由でもある。我が国でも約25年前から準備が進められていたものの、急峻な山岳地帯が多く、乱気流の発生が頻繁であることなど、ヘリコプターの運航に気候条件が必ずしも合わないことも、普及が遅れた理由である。実際に、運用開始当初、数件の墜落事故が連続して発生している。

● 同意書

最近の医療訴訟の現状を踏まえて、各医療機関ともインフォームド・コンセントをしっかりと行った上で、手術や治療、さらにその説明に対する確認書に記入してもらい、記録として残すことを厳重に行っている施設が増えている。中には、同意書がすぐにとれない患者の受け入れを拒否する施設もある。

（加見谷将人）

医療機器安全実践必携ガイド「医療概論編」

7節 診療現場における現状と課題

1 救急・災害医療

　我が国では、救急医療体制は施設の診療技術水準、施設要件によって、一次救急病院、二次救急病院、三次救急病院に分類されている。

　救急医療の診療プロセスは、多くの施設において、夜間時間帯・休日と平日診療時間内では全く異なる。

　第三次救急医療センタを除いては、夜間・休日の救急搬送患者の対応にあたる医師は当直医師であることがほとんどである。

　救急医療施設では、救急隊から救急患者受け入れ要請の連絡が入った時から、準備が始まる。大まかな病状が第一報として寄せられ、受け入れ可能と確認がなされた後は、次いで現場到着した救急隊より、患者の病状、引き続き患者の既往歴、服薬状況などが情報としてもたらされる。時には、救急隊からの連絡に対して、逐次処置の指示を出していかなければならないケースもある。

①一次救急病院

　主たる症状とその原因を確認し、入院による治療が必要かどうかを判断する。医師自身の責任において加療できないと判断した場合、二次救急病院あるいは三次救急病院へ転送受け入れの要請を行う。

　また、現在の救急隊の出動体制では、一次、二次救急医療機関で診察を受けてからでないと圏域外の三次救急センタへ患者搬送ができないシステムになっているところが多い。この場合、二次受け入れ機関の医師は、患者の容態を確認し、主たる診療科を判断し適切な診療施設を紹介することになる。この間に、緊急性に応じ、輸液ルートの確保、気管内挿管などの処置を行うこともある。

　一次救急病院での救急治療に限界がある理由として、次の項目が挙げられる。
・検査・診断装置の設備が十分ではない
・治療技術・スタッフが十分ではない
　一次救急病院では、X線検査・心電図検査は可能であるが、血液生化学的検査は多くの場合、外注であり、緊急時に結果を求めることは難し

い。ただ、血糖測定は多くの場合可能であり、低血糖発作を疑った場合は、一時救急処置は可能である。

②二次救急病院

　夜間休日と昼では、対応が大きく異なる。

　診療時間内であれば、開設診療科（その病院が開設している診療科）に応じて対応できる疾患が広がり、ある程度の手術も可能であり、また転送が必要か否かの判断もより正確にできる。しかし夜間休日の場合、多くの診療施設では、当直医（救急対応医師）は多くても内科系・外科系の2人だけとなるため、専門的な治療を行えるとは限らず、転送のケースが増える。

●基本的な救急患者受け入れ準備

　重症患者の場合はまず、生命維持のための蘇生術（CPR：Cardio Pulmonary Resuscitation/心肺蘇生術）を行えるように準備を整える。輸液用の血管確保と輸液、気管内挿管のための喉頭鏡、気管内チューブ、バイトブロック、バック、採血の用意、電気ショックの充電確認などの準備が行われる。比較的軽症の患者は、通常の外来診察の手順で診察を行う。

●検査体制

　二次救急病院では、施設の設備によって、あるいはスタッフの夜間の勤務体制によって、検査体制は大きく異なる。夜間休日で検査技師が当直制ではない場合には、呼び出しも適宜行う。しかしながら医師と同様、夜間は昼間と同様には機能しないことが多い。

　最近、特に都市部から離れた病院では、救急診療のできる医師が確保できないことを理由に、救急指定を取り下げる施設も稀ではない。

③三次救急病院

　一次、二次の救急医療機関からの受け入れ要請を受けた時点から、検査、手術の準備態勢に入るが、検査データなどはあらかじめ転送元病院からの情報提供もあり、より迅速に対処し得る。

2 在宅医療・在宅介護

　今後、我が国の人口と高齢者の割合は大きく変

— 120 —

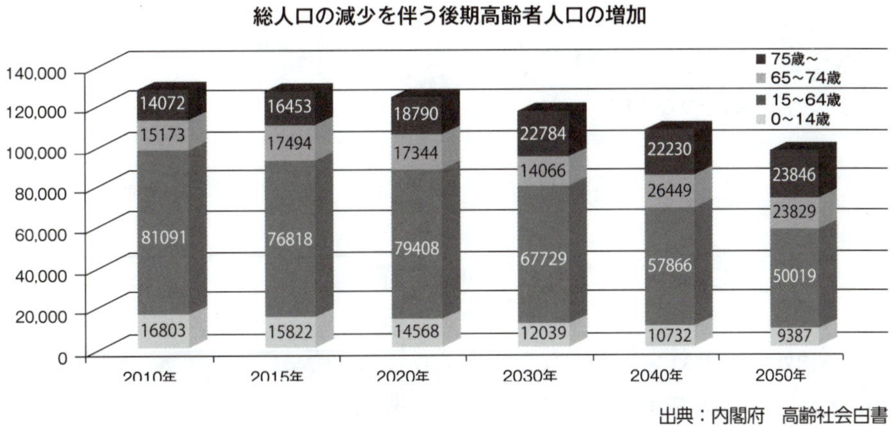

第Ⅴ章　病院における診療体系と業務の機能分担

総人口の減少を伴う後期高齢者人口の増加

出典：内閣府　高齢社会白書

図5-15　総人口の減少を伴う後期高齢者人口の増加

化していく。高齢の患者にとって「老後を自分の望む場所で過ごす」ことは、患者のQuality of Lifeの必須の構成要因であるとされる。「できるだけ長く在宅で療養したい」と回答した国民は、複数の調査で60％を超えている。また、在宅医療を必要とする者は2025年には29万人に達すると推計されている（図5-15）。

（1）在宅医療・介護とその担い手

DPCが採り入れられて以来、我が国の医療の懸案であった在院日数はわずかずつ短縮傾向にある。しかし、急性期治療を終えた慢性期・回復期患者の受け皿として、また終末期ケアも含む生活の質を重視した医療の場として、**在宅医療**のニーズは高まっているとの考えから、我が国の医療の政策として在宅介護、在宅医療の推進が進められてきているが、それを受け入れる医療の現場にはさまざまな課題が残されている。

患者が在宅療養を行うことができた理由を調べると、自宅で生活を送るために必要とされる「支え手」がいるか否かが在宅医療・介護の可能性のカギを握っていることが、よく分かる。世帯の核家族化、人口の都市集中化を始めとする生活環境の変化により、医療の質の均一化と効率的な提供の面でさまざまな地域間格差が生じているが、在宅介護・医療においてもこの地域間格差にどう対処するかが大きな課題といえる（図5-16）。

一方、介護の現場は、就労の場として成長が期待できる分野といわれている。しかし、今後介護のスタッフが医療や利用者の生死に関わる可能性が高くなってくることが予想され、コスト面だけ

ではなく、技術や、倫理観、死生観、さらには臨死教育など相応の裏付けに配慮ができなければ到底、実現不可能と思われる。近年、介護支援ロボットという言葉も耳にされるようになっているが、さらなる技術開発もさることながら、「人とは何か」についてのより深い議論が求められている。

（2）在宅診療機関の整備

これまで在宅医療、介護を担当する医療スタッフとして、各地域の診療所がその主たる役割を担ってきた。しかし、地域の診療所の医師の高齢化、比較的若い診療所医師における専門化などから、担い手が不足しているのが現状で、今後高齢者の増加に伴ってさらなる不足が危惧されているところである。最近の医療法改正ならびに**診療報酬改定**の大きな眼目として、在宅医療の推進が挙げられ、2006年（平成18年）より在宅医療を支援する医療施設の整備が進められている（表5-2、表5-3）。しかし、医療の現場での人的不足は深刻で、日常診療を犠牲にすることなく在宅医療を遂行するためには、地域間格差、コストパフォーマンスなどの条件を加味した抜本的な改革が求められている。

一方、現在、在宅医療を担う医師としての総合診療医の育成が計画されているが、新しい専門医制度における総合診療医との整合性が、今後の課題として残されている。

留意すべきは、高齢者に対する社会的な認識も大きく変化しつつある現在、確保されるべき医療の質について、より多くの人の意見を聞いて在宅医療を進めていくことである。先に医療費の削減ありきの現在の在宅医療の理念が今後も継続され

— 121 —

るのであれば、患者に対する医師・スタッフのモチベーションを維持することは極めて難しく、さらには医療そのものへの不信につながる。

(加見谷将人)

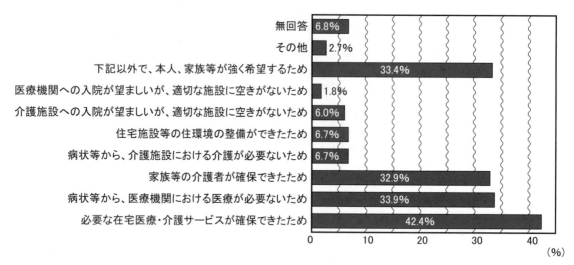

出典：医療施設・介護施設利用者に関する横断調査より中央社会保険医療協議会総会審議会資料（2011）

図5-16　在宅療養を行うことができた理由

表5-2　診療報酬改定に伴う在宅診療機関の整備

平成18年	**在宅療養支援診療所（在支診）の新設** 　24時間体制（医師・看護師の配置、往診、訪問看護） 　緊急入院の受け入れ態勢の確保 　ケアマネージャーとの連携
平成20年	**病院にも適応拡大（在宅療養支援病院：在支病）** 　24時間体制（医師・看護師の配置、往診、訪問看護） 　緊急入院患者用の病床の常時確保
平成24年	**機能強化型の在支診・在支病の要件提示（診療加算）** 　常勤医3名以上 　過去1年間の実績（緊急往診5件以上、看取り2件以上） 　＊複数の医療機関の連携での要件のクリアを認める
平成26年	**機能強化型在支診・在支病の実績要件の引き上げ** 　実績の引き上げ（緊急往診10件以上、看取り4件以上） 　＊連携の各施設が4件以上、2件以上を満たす **在宅療養後方支援病院を新設** 　許可病床200床以上の病院 　緊急入院の希望届提出患者の受け入れ 　入院希望患者に在宅医療を提供している医療機関と連携し3月に1回以上、 　診療情報の交換をしていること
平成28年	**在宅医療を専門に行う医療機関の開設** 　診療地域内での2ヵ所以上の協力医療機関の確保 　在宅医療導入に係る相談に随時応じ、患者家族等からの相談に応じる設備・ 　人員等の整備　他

第Ⅴ章　病院における診療体系と業務の機能分担

表5-3　在宅医療に係る医療機関の機能の整理

	在宅療養支援診療所／病院 (診療報酬)	在宅医療において 積極的役割を担う医療機関 (医療計画) ※在宅療養支援病院／診療所の中 から位置づけられることを想定	地域医療支援病院 (医療法)
在宅医療提供に 係る役割	・単独又は連携により、24時間体制で在宅医療を提供	・自ら24時間対応体制の在宅医療を提供 ・夜間や急変時の対応等、他の医療機関の支援 ・災害時に備えた体制構築	・自らの在宅医療提供は必須ではない
在宅療養患者の 入院に係る役割	・入院機能を有する場合には緊急時に在宅での療養を行っている患者が入院できる病床を常に確保	・入院機能を有する場合には、急変時の受け入れやレスパイトなどを行う	・地域の医療機関において対応 ・困難な重症例の受け入れ
他機種連携に 係る役割		・現場での多職種連携の支援 ・在宅医療・介護提供者への研修の実施	

第VI章

医療倫理とEBM

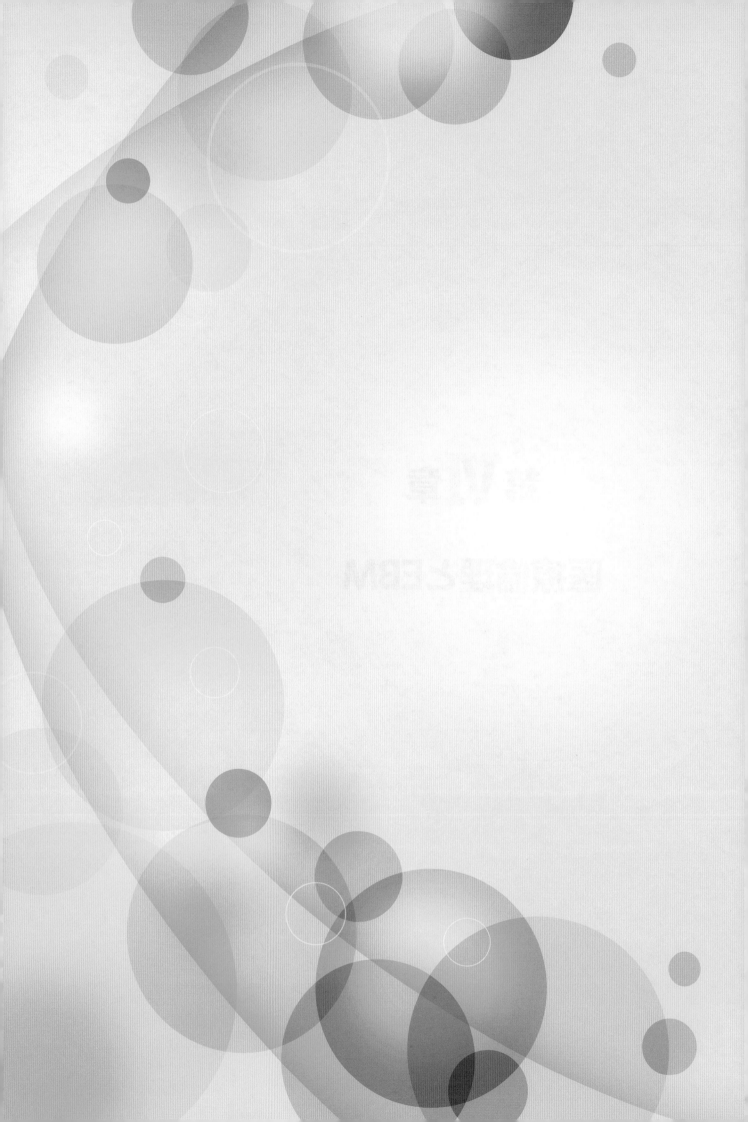

1節 医療倫理

1 医療と倫理

医療を行うに当たって、常に意識しておかなければならないのが「個人の尊厳」、「生命の尊さ」に対する畏敬と「科学の進歩に対する信頼感」である。科学万能主義の傾向が強い昨今にあって、医療に携わる者には、常に己を戒め、かつ探求していく姿勢が求められる。

一方、医療は周囲から特殊な世界として認識されている。「患者の全てを知る」ことは、治療には欠かせないプロセスとして社会に受け入れられている。それゆえに、治療に当たってはいかなるバイアスもかかることは許されない。これらのことを踏まえて、医療における倫理あるいは生命に関する倫理という概念が求められてきた。

2 医療倫理とその歴史的背景

倫理とは、人として守らなければならない定めで、人が行うさまざまな行動の善悪、正邪の判断において普遍的な基準となるものをいう。

（1）ヒポクラテスの誓い

歴史上、医療における倫理観を求めたものとして「ヒポクラテスの誓い」はよく知られている。哲学者であり、医師でもあったヒポクラテスは、その中で、下記の6ヵ条を挙げて、医療に携わる者を強く戒めている。

ヒポクラテスの誓い
現代医療の発祥起源からの志

◎私は能力と判断の限り患者に利益すると思う養生法をとり、悪くて有害と知る方法を決してとらない

◎頼まれても死に導くような薬を与えない。それを覚らせることもしない。同様に婦人を流産に導く道具を与えない

◎純粋と神聖をもってわが生涯を貫き、わが術を行う

◎結石を切りだすことは神かけてしない。それを業とするものに委せる

◎いかなる患家を訪れるときもそれはただ病者を利益するためであり、あらゆる勝手な戯れや堕落の行いを避ける。女と男、自由人と奴隷のちがいを考慮しない

◎医に関すると否とにかかわらず他人の生活について秘密を守る

（小川鼎三訳）

（2）20世紀以降の流れ

第2次世界大戦は新たな医療の始まりの場ともなったが、他方、さまざまな倫理規範に反する行為の現場でもあった。

1946年（昭和21年）のニュルンベルク裁判（ニュルンベルク国際軍事裁判）において、第2次世界大戦中にナチスが行った人体実験の詳細が明らかにされ、その反省に立って、1947年（昭和22年）にニュルンベルク綱領が採択された。この中で研究目的の医療行為（臨床試験及び臨床研究）を行うに当たっての厳守すべき10項目の基本原則が示され、その後の医学的研究のための被験者の意思と自由を保護するガイドラインとなるとともに、引き続き医療に関わる倫理に関する国際宣言が次々と出される先駆けとなった。

①ジュネーブ宣言（世界医師会）
1948年（昭和23年）

ジュネーブ宣言は、医療に携わる者としての基本的な考えが述べられているもので、現代版ヒポクラテスの誓いともいわれる。

②ヘルシンキ宣言（世界医師会）
1964年（昭和39年）

ヘルシンキ宣言は、人間を対象とする医生物学的研究に携わる医師に対する勧告文で、研究においては患者や被験者の意思決定、プライバシーなどを優先させるべきであることを述べている。1975年（昭和50年）の改訂でインフォームド・コンセントが明文化された。

③リスボン宣言（世界医師会）
1981年（昭和56年）

リスボン宣言は、患者の立場から医の倫理が述べられ、インフォームド・コンセントが患者の権利として初めて宣言された。

④生命倫理と人権に関する一般宣言（ユネスコ）
2005年（平成17年）

ユネスコで採択された生命倫理と人権に関する一般宣言は、患者の事前同意に基づく医療や倫理委員会の設置などを述べた初めての宣言である。

医療機器安全実践必携ガイド「医療概論編」

③ 医学系指針及びゲノム指針

　20世紀後半に入ると、自然科学大系として医学が確立され、併せてさまざまな医療技術の研究の成果として、体外受精などの**生殖医療**、脳死患者からの臓器移植、悪性腫瘍患者に対する抗がん剤治療や**遺伝子医療**、**再生医療**など人間の生命の尊厳に深く関わる医療行為が行われるようになってきている。このため、医療倫理の考えは極めて重要な役割を担っている。

　医学系研究に関する**倫理指針**は、2002年（平成14年）に策定された「疫学研究に関する倫理指針」と2003年（平成15年）「臨床研究に関する倫理指針」があった。研究の多様化に伴い、両指針の適用関係が不明確になってきたことや、研究をめぐる不正事案が発生したこと等を踏まえて見直しの検討を行い、2014年（平成26年）に「人を対象とする医学系研究に関する倫理指針」として統合された。

　2017年（平成29年）の個人情報保護法改正に伴い見直しが行われたが、「ヒトゲノム・遺伝子解析研究に関する倫理指針」を合わせ、医学系指針の中にゲノム指針の章を作る等、統合した方が研究者にとって使用しやすい指針となるのではないか、医学系指針とゲノム指針で必ずしも同じ記載や内容となっていないものについて、検討を行った上で、整合を図る必要があるのではないか等の意見をもとに、文部科学省、厚生労働省、経済産業省の専門委員会による合同会議において、ゲノム指針、医学系指針の見直し検討が開始された。

　両指針で共通に規定される項目については、記載の共通化が可能であること、ゲノム指針特有の規定項目の中に、医学系研究にも当てはまる考え方がある等、両指針を統合することが可能とされたことを受け、新たに「人を対象とする生命科学・医学系研究に関する**倫理指針**」として両指針を統合し、2021年（令和３年）に告示した。

④ 医学研究に関する指針

（1）人を対象とする生命科学・医学系研究に関する倫理指針

人を対象とする生命科学・医学系研究は、生命科学・医学及び医療技術の進展を通じて、国民の健康の保持増進並びに患者の傷病からの回復及び生活の質の向上に大きく貢献し、人類の健康及び福祉の発展や新しい産業の育成等に重要な役割を果たしている。これらの研究基盤や研究そのものは、今後も持続的に発展が求められるものである。その一方で、人を対象とする生命科学・医学系研究は、研究対象者の身体及び精神又は社会に対して大きな影響を与え、診療及び医療サービスの変化をもたらし、新たな倫理的、法的又は社会的課題を招く可能性がある。研究対象者の福利は、科学的及び社会的な成果よりも優先されなければならず、人間の尊厳及び人権は普遍のものとして守られなければならない。

　日本国憲法、**個人情報の保護**に関する関係法令（個人情報保護法）、行政機関の保有する個人情報の保護に関する法律（行政機関個人情報保護法）及び独立行政法人等の保有する個人情報の保護に関する法律（独立行政法人等個人情報保護法）、条例、世界医師会による「ヘルシンキ宣言」及び科学技術会議生命倫理委員会における「ヒトゲノム研究に関する基本原則」に示された倫理規範等を踏まえ、加えて、研究対象及び手法の多様化並びに生命科学・医学及び医療技術の進展に伴い、規制範囲や方法等について継続的な見直しが必要とされている。今般、人を対象とする医学系研究に関する倫理指針とヒトゲノム・遺伝子解析研究に関する倫理指針の両方に該当する研究が多く行われ、また、両指針に定められている手続に共通点が多いことから、人を対象とする医学系研究に関する倫理指針にヒトゲノム・遺伝子解析研究に関する倫理指針を統合した、新たな倫理指針を定めることとし、2021年（令和３年）３月23日基本的な原則を示すこととした。

　この指針の目的は、「人を対象とする生命科学・医学系研究に携わる全ての関係者が遵守すべき事項を定めることにより、人間の尊厳及び人権が守られ、研究の適正な推進が図られるようにすること」とされている。

　適用される研究は、研究機関により実施され、又は日本国内において実施される人を対象とする生命科学・医学系研究を対象としている。研究者等の基本的責務、研究機関の長の責務等、研究の

— 128 —

適正な実施、インフォームド・コンセント、研究により得られた結果等の取扱い、研究の信頼性確保、重篤な有害事象への対応、倫理審査委員会、個人情報等及び匿名加工情報について示されている。

（2）遺伝子治療等臨床研究に関する倫理指針

遺伝子治療とは、疾病の治療や予防を目的として遺伝子機能を変化させた遺伝子又は遺伝子を導入した細胞を人の体内に投与することをいう。この指針は、「遺伝子治療等の臨床研究に関し遵守すべき事項を定め、もって遺伝子治療等臨床研究の医療上の有用性及び倫理性を確保し、社会に開かれた形での適正な実施を図ること」を目的として2015年（平成27年）8月12日に示された。対象の要件として、遺伝子治療等臨床研究による治療・予防効果が、現在可能な他の方法と比較して同等以上であることが十分予測されるものであること、被験者にとって遺伝子治療等臨床研究により得られる利益が、不利益を上回ることが十分予測されるものであること、また、当該遺伝子治療等臨床研究が予防を目的とする場合には、利益が不利益を大きく上回ることが十分予測されるものであり、有効かつ安全なものであることが十分な科学的知見に基づき予測されるものに限るものである。また、人の生殖細胞又は胚の遺伝的改変を目的とした遺伝子治療等臨床研究及び人の生殖細胞又は胚の遺伝的改変をもたらすおそれのある遺伝子治療等臨床研究は行ってはならない。

研究者、研究責任者、総括責任者、研究機関、研究機関の長の責務、研究計画書、倫理審査委員会、インフォームド・コンセント等、厚生労働大臣の意見等、個人情報、重篤な有害事象への対応、研究の信頼性確保について示されている。

5 医療倫理と患者の権利

（1）インフォームド・コンセント

インフォームド・コンセント（IC：Informed Consent）は「説明と同意」と和訳される。実際の医療の現場では、担当医師（主治医）から患者（家族）に対して検査方法や治療内容について説明し、同意を得ることを指す。同意を得た後にその後の治療を進めていくことになるため、医療における倫理を遂行するためのツールとしての役割は非常に大きい。

①説明

担当の医師（主治医）は患者（または家族）に対して、それまでの診察から得られた情報に基づいた診断結果（経過）について説明しなければならない。その上で、引き続き今後の治療に必要と考えられる検査の目的と具体的な内容、それらの結果から想定される治療方法について話を進める。治療法については、他の方法との比較もしながら、それぞれの利点と問題点（危険性）を挙げて説明するが、患者サイドの判断に偏見を生じないように説明することも求められる。

この際に問題となるのが、患者及びその家族は医療についての知識・経験がないケースが多いことである。また、以前に受けていた治療の間に、誤った情報を取得していることも考慮しておかなければならない。したがって、ICに先立っての情報収集も重要な作業となる。

さらに、患者とその家族がその説明を十分に理解したかどうかを確認することも、また忘れてはならない。十分な理解が得られていないと判断した場合には、個人情報保護の規定で許される範囲内で、正確な理解を求めることも時には必要となる。その他、詳細な説明を行った内容を記した上で説明側と説明を受けた側の署名の入った書類一式を保管することも大切となる。

②患者の権利：セカンドオピニオン

セカンドオピニオンとは、担当医と十分な話し合いを行っていたとしても、別の医師の話を聞いてみたいと思った場合に、診断や治療選択などについて、現在診療を受けている担当医とは別に、違う医療機関の医師に求める「第2の意見」をいう。

セカンドオピニオンは治療費の抑制という考えから米国で始められたが、現在では基本的には患者の主体的な治療決定と治療後の生き方を考えるための医学的な知識の入手のために利用

されている。

患者は現在の診療記録（診療録や各種検査デー
タ、X線写真などの総称）を持って他医の診察
を受けることになり、患者に対して一種の診療
記録の開示に当たると考えられる。また、主治
医にとっても自分の診療そのものが他の専門医
に開示され、評価されることにもなる。

③我が国におけるインフォームド・コンセント

自分のことは自分で考えた上で決定するとい
う考え方は、米国では比較的古くからあった考
え方ではあるが、ヘルシンキ宣言で正式に明文
化され、リスボン宣言において初めて患者の権
利として宣言された。

我が国では、脳死・臓器移植等が議論される
ようになった1990年代よりインフォームド・コ
ンセントについての認識が深まり、1997年（平
成9年）の医療法改正において、第1条の4の二に
「医師、歯科医師、薬剤師、看護師その他の医
療の担い手は、医療を提供するに当たり、適切
な説明を行い、医療を受ける者の理解を得るよ
う努めなければならない」と明示された。

（2）患者のQOLと自己決定権

医療機器及び医療技術の進歩により、かつては
治療不可能といわれていた疾病も治療可能となり、
国民は多大な恩恵を被るようになった。しかしな
がら、一方では回復見込みのない患者を人工呼吸
器などの**生命維持管理装置**により延命させること
ができるようになり、このことが当該患者のQOL
（Quality of Life）向上に本当に役立っているかと
いう問題が明らかになると同時に、回復の見込み
のある他の患者が十分な治療を受けられなくなり、
社会全体としての経済的負担増を生じさせると
いった点が問題となっている。

従来、このような場合を含めて、診療に関する
ことは全て医師に任せ、医師の判断で診療が行わ
れていたが、倫理学的な立場から考えた時、患者
自身の自己決定権に委ねることが妥当と考えられ
るようになってきている。その際には、当該患者
に対する十分なインフォームド・コンセントによ
り、患者が自己決定する際に必要な情報を適切に
提供することが必要である。この場合、患者は医

師の提示した診療を拒否する権利があり、当該医
師の説明に納得できない場合、第三者に説明（セ
カンドオピニオン）を求めて自分の治療方針を決
めることができる。

6 医療職の一員としての行動

近年の医学の進歩により、使用される機器材、
薬剤、医療技術が複雑多様化するとともに、それ
に関わるスタッフもさまざまな職種の参加が求め
られるようになり、いわゆる**チーム医療**が進んで
いる。このチーム医療を円滑にかつ効率的に運用
し、より質の高い医療を実践するには、各医療職
それぞれが次の点について心がける必要がある。

・安全かつ効果的な医療を提供するという共通
の目的意識を持つこと
・他の医療職の職種、業務などについて、よく
理解すること
・医療職のプロとして恥じぬ知識と技術を維持
するよう常に心がけること
・誤った医療行為が行われる可能性は皆無では
ないため、誤った医療行為が行われた際には、
他の医療職が自然にそれを指摘、是正できる
ような環境作りに努めること
・他医療職から指摘を受けた際に、それを謙虚
に受け止める心構えを常に持っていること
・業務上で知り得た人の秘密を漏らしてならな
いこと。「個人情報の保護に関する法律」及び
「医療・介護関係事業者における個人情報の
適切な取扱いのためのガイドライン」に従っ
て、個人情報の保護とその活用に努めること

上記は、各種医療職だけではなく、医療機器や
薬剤に関係する全ての人たちにも共通するもので
ある。各医療職がいかによいチームワークで医療
を行おうとしても、そこで用いられる医療機器や
薬剤が適切に製造されない場合、たとえ適切に作
られても機器や薬剤に関するさまざまな情報が医
療職に伝えられない場合などにおいては、真のチー
ム医療を患者に提供できなくなる。医療機器や医
薬品の研究開発、製造、販売、修理、点検などに
関係する企業関係者もチーム医療を行うチームの
一員であるという意識を持って日頃の業務に励ん
でこそ、真のチーム医療を患者に提供できる。

７ 利益相反

（1）利益相反
（COI：Conflict of Interest）

利益相反とは、一般的には、ある行為が一方の利益になると同時に、他方の不利益になるような行為をいう。産学連携が研究活動の重要な位置を占めるに至った今日、外部（企業）との経済的な利益関係によって、公的研究で必要とされる公正かつ適正な判断力が損なわれる、あるいは損なわれるのではないかという、第三者からの懸念の出来を招かぬようにする必要がある。そのため、経済的な利益などに関して相反状態にある個人や研究者が臨床研究を実施する場合、そのルール策定のための基本的な指針・情報が開示されている。

利益相反を厳密に排除しようとすれば、次のようなデメリットがある。

・活発に研究を行っている研究者が排除される。
・研究成果の社会還元を阻害する。
・応募する研究者が減少して質が低下する。

したがって、利益相反行為は即「悪」と考えるのではなく、公明正大に十分な透明性を持って適正に管理することが求められる。

（2）厚生労働省の指針

厚生労働省では厚生労働科学研究において、被験者が不当な不利益を被らないことをまず前提にした上で、利益相反を適切に管理することにより、意欲ある研究者が安心して研究に取り組めるよう環境を整備する趣旨で、以下の事項を原則として「指針」が策定された。

・研究をバイアスから保護する。
・ヒトを対象とした研究においては、被験者が不当な不利益を被らないようにする。
・外部委員のCOI委員会への参加など、外部の意見を取り入れるシステムを取り入れる。
・法律問題ではなく、社会的規範による問題提起となることに留意し、個人情報の保護を図りつつ、透明性の確保を管理の基本とする。
・研究者はCOIの管理に協力する責任があり、所属機関はCOIの管理責任と説明責任があることを認識し、管理を行う。

・客観性、公平性を損なうという印象を社会に与えることがないように管理を行う。

（加見谷将人、柴山純一）

2節 EBMと診療ガイドライン

1 根拠に基づいた医療 Evidence - Based Medicine （EBM）

根拠に基づいた医療Evidence - Based Medicine（EBM）は、最新最良の医学知見を用いる医療のあり方を指し、エビデンス（臨床結果）に基づく医療とも呼ぶ。具体的には、あやふやな経験や直感に頼らず、科学的Evidence（証拠）に基づいて最適な医療・治療を選択し実践するための方法論のことである。

治療効果・副作用・予後の臨床結果に基づき医療を行うというもので、医学誌の過去の臨床結果などを広く検索し、時には新たに臨床研究を行うことにより、客観的な疫学的観察や統計学による治療結果の比較に根拠を求めながら、患者とともに方針を決めるものである。

2 EBMの成果

EBMの典型的な成果としては、CAST（Cardiac Arrhythmia Suppression Trial）studyが挙げられる。心筋梗塞は急性期が過ぎてから合併する不整脈が時として致死的となるため、抗不整脈薬が有効であるという理論・予測があり、抗不整脈薬が予防的に投与されていた。

しかし、最も有効な薬剤グループを調べるためにランダム化比較試験（RCT）による臨床研究（CAST study）が行われたところ、中間報告で最も死亡率の低いのは薬剤非投与群だったことが判明した。安全のために試験の一部が打ち切りとなり、以後は抗不整脈薬が一律に投与されることはなくなったというものである。

③ EBM・臨床疫学の歴史

（1）臨床疫学の歴史

「臨床疫学」は1970年代以降、ペンシルベニア大やHarvard大学を中心として北米において広まった。日本においては1980年代前半に医学判断学研究会が組織されたが、あまり大きな活動とはならなかった。

（2）Evidence-Based Medicine の始まり

「Evidence-Based Medicine」という用語を初めて使用したのは、カナダMcMaster大学のGordon Guyattで、1991年（平成3年）、ACP-Journal Clubに「Evidence -Based Medicine」と題した論文を発表したことに始まる。

EBMの発展に寄与したもう1人は、カナダMcMaster大学のDavid L. Sackettで、臨床疫学部門を創設し、英国Oxford大学EBMセンターの創設にも関わった。日本においてEBMが広く知られることとなった「根拠に基づく医療」（邦訳・1997年（平成9年）発行）の原著者である。

（3）我が国におけるEBM活動

1996年（平成8年）から、東京大学や聖路加国際大学で始まり、今では全国の医療機関に広まっている。

④ Evidence - Based Medicineの実践

（1）手順

①手順1：疑問点の抽出、患者の問題の定式化

臨床上の情報を必要とする問題を、回答可能な質問に変える。

②手順2：能率的で質の高い情報収集

その質問に答えるために最も効率的な方法で、理学所見や臨床検査、文献、その他の情報源のいずれかにより、最良の根拠（Evidence）を検索する。

③手順3：情報の批判的吟味

妥当性や有用性という点で、その根拠を批判的に検証・評価する。

④手順4：情報の患者への適用

同評価の結果を我々の臨床的専門技量と統合し、実地臨床にその結果を応用する。

⑤手順5：研究課題の抽出

自分たちの実行したことを事後評価する。

なお、この段階全てを1つずつたどって臨床現場において患者に還元していく行為がEBMであって、単に「検索」や「文献の批判的吟味」のみを行うことがEBMではない。

（2）EBMの具体的手法

EBMは、自身の患者診断や治療に対する疑問点から始まる。換言すれば、この疑問点を具体化することからスタートする。

①手順1：疑問点の抽出

疑問点は、PICOあるいはPECOと呼ばれる4要素に具体化すると疑問点は明確化され、何が問題で、どのような回答が欲しいかがはっきりする。

要素1：P（Patient：患者）or（Problem：課題）
要素2：I（Intervention：介入）or E（Exposure：暴露）
要素3：C（Comparison：比較対照）
要素4：O（Outcome：転帰）

②手順2：文献の検索による情報収集

直接論文を探し出す1次情報の検索と、すでに批判的吟味済みのデータベースを用いての2次情報の検索に分けられる。

1次データベースとしてPubMedが有名であり、インターネット上に無料で公開されている。

③手順3：情報の批判的吟味

得られた論文の結果を鵜呑みにするのではなく、研究デザインを確かめ、さらに論文の結果が自身の患者に適応可能かどうか、批判的吟味を行う。

批判的吟味では、次の点を検討する。

・研究の妥当性「結論は信頼できるか？」

・結果の重要性と再現性「結論はいかなるものか？」
・結果の適応可能性「結論は自身の患者に役立つか？」

論文の対象患者群と人種、年齢、合併疾患などの違いがあるはずで、それらと自身の患者の状況とを適応できるか比較検討する。

④手順4：患者への適応

手順3までで有用なEvidenceが得られたことになるが、この「Evidence」のみを実行するのがEBMと誤解している人たちが多い。EBMにおいて最も大事なのは、この「適応」の段階である。EBMの適応においては、Evidence、Clinical Expertise、Patient Preferenceの3要素が重要とされている。これら3要素が相まって実践していく過程が、EBMである。

⑤手順5：事後評価

自分たちの実行したことを事後評価することで、次の研究課題が浮き彫りにされる。

5 Evidenceの質（レベル）

まず求められているのは、Evidenceの質を明らかにすることである。ただし、注意すべきこととして、専門家の意見も後述するLevel 5ではあるものの否定されているわけではない。そのことに留意が必要である。もちろん、Levelという、時には客観的に明示する必要があり、その一例として以下のLevel分けがなされている。

（1）Evidenceの質（レベル）の分類

米国のAHRQ（Agency for Healthcare Research and Quality）が採用しているエビデンスレベルでは、以下に示す順に質の高い、すなわち、信頼度が高いエビデンスとされている。

Level 1 ：ランダム化比較試験（メタ分析等）
Level 2 ：非ランダム化試験
Level 3 ：コホート研究や症例対照研究などの分析疫学研究
Level 4 ：ケースシリーズやその他の記述的研究
Level 5 ：上記の種類のエビデンスに言及しない

専門委員会や専門家の意見

なお、メタ分析とは、エビデンスの包含基準と除外基準をあらかじめ明示し、エビデンスを包括的に検索した後にそれらを統合し（系統的レビュー）、その結果を要約するために定量的方法を使うレビュー分析である。また、**コホート研究**とは、現在から未来へ向けた、前向きの研究のことである。

（2）推奨度（勧告の強さ）

推奨度の強さは一般にエビデンスレベルに基づき決定し、エビデンスレベルが高い治療、検査法ほど推奨度は高くなる。以下がAHRQ採用の推奨度である。

Grade A ：行うことを強く勧める
Grade B ：行うことを中等度に勧める
Grade C ：エビデンスはないが、そのほかの理由に基づいて勧める
Grade D ：行わないことを中等度に勧める
Grade E ：行わないことを強く勧める

（3）臨床経験（Clinical Expertise）

臨床医の経験も、EBMにおいては重要である。特にEBMの手順を進んでいくためには、十分な経験なくしては的確な疑問も生じない。また、患者への適応においては、適応のための臨床能力が要求される。このような点において、臨床医の経験すなわちClinical Expertiseは、EBMの適応における3要素の中の重要な1要素となっている。

また、同様の意味において医師の裁量も特別に制限を受けているとは考えないが、臨床行為の裁量においては客観的な根拠の明示が必要と考えられる。

（4）EBMについて陥りやすい誤解

EBMを実践する上で陥りやすい誤解がある。以下は全て誤解の例である（全て誤りである）。
・Evidenceのみが絶対である。
・RCT（メタ分析）のみがEvidenceである。
・裁量や経験を否定している。
・ガイドラインに拘束される。
・医療費の削減が目的である。
・数字（統計）にのみ従う。

6 診療ガイドライン

（1）診療ガイドライン（Medical guideline）とは

　診療ガイドライン（Medical guideline）とは、医療従事者と患者が、診療現場において適切な診断と治療を支援補助する目的で、病気の予防・診断・治療・予後・予測など診療の根拠や手順についての基本的かつ最新の情報を専門家の手で分かりやすく作成したもの（指針ともいう）である。医療従事者は、EBMの実践に際して最新の臨床研究による知見を知っておく必要がある。しかし、医療従事者が全ての疾患について常に最新の知見を身に付けておくことは容易ではない。その意味でも、診療ガイドラインは参考になる。

　患者向けの**診療ガイドライン**は、病気や治療法について知りたい時の手助けになるための、医学的な情報や専門医の助言をまとめたもので、一般大衆向けにやさしい言葉や図表を用いて作成されている。

　ただし、ガイドラインで示されたことが全ての患者に適するとは限らない。また、手順書として実際の診療行為を規定するものではない。

　ガイドラインの内容の選択に当たっては、患者個々の疾患や精神・身体状況を十分に把握し、診療内容とそれに伴う合併症などを十分に説明し患者の理解と同意を得る必要がある。どのような治療を行うかの判断は各担当医が行い、治療による結果責任は各担当医が負うことになる。

　過去のガイドラインの多くが著名な専門家の意見交換や経験によって作成されていたが、現在はエビデンスに基づいたガイドラインが主流となっている。「多くの臨床試験の結果などから得られるエビデンスを吟味・評価し、その結果に基づいてどんな治療をすべきか、すべきでないか」などを勧告するガイドラインの作成方法は、信頼性が高い。

（2）診療ガイドラインとエビデンスレベルの関係

　近年作成されたガイドラインが取り上げる知見は、その有効性に応じて、また根拠となる臨床研究に応じて、2元的に分類表示される。

①推奨度（勧告の強さ）

Grade A ：強く勧める
Grade B ：中等度に勧める
Grade C ：エビデンスはないが、その他の理由に基づいて勧める
Grade D ：行わないことを中等度に勧める
Grade E ：行わないことを強く勧める

②研究デザインによる分類（エビデンスレベル）

Level 1 ：ランダム化比較試験（メタ分析＃1）による
Level 2 ：非ランダム化試験による
Level 3 ：コホート研究（＃2）や症例対照研究などの分析疫学研究による
Level 4 ：ケースシリーズやその他の記述的研究による
Level 5 ：上記の種類のエビデンスに言及しない、専門委員会や専門家の意見

7 NBM（Narrative Based Medicine）について

　EBMは、「科学的根拠（エビデンス）」「専門家（医師）の経験・知識」「患者の価値観」の3要素を総合的に判断して、患者中心の医療を実現するための概念として世界中に広がってきた。疫学的に研究、証明されたエビデンスは、効率的で質の高い医療を実現することに非常に有効であった。

　このEBMは有効である反面、すべての患者には当てはまるわけではなく、その場合に医療を実現しないではすまない。

　Trisha Greenhalgh（EBM の研究者の1人）は、1998年「NBM（Narrative Based Medicine）」を提唱した。

　これは、「物語りと対話に基づく医療」と訳され、患者が語る「Narrative：物語り」から，医師は病気だけではなく、患者個人の背景や人間関係を理解し、患者の抱える問題を全人的（身体的、精神・心理的、社会的）にアプローチしていこうとする考え方である。治療を受ける（患者）側が自ら語り出す「ナラティブ（物語り）」を重視し，治療方針の決定に患者の主観的な主張を尊重して臨床の実践に生かすアプローチである。

EBMを当てはめられない場合には、医療を提供しないわけではなく、このNBMという概念で、医療を実現すれば良い。

EBMとNBMは、患者中心の医療を実現するために車の両輪のように機能して行く方法論として期待されている。

（松田和久）

3節 病院機能評価

1 日本医療機能評価機構の目的

公益財団法人日本医療機能評価機構による病院評価事業は、病院を対象に第三者評価を行い、病院の現状の問題点を明らかにすることを目的としている。その結果として、機能改善が認められた病院に対して認定証を発行する。効果と利点は、現状の客観的把握として、改善すべき問題点が明確になる点にある。病院機能についての体系的な審査により、優れている点や改善すべき問題点が評点と評価所見により具体的に示されるので、病院の現状を客観的に把握することができる。改善のきっかけ作りとして、評価を受けるための準備が改善のきっかけとなる。具体的には、受審申し込み後に開始される書面審査の調査票を作成し、自己評価などにより訪問審査に向けた準備を進めることそのものが、医療の質の向上と効果的なサービスの改善につながる。

2 評価事業の概要

1995年（平成7年）に第三者として病院機能を評価する機関である公益財団法人日本医療機能評価機構が設立され、1997年（平成9年）4月から病院の評価事業を開始して今日に至っている。その間評価項目の改定、見直しなどが行われて2009年（平成21年）7月からVer.6.0版（統合版）で病院の機能によらず共通の評価項目体系に基づき運用されてきたが、2013年（平成25年）4月から、受審病院の役割・機能に見合った評価を行うため、新たな**病院機能評価の枠組み（機能種別版）**をつくり、現在は7つの機能種別を設け、病院側自らが機能を選択し受審できるようになった（表6-1）。

表6-1　機能種別の設定

機能種別名	種別の説明
一般病院1	主として、日常生活圏域等の比較的狭い地域において地域医療を支える中小規模病院
一般病院2	主として、二次医療圏等の比較的広い地域において急性期医療を中心に地域医療を支える基幹的病院
一般病院3	主として、高度の医療の提供、高度の医療技術の開発・評価、高度の医療に関する研修を実施する病院または準ずる病院（特定機能病院、大学病院本院等）
リハビリテーション病院	主として、リハビリテーション医療を担う病院
慢性期病院	主として、療養病床等における慢性期医療を担う病院
精神科病院	主として、精神科医療を担う病院
緩和ケア病院	主として、緩和ケア病棟もしくはホスピスを有する病院

出典：公益財団法人日本医療機能評価機構ホームページ「病院評価事業」から抜粋

3 機能評価の概要（評価項目の概要）

評価は自己評価票と書類（施設基本票、部門別調査票、診療機能調査票、経営調査票）を病院が機構に提出して、評価調査者が病院規模に応じて4人ないし7人のチームで病院を訪問して、自己評価票の項目内容に従い評価するもので、2,196病院（2018年（平成30年）6月1日現在）が認定証を受けている。認定証の有効期限はVer.6.0版では5年目の更新審査のみであったが、機能種別版においては、認定から3年目の状況確認と認定から5年目の更新審査となった。

認定証が発行された病院の結果は病院の了解を得てインターネットでも公開されているが、2000年（平成12年）の医療法の改正で病院側は認定結果を広告することが可能となり、2002年（平成14年）からは個別具体的な審査項目の結果についても広告できるようになり、第5次医療法改正では情報開示の対象として医療機能評価機構の審査結果の開示も情報開示項目の1つとなった。

4 機能評価の概要

(1) 評価項目の体系と評価項目

Ver.6.0版では各部門における体制、規定の整備と組織的活動の評価を重点とした評価項目が8つの領域、中項目137項目、小項目352項目で構成され、一般病床では1〜6領域で評価し、これに固有項目として精神科病床は7領域を、療養病床は8領域を加えて評価していたが、機能種別版においては、プロセスの評価を重点において項目構成となっており、「患者中心の医療の推進」、「良質な医療の実践1」、「良質な医療の実践2」、「理念達成に向けた組織運営」の4領域に限定され、中項目も88〜92項目に削減し、小項目は廃止された（図6-1、表6-2）。

(2) 評点の定義の変更と認定の考え方

Ver.6.0版までは各中項目の評点を5段階で評価していたが、機能種別版においては、S（秀でている）、A（適切に行われている）、B（一転の水準に達している）、C（一定の水準に達しているとはいえない）の4段階評価となった。なお、Cと評価された項目のうち、問題の重要性、改善の緊急性が高い項目は、「改善要望事項」が付与される。「改善要望事項」がある場合は、認定保留もしくは条件付き認定となり、それぞれ再審査もしくは確認審査が必要となった。

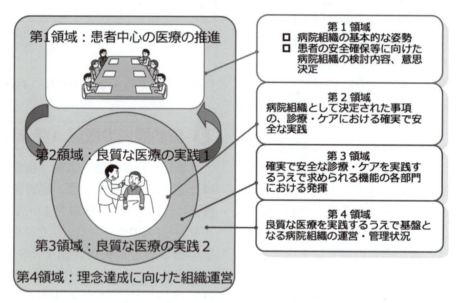

出典：公益財団法人日本医療機能評価機構「新たな機能種別評価の枠組み」から抜粋

図6-1　機能種別版における4領域の位置づけ

表6-2　Ver.6.0版と機能種別版評価項目の違い

（従来）

統合版評価項目V6.0
1. 病院組織の運営と地域における役割
2. 患者の権利と医療の質および安全の確保
3. 療養環境と患者サービス
4. 医療提供の組織と運営
5. 医療の質と安全のためのケアプロセス
6. 病院運営管理の合理性

＋

| 7. 精神科に特有な病院機能 |
| 8. 療養病床に特有な病院機能 |

（新）

機能種別版評価項目
1. 患者中心の医療の推進
2. 良質な医療の実践1
3. 良質な医療の実践2
4. 理念達成に向けた組織運営

（3）評価内容の最終判定

評価調査者からの訪問審査報告書は、医療機能評価機構内での査読を経て最終判定が外部委員で構成された評価委員会で認定、留保の判断が行われ、認定病院には認定証が交付される。

（4）機能評価における医療機器管理機能について

2013年（平成25年）4月から運用開始された機能種別版では、領域2「良質な医療の実践1」の「2.1 診療・ケアにおける質と安全の確保」において、「2.1.7 医療機器を安全に使用している」が、領域3「良質な医療の実践2」の「3.1 良質な医療を構成する機能1」では、臨床検査機能、画像診断機能、診療情報管理機能、医療機器管理機能、洗浄・滅菌機能を適切に発揮できることが求められている（表6-3）。

（酒井順哉、中田精三）

表6-3　病院機能評価 機能種別版評価項目　一般病院2〈3rdG：Ver.2.0〉

1 患者中心の医療の推進

1.1 患者の意思を尊重した医療
1.1.1 患者の権利を明確にし、権利の擁護に努めている
1.1.2 患者が理解できるような説明を行い、同意を得ている
1.1.3 患者と診療情報を共有し、医療への患者参加を促進している
1.1.4 患者支援体制を整備し、患者との対話を促進している
1.1.5 患者の個人情報・プライバシーを適切に保護している
1.1.6 臨床における倫理的課題について継続的に取り組んでいる
1.2 地域への情報発信と連携
1.2.1 必要な情報を地域等へわかりやすく発信している
1.2.2 地域の医療機能・医療ニーズを把握し、他の医療関連施設等と適切に連携している
1.2.3 地域に向けて医療に関する教育・啓発活動を行っている
1.3 患者の安全確保に向けた取り組み
1.3.1 安全確保に向けた体制が確立している
1.3.2 安全確保に向けた情報収集と検討を行っている
1.4 医療関連感染制御に向けた取り組み
1.4.1 医療関連感染制御に向けた体制が確立している
1.4.2 医療関連感染制御に向けた情報収集と検討を行っている
1.5 継続的質改善のための取り組み
1.5.1 患者・家族の意見を聞き、質改善に活用している
1.5.2 診療の質の向上に向けた活動に取り組んでいる
1.5.3 業務の質改善に継続的に取り組んでいる
1.5.4 倫理・安全面などに配慮しながら、新たな診療・治療方法や技術を導入している
1.6 療養環境の整備と利便性
1.6.1 患者・面会者の利便性・快適性に配慮している
1.6.2 高齢者・障害者に配慮した施設・設備となっている
1.6.3 療養環境を整備している
1.6.4 受動喫煙を防止している

2 良質な医療の実践1

2.1 診療・ケアにおける質と安全の確保
2.1.1 診療・ケアの管理・責任体制が明確である
2.1.2 診療記録を適切に記載している
2.1.3 患者・部位・検体などの誤認防止対策を実践している
2.1.4 情報伝達エラー防止対策を実践している
2.1.5 薬剤の安全な使用に向けた対策を実践している
2.1.6 転倒・転落防止対策を実践している
2.1.7 医療機器を安全に使用している
2.1.8 患者等の急変時に適切に対応している
2.1.9 医療関連感染を制御するための活動を実践している
2.1.10 抗菌薬を適正に使用している
2.1.11 患者・家族の倫理的課題等を把握し、誠実に対応している
2.1.12 多職種が協働して患者の診療・ケアを行っている
2.2 チーム医療による診療・ケアの実践
2.2.1 来院した患者が円滑に診察を受けることができる
2.2.2 外来診療を適切に行っている
2.2.3 診断的検査を確実・安全に実施している
2.2.4 入院の決定を適切に行っている

医療機器安全実践必携ガイド「医療概論編」

2.2.5 診断・評価を適切に行い、診療計画を作成している

2.2.6 患者・家族からの医療相談に適切に対応している

2.2.7 患者が円滑に入院できる

2.2.8 医師は病棟業務を適切に行っている

2.2.9 看護師は病棟業務を適切に行っている

2.2.10 投薬・注射を確実・安全に実施している

2.2.11 輸血・血液製剤投与を確実・安全に実施している

2.2.12 周術期の対応を適切に行っている

2.2.13 重症患者の管理を適切に行っている

2.2.14 褥瘡の予防・治療を適切に行っている

2.2.15 栄養管理と食事指導を適切に行っている

2.2.16 症状などの緩和を適切に行っている

2.2.17 リハビリテーションを確実・安全に実施している

2.2.18 安全確保のための身体抑制を適切に行っている

2.2.19 患者・家族への退院支援を適切に行っている

2.2.20 必要な患者に継続した診療・ケアを実施している

2.2.21 ターミナルステージへの対応を適切に行っている

3 良質な医療の実践2

3.1 良質な医療を構成する機能1

3.1.1 薬剤管理機能を適切に発揮している

3.1.2 臨床検査機能を適切に発揮している

3.1.3 画像診断機能を適切に発揮している

3.1.4 栄養管理機能を適切に発揮している

3.1.5 リハビリテーション機能を適切に発揮している

3.1.6 診療情報管理機能を適切に発揮している

3.1.7 医療機器管理機能を適切に発揮している

3.1.8 洗浄・滅菌機能を適切に発揮している

3.2 良質な医療を構成する機能2

3.2.1 病理診断機能を適切に発揮している

3.2.2 放射線治療機能を適切に発揮している

3.2.3 輸血・血液管理機能を適切に発揮している

3.2.4 手術・麻酔機能を適切に発揮している

3.2.5 集中治療機能を適切に発揮している

3.2.6 救急医療機能を適切に発揮している

4 理念達成に向けた組織運営

4.1 病院組織の運営と管理者・幹部のリーダーシップ

4.1.1 理念・基本方針を明確にしている

4.1.2 病院管理者・幹部は病院運営にリーダーシップを発揮している

4.1.3 効果的・計画的な組織運営を行っている

4.1.4 情報管理に関する方針を明確にし、有効に活用している

4.1.5 文書管理に関する方針を明確にし、組織として管理する仕組みがある

4.2 人事・労務管理

4.2.1 役割・機能に見合った人材を確保している

4.2.2 人事・労務管理を適切に行っている

4.2.3 職員の安全衛生管理を適切に行っている

4.2.4 職員にとって魅力ある職場となるよう努めている

4.3 教育・研修

4.3.1 職員への教育・研修を適切に行っている

4.3.2 職員の能力評価・能力開発を適切に行っている

4.3.3 専門職種に応じた初期研修を適切に行っている

4.3.4 学生実習等を適切に行っている

4.4 経営管理

4.4.1 財務・経営管理を適切に行っている

4.4.2 医事業務を適切に行っている

4.4.3 効果的な業務委託を行っている

4.5 施設・設備管理

4.5.1 施設・設備を適切に管理している

4.5.2 物品管理を適切に行っている

4.6 病院の危機管理

4.6.1 災害時の対応を適切に行っている

4.6.2 保安業務を適切に行っている

4.6.3 医療事故等に適切に対応している

4節 クリニカルインジケータ（CI：Clinical Indicator）

医療の評価方法としては、医療の質を「医療施設の組織として評価」する方法がある。

これは公益財団法人日本医療機能評価機構で行われており、①組織体制や人員配置など組織構造・体制の評価、②アウトカムを左右する医療行為のプロセスの評価、③プロセスの結果の記録や臨床の指標などの評価という視点で構成された項目で評価が行われているが、臨床指標についてはこれを直接的な評価指標とするまでには至っていない。

現状では医療の供給体制の評価が主体となっており、医療の質を直接評価することにつながらない可能性がある。

このため、医療の質を直接評価する個別の臨床指標を詳しく研究する必要があり、そのツールとして各種のクリニカルインジケータ（臨床指標）が挙げられ、検討されているところである。

クリニカルインジケータとは、実際に行われている医療の経過や結果を指標として設定し、その指標から病院で行われる医療の質を評価しようとするものである。例えば胃がんの手術で、一般的に平均在院日数が短くなれば良い手術をした結果として評価され、平均在院日数が1つの指標となる。もちろん、同じ胃がんでも進行度（重症度）により平均在院日数に差が生じるので、重症度をその指標に加味して設定する必要がある。

その他、治療成績、患者の予後、合併症の発生率、死亡率、患者満足度はどのくらいかなども結果を示す指標と成り得るが、客観的に把握できること、容易に評価できることがポイントとなる。

（粕田晴之、中田精三）

第VII章

医療安全管理

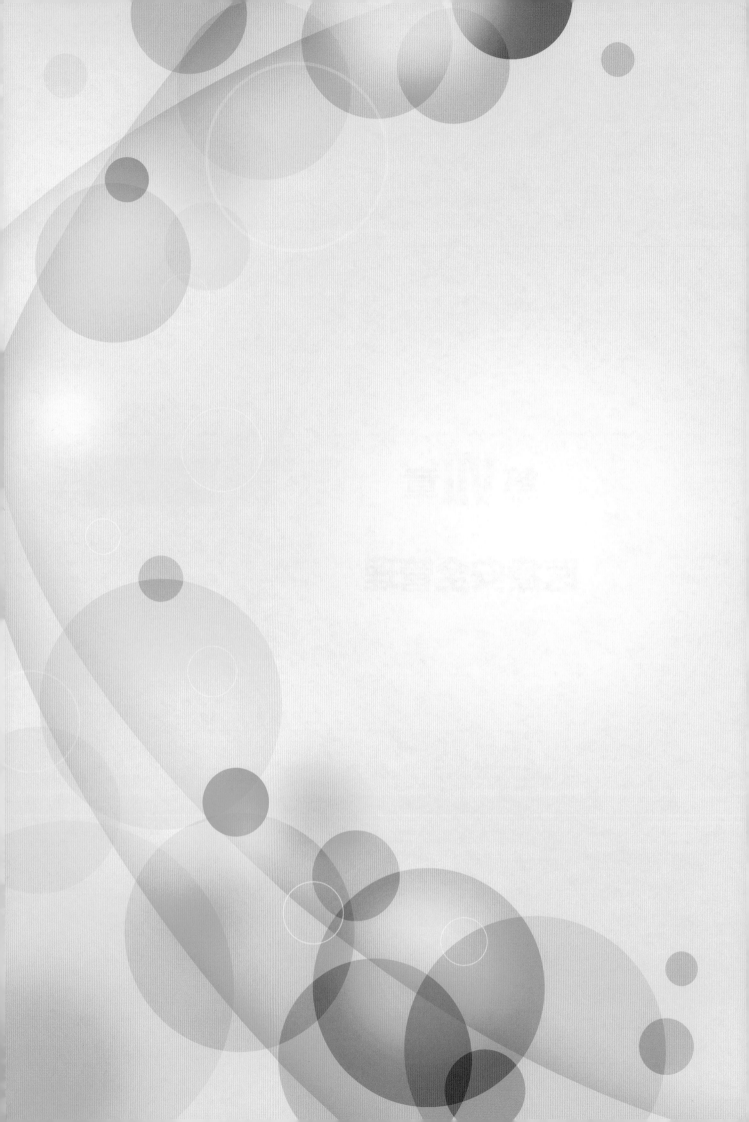

1節 我が国における医療安全管理

我が国における医療安全管理の解釈は欧米とは異なり、各医療機関においては未だ医療事故未然予防、再発防止に特化した業務のみに捉えられることが多い。

その中、我が国において「医療におけるリスクマネジメント」が導入された時期は、度重なる医療事故についてクローズアップされた1990年代である。ところが2000年8月、厚生労働省により『リスクマネージメントマニュアル作成指針』が国立病院等に導入された経緯から、リスクマネジメントの解釈は医療事故防止、再発防止のみに特化され「リスクマネジメント」と「医療安全」が同義語で扱われたために、医療の質管理、医療安全管理においては総合型リスクマネジメントの観点から捉えることはなく、別々に対応されてきた。

本来、リスクマネジメントは総合型リスクマネジメントと捉えるべきで、医療におけるリスクマネジメント (Healthcare Risk Management) は、単に医療事故防止対策、医療訴訟対応に焦点を当てただけの取り組みではなく、患者安全・安心の確保、医療の質の確保、医療を巡る内外環境の変化への対応、組織の見直し、医療従事者の健康管理、情報漏洩リスク、危機管理、円滑なコミュニケーションなど広範囲にわたる必要があり、これまでの医療の質・安全管理に特化したマネジメントのみでは限界がある。それゆえ、医療機関における総合型リスクマネジメント導入が鍵となる。

この章では、患者本位で安全・安心で安楽な質の高い医療提供を基本とし、患者の権利を重視した組織の確立手法、Non-Technical Skills（コミュニケーション、チームワーク、リーダーシップなど）強化の手法また、医療事故情報収集等事業及び医療事故調査制度の現状と課題を体系的に捉え、医療安全管理体制構築のための新たな問題解決の手法などについても述べる。

1 我が国における医療事故

公益財団法人日本医療機能評価機構事故防止事業部の報告によると、医療事故の件数増加が懸念される一方で、医療事故への関心と医療事故を報告する機運が少しずつ高まってきていることが推測される（表7-1）。しかしながら、最近相次いで明らかになった内視鏡手術における医療事故報告事例からもみられるように、事故としての認識が低く、事故を隠蔽する風土が一掃されたとは言い難く、ヒヤリ・ハット事例の積極的な分析などを通して、医療事故の発生予防に対する一層の意識の高まりが期待される。

2004年10月1日、医療事故報告義務化が施行され、17年6ヶ月間（2004年10月1日〜2022年3月31日）で54,933件（報告義務対象医療機関273施設＋参加登録申請医療機関859施設：2022年3月31日現在、全国病院数8,168施設：2022年5月31日現在）もの医療事故が報告されている。これら年間当たり3,139件の医療事故が発生していることになるが、全国病院数8,172施設の約1/8の施設報告数で各施設から何件発生しているか不明で、約17万施設の診療所は対象外である。また、各施設において類似事例も再発・多発しており、ヒヤリハット、インシデント・アクシデント等の報告方法、情報収集、事例分析のあり方、医療事故の未然予防・再発防止対策、さらに各施設における質・安全管理体制再構築などが最重要課題である。一方で、これら医療事故情報収集等事業の事故報告データ（2005年〜2015年）に基づき背後要因別に分析した「医療事故情報収集事業の事故報告の現状分析とその考察」によると、確認不足による医療事故が7,030件で32.0％、コミュニケーション不足による医療事故が4,278件で19.5％、知識不足による医療事故が2,743件で12.5％を占め、確認不足とコミュニケーション不足で51.5％を占めることが明らかになっ

表7-1 医療事故の報告数

	報告義務のある医療機関		任意に報告した医療機関	
	事故件数	医療機関数	事故件数	医療機関数
2005年	1,114	272	511	283
2010年	2,182	272	169	427
2015年	3,374	275	280	743
2017年	3,598	276	497	773
2019年	4,049	274	483	812
2020年	4,321	273	481	834
2021年	4,674	273	569	857

出典：公益財団法人日本医療機能評価機構 医療事故情報収集等事業 第68回報告書

医療機器安全実践必携ガイド「医療概論編」

た。その他のヒューマンファクターズに関わる医療事故は7,886件で36％ではあるが、医療の高度化、複雑多様化、多職種協働により背後要因分析が複雑で、即効性のある対策は困難である。一方で、確認不足とコミュニケーション不足における対策については、効果的・効率的なNon-Technical Skills強化手法等活用により、従来より51.5％の医療事故低減が期待できる。今日、医療安全対策加算算定条件として専従・専任の医療安全管理者の配置が義務付けられたものの、医療安全管理者の業務の53.5％が、インシデント・アクシデント情報収集・分析を占めており、本来なすべき院内安全ラウンド（巡視）、全職員の安全教育実施、職種間の連携強化などの業務時間が確保できず、安全文化の醸成までに至っていないのが現状である。これらの解決課題を組織による問題と捉え、医療スタッフのEmpowerment（引潜力）を引き出し、目標・目的を明確にし、組織を構成するスタッフの合意形成、行動変容へ導くことが重要である。

② 医療安全のための取り組み

（1）医療事故防止機運の高まり

我が国における医療事故防止の行政施策は、1999年（平成11年）1月に横浜市立大学医学部附属病院（現横浜市立大学附属病院）で肺を手術する患者と心臓を手術する患者を取り違えた患者誤認事故を契機として、厚生労働省で病院における医療事故防止の機運が高まったことに端を発する。

厚生労働省は、1999年（平成11年）2月、厚生科学研究において有識者からなる「患者誤認事故予防のための院内管理体制の確立方策に関する検討会」を設置し、類似事故の再発防止のための具体的な方策について検討し、その結果を「患者誤認事故防止方策に関する検討会報告書」にまとめた。

（2）国立大学附属病院等での
医療事故防止方策の策定

国立大学医学部附属病院長会議常置委員会は、2000年（平成12年）5月、医療事故防止方策の策定に関する作業部会の中間報告として、「医療事故防止のための安全管理体制の確立について」を策定し、

各国立大学病院における医療事故防止策をあらゆる角度から徹底的に総点検する行動計画の必要性を提示した。一方、国立病院・療養所では、2000年（平成12年）8月にリスクマネジメントスタンダードマニュアル作成委員会により「リスクマネージメントマニュアル作成指針」が作成されるに至った。

（3）医療安全対策ネットワーク整備事業

このような経緯の中、厚生労働省は、2001年（平成13年）10月、医療法第4条の2に基づき、高度医療を提供する特定機能病院から、日常診療のインシデント事例収集・分析などを行う「医療安全対策ネットワーク整備事業（ヒヤリ・ハット事例収集事業）」を開始する措置を講じた。

（4）病院に対する医療事故防止体制の義務化

厚生労働省は医療事故の増加を抑制すべく、医療安全対策検討会議を組織し、2002年（平成14年）4月に「医療安全推進総合対策（医療事故を未然に防止するために）」を策定するとともに、同年10月から「医療安全対策のための医療法施行規則一部改正」を施行し、病院に医療事故防止体制の強化を求め、病院と有床診療所に対して、①安全管理指針、②事故等の院内報告制度、③安全管理委員会、④安全管理のための職員研修の4項目が義務化された。2003年（平成15年）4月には、特定機能病院と臨床研修病院に①医療安全管理者、②医療安全管理部門、③相談窓口の3項目が義務化された。

（5）医療機器の保守点検業務と補助金制度

2003年（平成15年）7月30日からは、薬事法（現在の医薬品医療機器等法）において、病院などが医薬品・医療機器に副作用・不具合などの発生を確認した場合、厚生労働大臣に対し、副作用・不具合などを報告することが義務付けられた（医薬発第0151014号）。

また、医療機器の保守点検に関しては、当時の薬事法第68条2第3項で病院における医療機器の保守点検の実施を努力規定としていたが、1996年（平成8年）3月からは「医療法の一部を改正する法律の一部の施行について」（健政発第263号）において、医療機器の保守点検が病院自らの業務であることを規定した。

— 144 —

さらに、同省は、2004年（平成16年）に「医療施設など施設整備事業費補助事業」として医療機器管理室施設整備費補助金事業を開始した。本事業は、臨床工学部門が生命維持管理装置の操作・保守管理に留まらず、院内全体の医療機器の安全使用を図るべく、定期的な保守管理の実施や安全情報の収集や伝達を円滑にするための医療機器管理室の組織化を推進するものであり、地域医療支援病院や地域がん診療拠点病院など、地域における中核的な病院であること、及び医療機器管理室は臨床工学技士などによる管理体制が整備されていることが補助条件である。この補助金制度における医療機器管理室の業務としては、次の各項が示されている。

- 医療機器関係企業からの情報の収集、管理及び院内医療従事者に対する伝達
- 医療機器の購入の際における機種選定のための試用及び購入決定者への助言
- 医療機器の保守管理
- 医療従事者に対する医療機器の使用方法の講習
- 臨床現場における使用実態に係る情報収集及び医療機器関係企業への情報伝達

これにより、医療機器管理室は医療機器の保守点検に留まらず、病院における医療機器に関する安全対策拠点と位置づけている。補助内容は、医療機器管理室80m²を基準面積とし、負担は国庫1/3、自治体1/3、事業主1/3の負担割合である。

（6）医療安全推進総合対策の策定

2005年（平成17年）4月1日に改正・施行された薬事法（現在の医薬品医療機器等法）によって、医療機器の品質は製造（輸入）の承認・許可制度の見直しや市販後安全対策の充実がより強化されたため、病院における医療スタッフの不適正使用や医療機器の保守点検の未実施など病院の安全管理体制の不備が原因での医療事故は、ますますその責任が明確となった。

また、同年には、厚生労働省第20回医療安全対策検討会議において、**医療安全推進総合対策**として「今後の医療安全対策について」が策定され、その重点項目として、医療の質と安全性の向上、医療事故など事例の原因究明・分析に基づく再発防止策の徹底、患者・国民との情報共有と患者・国民の主体的参加の促進が明確にされた。

（7）医療法改正による医療安全確保の義務化

2007年（平成19年）4月に改正された医療法第6条の10関係では、病院等（病院、診療所または助産所）に対して院内感染対策、医薬品、医療機器に係る安全確保の義務が通知された（図7-1）。

この医療法改正により、各病院等に**医療安全管**

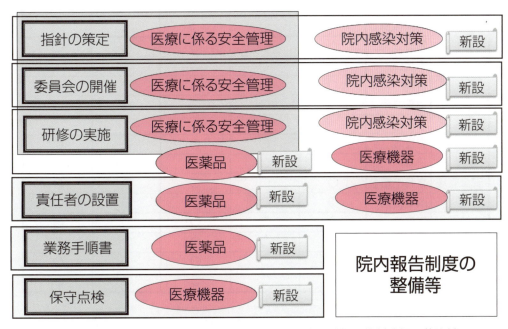

図7-1　医療法における病院管理者に対する医療安全確保の体制確保の義務付け

理者、院内感染対策担当者、医薬品安全管理責任者、医療機器安全管理責任者を配置することが義務付けられた。表7-2に、病院、診療所における義務付けの概要を示す。

医療安全管理者は、医療安全全般に関する施策を主導する立場から、病院長や副病院長など医療機関の管理責任、運営権限を持つ者が務め、院内感染対策担当者、医薬品安全管理責任者、医療機器安全管理責任者との連携が不可欠となる。

医療機器安全管理責任者は、医療機器に関する十分な知識を有する常勤職員であり、医師、歯科医師、薬剤師、助産師、看護師、歯科衛生士、診療放射線技師、臨床検査技師または臨床工学技士のいずれかの資格を有していることが資格要件となっている。病院管理者の指示の下に、次に掲げる業務の行動計画と実践内容の記録・保存を行わなければならない。

・従業者に対する医療機器の安全使用のための研修の実施
・医療機器の保守点検に関する計画の策定及び保守点検の適切な実施
・医療機器の安全使用のために必要となる情報の収集その他の医療機器の安全使用を目的とした改善のための方策の実施

さらに、医療機器の保守点検に関する計画の策定及び保守点検の適切な実施においては、①保守点検の方法に関する情報収集、②医療機器の使用状況などの把握、③保守管理計画の策定及び保守点検記録の保存が必要となった。

（8）裁判外紛争解決手続の利用の促進

「裁判外紛争解決手続の利用の促進に関する法律」（ADR法）は、2004年（平成16年）12月1日に公布され、2007年（平成19年）4月1日から施行されるこ

表7-2　医療安全対策に係る義務付けの概要

項目	医療機関	病院		診療所	
		特定機能病院	臨床研修病院	有床	無床
医療安全管理	指針	○	○	○	○	○
	委員会	○	○	○	○	
	研修	○	○	○	○	○
	改善方策	○	○	○	○	○
	専任担当者		○	○		
	部門		○	○		
	相談体制		○	○		
院内感染対策	指針	○	○	○	○	○
	委員会	○	○	○	○	
	研修	○	○	○	○	○
	改善方策	○	○	○	○	○
	専任担当者		○			
医薬品安全管理	責任者	○	○	○	○	○
	研修	○	○	○	○	○
	業務手順書	○	○	○	○	○
	改善方策	○	○	○	○	○
医療機器安全管理	責任者	○	○	○	○	○
	研修	○	○	○	○	○
	保守点検	○	○	○	○	○
	改善方策	○	○	○	○	○

(注) 1 「○」は医療法施行規則等により、当該事項が義務付けられていることを示す。
2 「臨床研修病院」は、医師法第16条の2等で規定される診療に従事しようとする医師が臨床研修を受ける病院で、指定される基準の1つに医療安全に関する体制の確保が求められている。

ととなった。ADR(Alternative Dispute Resolution)とは、民事において公正な仲裁人または調停人が間に入って、裁判によらない当事者の合意に基づく紛争解決方法のことで、その基本理念は「紛争の当事者の自主的な紛争解決の努力を尊重しつつ、公正かつ適正に実施され、かつ、専門的な知見を反映して紛争の実情に即した迅速な解決を図るものでなければならない」(第3条第1項)とされている。

ADRの長所について民事訴訟と比較すると、①費用が廉価、②紛争解決までの時間が短縮、③手続きの簡素化、④日程調整など当事者の意向に応じる柔軟性、⑤裁判所の負担軽減(2次的長所)などが考えられる。一方、短所としては、①公平性の確保(特に民間ADRの場合)、②ADRに関わる専門職の不足、③制度への認知不足などが挙げられる。

(9) 産科医療補償制度の運営開始

産科医の慢性的な不足や分娩を取り扱わない医療機関の増加などにより、産科医療の提供が十分ではない地域が生じていることを背景として、産科医療補償制度が2009年(平成21年)1月に創設された。

同制度は、分娩に関連して発症した重度脳性麻痺児とその家族の経済的負担を速やかに補償するとともに、脳性麻痺発症の原因分析を行い、同じような事例の再発防止に資する情報を提供することなどにより、紛争の防止・早期解決及び産科医療の質の向上を図ることを目的としている(図7-2)。

(10) 死亡時画像診断システム整備事業

医療機関で亡くなった場合には、遺族の承諾のもと病理解剖が行われるが、病死や自然死を除いた死(異状死)体のうち、犯罪性が疑われる場合には警察により司法解剖が行われ、それ以外の場合には、監察医制度施行地域では監察医解剖が行われ、監察医制度のない地域では遺族の承諾のもと承諾解剖が行われていた。

近年、死因究明の手法の1つとして、遺体を傷つけることなく実施可能な**死亡時画像診断**(Ai: Autopsy imaging)の活用に対する関心が高まっている。死亡時画像診断においては、遺体をCT(コンピューター断層撮影)やMRI(磁気共鳴画像法)

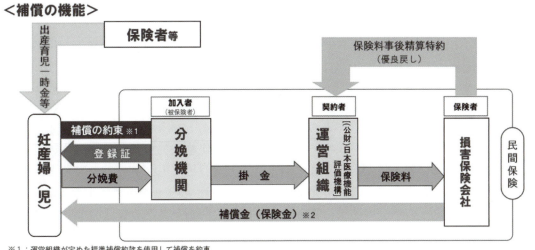

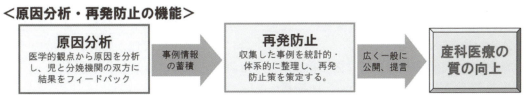

図7-2 産科医療補償制度の概要

出典：厚生労働省「産科医療補償制度とは」

で撮影・読影することで、体表（外表）のみでは分からない遺体内部の情報（骨折や出血等）が得られることから、解剖の要否の判断や死因究明の精度の向上に資すると考えられている。

厚生労働省において、2010年（平成22年）度から異状死死因究明支援事業の一環として、監察医制度が運用されていない地域であって、異状死の死因究明のために法医学教室との連携により独自の解剖の取り組みを行っている自治体に対し、解剖経費等（死亡時画像診断を使用する場合の経費を含む）の財政支援を開始するとともに、異状死の死因究明のための死亡時画像診断の施設・設備整備を補助する「死亡時画像診断システム整備事業」を医療施設等施設・設備整備費のメニューに追加するなどの対応が行われている。

死後画像の撮影・読影の精度の向上には、画像の撮影・読影技術の向上が必要であるが、我が国においては撮影・読影に関わる教育や死後変化等に関するデータの集積、また、死後画像の読影可能な医師不足が指摘されている。

（北野達也、酒井順哉）

❸ 医療事故調査委員会の設置と役割

2008年（平成20年）10月に航空・鉄道事故調査委員会と海難審判庁の原因究明機能が統合した運輸安全委員会は、航空、鉄道及び船舶の事故・重大インシデントの原因を科学的に究明し、公正・中立の立場から事故の防止に寄与するための独立した常設機関として設置されている。航空、鉄道及び船舶は常に高い水準の安全性が求められており、徹底した原因究明を行うとともに、再発防止策を講じるため、事故などの調査の結果を報告書としてとりまとめ、国土交通大臣に提出するとともに公表することとなっている。また、必要と認めるときは、国土交通大臣または関係行政機関の長に対し、委員会が事故の防止のため講ずべき施策について勧告、あるいは建議を行う。

一方、医療事故調査委員会においては医療事故調査官等医療事故調査の専門家配置はなく、医療機関ごとの医療事故調査委員会の構成、医療事故報告書作成方法等、前述の国土交通省における運輸

安全委員会に比べて十分とは言い難い。

厚生労働省は、医療の安全と信頼の確保のために2002年（平成14年）8月、「医療法施行規則の一部を改正する省令」を施行し、厚生労働省医政局長の通知「医療法施行規則の一部を改正する省令の施行について」（医政局第0830001号）の中で、病院における安全対策として病院による医療事故調査の実施の義務を明確にした（図7-3）。

これにより多くの病院では、医療事故が発生した場合、患者に対する事故の影響度によって医療事故調査委員会を設置し、医療事故の真相究明と再発防止策の検討、遺族への十分な説明などが行われるようになっている。しかし、一部の医療機関では、医療事故調査の実態として、事故原因の客観的分析が行われず、医療事故の真相究明と再発防止策の検討、遺族への十分な説明など、遺族が納得できない場合には医療訴訟へと発展しているケースもある。

このような現状において、医療事故調査に客観性と透明性を持たせるとともに医療事故調査の結果と再発防止策が公開され、広く医療機関全体で医療の安全が実現されること、遺族への十分な説明等を目的として、医療事故調査制度が2014年（平成26年）6月に公布され、2015年（平成27年）10月より施行されることとなった。

同制度は、医療事故が発生した医療機関において院内調査を行い、その調査報告を第三者機関（医療事故調査・支援センター）が収集・分析することで未然予防、再発防止、遺族への十分な説明等につなげるという「医療事故に係る調査の仕組み」等を、医療法に位置づけ、医療の安全を確保することを目的として制定されている。世界保健機関（WHO）のドラフトガイドラインに基づき、有害事象の報告システムにより学習目的、説明責任を目的としたシステムを参考にしており、非懲罰性、秘匿性、独立性を重んじ、原因の究明が図られるように配慮されたものとなっている。また、図7-3で示すように、調査・分析が不十分と思われる場合には、医療機関側からだけではなく、遺族からも調査を依頼することができる。

（加見谷将人、北野達也）

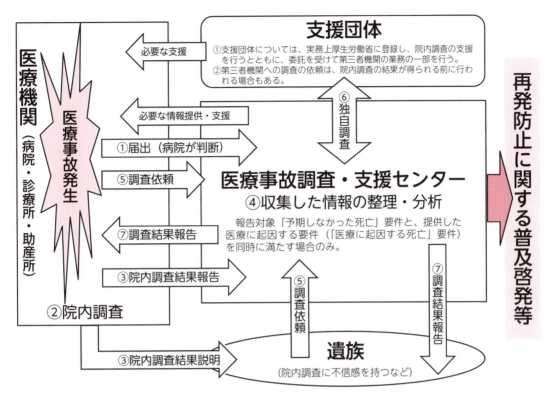

図7-3　医療事故調査制度の概要

出典：一般社団法人日本医療安全調査機構HPより著者にて作成

4 医療事故調査制度運用の現況及び報告データの解釈

医療事故調査制度は2015年10月に運用開始され、当初は年1,300～2,000件の届け出を想定していたが、2016年10月までの13ヶ月間の届け出は、わずか432件であった。
その背景として、
(1) 対象とされる「予期しなかった死亡事故」の範囲が曖昧で、判断基準が不明確であること。
(2) 事故として報告することで過誤を認めるとの思いもあり、届け出に消極的な医療機関があること。
(3) 患者・遺族側からの届け出が認められていないこと。
(4) 患者・遺族側に対し、医療機関からの説明が不十分であることなどが制度創設時の問題点として挙げられた。

これらの問題点を解消すべく、2016年6月24日に制度を見直し、厚生労働省は、「医療法施行規則の一部を改正する省令の施行について」（2016年6月24日付、医政発0624第3号）において、支援団体が情報共有などを行う「支援団体等連絡協議会」を都道府県に1カ所、中央に1カ所設置することや、遺族などからの相談対応の充実を盛り込んだ医療事故調査制度の改正がなされた。

本改正では各病院等に対し、死亡および死産事例が発生した場合、当該病院等の管理者に遺漏なく速やかに報告される体制の構築も求められている。医療事故調査制度は、院内調査が基本であり、各病院等の医療事故調査・支援センターへの事故報告や事故調査を支援する役割を担う支援団体が各地域に設置されている。

2015年10月1日、医療事故調査制度が施行され、7年が経過し、相談の状況（相談件数、相談者別（「医療機関」と「遺族等」）相談件数の推移、遺族等からの求めに応じて医療機関へ伝達、センター合議における助言内容および医療機関の判断、医療事故の発生状況（医療事故発生報告件数の推移、病床規模別医療事故発生報告件数、病床規模別1施設当たりの医療事故発生報告件数、センター調査対象件数、依頼者の内訳、依頼理由などが報告されている。また、数値版においては、クロス集計によるセンター調査の状況（センター調査の依頼理

医療機器安全実践必携ガイド「医療概論編」

由、院内調査が進まない、院内調査では信用できないなど。）などが報告されている。

2022年6月末現在の医療事故報告件数累計2,374件、院内医療事故調査報告結果累計2,083件、相談件数累計12,369件、センター調査依頼件数累計186件（遺族から156件、医療機関から30件）との報告である[2]。2015年10月1日から運用開始され丸5年の間、センター調査依頼件数が、遺族からの依頼が多く、医療機関からの依頼の5倍近くを占めている。特に遺族からセンターへ調査依頼する理由で、最も多かったのは「院内調査結果に納得できない。」であり、医療事故調査制度の成果の一つと言える（表7-3）。

（北野達也、加見谷将人）

2節 リスクマネジメント

1 インシデントとアクシデント

（1）インシデント

インシデントは、国際的、学術的には「患者の診療・ケアにおいて本来のあるべき姿から外れた事態や行為の発生」という意味で用いられているが、我が国では、日常診療の場で、誤った医療行為などが患者に実施される前に発見されたもの、あるいは誤った医療行為などが患者に実施されたが、結果として患者に影響をおよぼすには至らなかったものをいい、「ヒヤリ・ハット」と同義に使われる場合が多い。

公益財団法人日本医療機能評価機構・医療事故防止事業部で実施される「ヒヤリ・ハット事例収集分析提供事業」においては、①誤った医療行為などが、患者に実施される前に発見された事例、②誤った医療行為などが実施されたが、結果として患者に影響をおよぼすに至らなかった事例、③誤った医療行為などが実施され、その結果、軽微

表7-3　センター調査の依頼理由

センター調査対象件数（累計）114件（件数/重複計上）

依頼者	依頼理由		2019年	2018年	2017年	2016年	累計
医療機関	死因が明らかでない		3	1	3	3	10
	院内調査結果の検証をしてほしい		3	2	6	4	15
	件　数		6	3	9	7	25
御遺族	院内調査結果に納得できない	臨床経過	17	14	15	2	48
		死　因	20	16	18	7	61
		治　療	26	17	20	10	73
		説明と同意	9	10	8	3	30
		再発防止策	16	8	8	4	36
		委員会構成	1	2	3	3	9
	小　計		89	67	72	29	257
	院内調査が進まない		1	0	1	2	4
	院内調査では信用できない		0	4	1	1	6
	件　数		90	71	74	32	267
合　計			96	74	83	39	292

出典：一般社団法人日本医療安全調査機構 医療事故調査・支援センター2019年年報
医療事故調査・支援センター2019年年報（2019年1月1日〜2019年12月31日）
一般社団法人日本医療安全調査機構、2020年3月12日発表[2] より作成

な処置・治療を要した事例が対象となっており、患者に被害が生じなかったヒヤリ・ハット事例に加え、軽微な処置・治療を要した事例も含まれる点が、労働災害対象事例とは異なる。

（2）アクシデント

アクシデントとは、医療行為によって何らかの傷害が患者に発生した事例をいい、「医療事故」と同義に使われる。なお、アクシデントには、患者が病院の廊下などで何らかの原因で転倒した場合や、医療従事者が被害者である場合も含まれる。

国立大学病院医療安全管理協議会の事故影響度分類によると、医療事故の程度を医療スタッフの個人の判断で行うのではなく、表7-4のように患者への影響度によって6段階に分類されることが一般的となっている。

（3）ハインリッヒの法則（Heinrich's law）

米国の損害保険会社の研究部長H. W. Heinrichは、材木伐採作業者の伐採事故災害について調査した結果、死亡重傷が1,666件、軽傷が4万8,334件、これに対して危うく傷害を免れたもの（ヒヤリ・ハット事例）が約50万件もあったことが判明した。これを比率で表すと、重傷1に対して、軽傷29、危険300となる（図7-4）。さらに、約7万5,000事例には多くの「不安全行動」と「不安全状態」が存在しており、そのうち予防可能であるものは「労働災害全体の98％を占める」こと、「不安全行動は不安全状態の約9倍の頻度で出現している」ことが分析により明らかになっている。

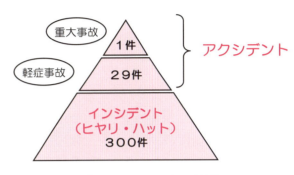

図7-4　ハインリッヒの法則
出典：Heinrich, H. W. : Industrial Accident Prevention, 1931

この法則は、一般に「ハインリッヒの法則」（1：29：300の法則）と呼ばれ、労災事故だけではなく、他のさまざまな失敗を防止するための警鐘として、取り上げられるようになった。

なお、ハインリッヒは労災事故分析結果から、災害防止について以下の教訓を導き出している。

・災害を防げば、傷害はなくせる。
・不安全行動と不安全状態をなくせば、災害も傷害もなくせる（職場の環境面の安全点検整備、特に、労働者の適正な採用、研修、監督、それらの経営者の責任をも言及）。

表7-4　事故影響度分類

区分	障害の継続性	障害の程度	障害の内容
1	死亡	－	死亡（原疾患の自然経過によるものを除く）
2	永続的	中等度～高度	永続的な障害や後遺症が残り、有意な機能障害や美容上の問題を伴う
3	永続的	軽度～中等度	永続的な障害や後遺症が残ったが、有意な機能障害や美容上の問題は伴わない
4	一過性	高度	濃厚な処置や治療を要した（バイタルサインの高度変化、人工呼吸器の装着、手術、入院日数の延長、外来患者の入院、骨折など）
5	一過性	中等度	簡単な処置や治療を要した（消毒、湿布、皮膚の縫合、鎮痛剤の投与など）
6	一過性	軽度	処置や治療は行わなかった（患者観察の強化、バイタルサインの軽度変化、安全確認のための検査などの必要性は生じた）

出典：国立大学病院医療安全管理協議会

医療事故についても同様であり、ヒヤリ・ハット事例についてもその原因究明を行い、再発しないシステム作りが重要である。

2 医療事故の発生モデル

リスクマネジメント（Risk Management）とは、事故発生時や発生後の対応を一連の流れの中で考えようとするものであり、「把握」、「分析」、「対処」、「評価」のプロセスから成る。医療事故の予防で第1に重要なことは、医療の全てのプロセスにおいて事故発生の可能性があることを念頭に置き、ニアミス例が発生したときに予防対策を見直すことである。

具体的な対策として、以下の内容を実践する必要がある。

・早期にインシデントまたはアクシデントを「把握」する。
・インシデントまたはアクシデントの原因・状況を「分析」する。
・事故発生後の「対処」と再発防止策を立案する。
・対処作の有用性について「評価」する。

3 事故発生原因の分析

（1）スイスチーズ・モデル
　　（Swiss cheese model）

英国マンチェスター大学心理学部教授 James Reasonは、重大事故は1つの要因だけで発生するものではなく、複数の要因が重なって発生するため、さまざまな防護策を講じても防護策に欠陥があると事故が発生することを、「スイスチーズ・モデル」で表現した。

Reasonは、潜在的ハザードが顕在化して事故に至るまでに、「即発的エラーによる穴」と、「潜在的要因による穴」の2種類の欠陥があると指摘している（図7-5）。

したがって、事故を防ぐ工夫としてあらかじめ幾層もの防護策を講じ、1つの防護策が破られても次の防護策によって事故の発生を防止しようとするのが一般的であるが、それらの防護策にはスイスチーズのような穴（欠陥）が生ずることもあり、

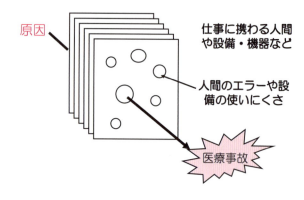

図7-5　スイスチーズ・モデル
出典：Reason, J：Managing the Risks of Organizational Accidents, 1997

これらの穴をくぐり抜けるようにして、事故は発生することになる。

スイスチーズ・モデルは、組織的かつシステム化して事故を防止する上で有用な考え方である。実際には、仕事に携わる人間の認知エラーや、設備・機器などの取り扱い難さが事故原因となるため、これらの問題点が回避できる防護策を策定することが重要である。

（2）スノーボール・モデル

一連の医療プロセスの最初に作業するスタッフが、もし何らかの間違いに気づかないまま、2番目のスタッフに業務を引き継ぎ、その失敗が発見されれば危険は解消するが、発見（防護）できなかった場合、さらにそのことが最初の間違いより大きな間違いを作る可能性が生じる。この考え方は、雪玉が山の上から転がり落ちるにしたがって、どんどん大きくなっていく様子にたとえて、山内らはスノーボール・モデルと名付けた（図7-6）。

このモデルから分かることは、スタッフ間のコミュニケーションの曖昧さや困難さがエラーを増長することであり、その原因は医療組織には防護（危険の監視や発見、危険発生時の対処）の仕事だけをするスタッフがいないことである。

4 事故再発防止策の立案

医療事故調査においては、事故が起きた原因についての分析的・科学的な検討が行われなければならない。

事故当時の医療行為において、何が当事者に医

第Ⅶ章　医療安全管理

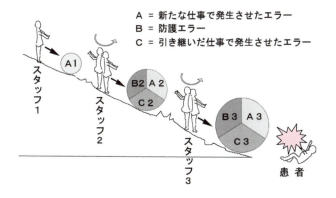

図7-6　医療組織の事故とエラーの連鎖（スノーボール・モデル）
＊斜面ででこぼこは、スタッフ間のコミュニケーションの困難さを表現
出典：山内隆久・山内桂子：医療事故防止のための心理学的研究より

療ミスを起こさせる原因になったかを究明することは重要であるが、科学的な知見を前提とせず、単に医療慣行の是非を論じるような検討では、再発防止の提言に意味を持たない。

具体的な事故原因分析と再発防止手法としては、SHELモデル、4M-4E方式、ルートコーズ解析（RCA、根本原因分析法）、フォールトツリー解析（FTA）、フォールトモード・影響解析（FMEA）、イベントツリー解析（ETA）、メディカルセイファがあり、必要に応じて以下に示すいくつかの分析法で事故原因と再発防止策を検討する必要がある。

また、分析に際しては、医療従事者のみで行うべきではなく、回顧的・後方視的な証拠に基づく事実認定の訓練を受けている法律家や弁護士、科学的な事故調査の手法についての知見を有する外部委員を医療事故調査委員会に入れ、学際的な議論を行うようにすべきである。

（1）SHELモデル（発展形のm-SHEL、P-mSHELを含む）

SHELモデルは、1972年（昭和47年）にイギリスの学者であるEdwardsが原型を提案し、1975年（昭和50年）にKLMオランダ航空の機長であったHawkinsが改良を加えて完成させたものである。ソフトウェア（S：Software）、ハードウェア（H：Hardware）、環境（E：Environment）及び人間（L：Liveware、中心のLは本人、それに接しているLは関係者）の各境界面に存在する要因をみつけようとするものである（図7-7）。

航空業界では、SHELモデルを用いて、事故・インシデントの分析を行うことが推奨されている。その分析に当たっては、中心のL自体の問題と併せて、L-S、L-H、L-E及びL-Lのそれぞれのインターフェースに問題がなかったかを分析し、その結果に基づいて改善方策を検討することになる（表7-5）。

航空業界では、ヒューマンファクタの要素を取り入れたさまざまな訓練が実施されている。その

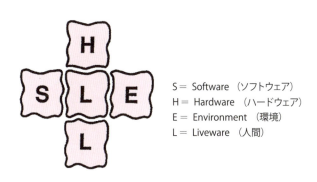

S = Software （ソフトウェア）
H = Hardware （ハードウェア）
E = Environment （環境）
L = Liveware （人間）

図7-7　SHELモデル

表7-5　SHELモデルによる手術室交換ホールにおいて患者を誤認したことについての分析例

Event	SHEL	要因	対策例
手術室交換ホールにおいて、患者及びカルテの受け渡しをする際に患者を誤認し別の手術室に移送した。	L-S	患者（A氏）にB氏の名前を呼びかけたところ返事をしたことから、患者がB氏であると思い込んだ。	患者本人に名前を応答させることにする。
	L-H	患者を受け渡すハッチウェイとカルテの受け渡し台が別々になっていたことが、患者からカルテが離れる原因になった。	カルテの受け渡し台は使用せず、ハッチウェイにおいて、患者及びカルテを受け渡すことにする。
	L-E	朝の看護業務が多忙であったため、1名ずつ移送すべきところを、看護婦1名が2名の患者を移送した。	業務量に応じて手術日朝の看護体制を見直し、1名ずつ移送できる体制にする。
	L-L	病棟看護師と手術室看護師の間で、確認作業を行わなかった。	病棟看護師と手術室看護師が患者の名前の復唱等により共同で患者確認を行うことにする。

出典：厚生労働省　患者誤認事故防止方策に関する検討会報告書から抜粋

― 153 ―

代表的なものがCRM(Cockpit/Crew Resource Management)であり、日本国内のいくつかの定期航空会社により実施されている。CRMは1970年代初頭に米国において航空事故が多発したのを受けて、米国の産官学が協力して開発した事故回避のための訓練プログラムであり、個別の人間に対する単独の訓練ではなく、実際の事例に則して主としてチームとしての総合的な対応を訓練するためのものである。

具体的には、①状況認識（発生した状況を確実に認識すること）、②問題解決（認識した問題を解決する方法を考える）、③意思決定（最終的に考えた方法を実行に移す）、④コミュニケーション（複数の人間の間の円滑な意志の疎通）、⑤ストレスマネジメント（緊急事態のストレスや長時間飛行による疲労下での行動の自己管理）など、多岐にわたる項目により構成されている。

その後、1994年（平成6年）には河野龍太郎からSHELモデルに管理（M：Management）を追加した**m-SHELモデル**が提案され、電力業界において使われるようになった。現在では、m-SHELモデルに患者（P：Patient）を加えた**P-mSHELモデル**が医療分野における事故分析に使われるようになった（表7-6）。

(2) 4M-4E方式

アメリカの国家航空宇宙局（NASA）では、事故の原因及び対策を整理する方法として、**4M-4E方式**を採用している。

4Mとは事故原因の分類に用いられる区分であり、(1)Man(人間)、(2)Machine(物・機械)、(3)Media(環境)、(4)Management(管理)の4つを指す。4Eとは事故対策の分類に用いられる区分であり、(1)Education(教育・訓練)、(2)Engineering(技術・工学)、(3)Enforcement(強化・徹底)、(4)Examples(模範)の4つを指す。

4M-4E方式は、マトリックス表を用いて事故の原因ごとの対策案を網羅的に整理するのに便利である（表7-7）。

近年では、4M-4Eに5つ目のE(Environment)を加えた、4M-5E方式で事故原因を整理することもある。

(3) ルートコース解析（RCA：Root Cause Analysis、根本原因分析法）

従来の事故防止対策では、事故の当事者と事故の直接原因に目が向けられることが多かった。しかし、医療事故は医療従事者の能力不足のみならず、患者や医療情報へのアクセスや病院のマネジメントの問題（標準化、コミュニケーション、監督、

表7-6　P-mSHELの関係要素と事例[1]

要素	例示
P：Patient(患者)	・病状 ・心理的・精神的状況 ・価値観
m：Managment(管理)	・組織・管理・体制 ・職場の雰囲気作り ・セーフティカルチャーの醸成
S：Software(ソフトウェア)	・マニュアル ・手順書 ・教育・訓練用教材
H：Hardware(ハードウェア)	・マンマシンインタフェース ・機器の設計 ・機器・配管の配置
E：Environment(環境)	・作業環境（温湿度・照明・騒音） ・作業特性（緊急作業等）
L：Liveware(真ん中のL：本人)	・身体的状況 ・心理的・精神的状況 ・能力（技能・知識）
L：Liveware(下のL：周りの人)	・コミュニケーション ・リーダシップ ・チームワーク

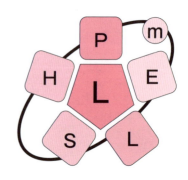

第Ⅶ章　医療安全管理

表7-7　4M-4E方式による手術室交換ホールにおいて患者を誤認したことについての分析例

		MAN（人間）	MACHINE（物、機械）	MEDIA（環境）	MANAGEMENT（管理）
具体的要因		患者受け渡し時に患者の確認が不十分であった。	患者を引き渡すハッチウェイとカルテの窓口が別々であった。	(1) 患者を識別できるものがなかった。 (2) 患者の名前を呼びかけたところ他人の名前であるのにもかかわらず患者がうなずいた。	看護師が同時に2人の患者を移送した。
対応策	EDUCATION（教育・訓練）	患者受け渡し時の手順を定め、職員への研修を行う。		(1) 患者によっては、他人の名前に応答することもあり得ることを研修等により、職員に周知する。	患者の移送は1人ずつ行うこととし、職員に周知する。
	ENGINEERING（技術・工学）		カルテの受け渡しは、カルテの窓口を使用せず、ハッチウェイを介して患者と同時に行う。		
	ENFORCEMENT（強化・徹底）	患者受け渡し時の手順をマニュアルに盛り込む。	交換ホールでの患者及びカルテの受け渡しの手順をマニュアルに盛り込む。	(1) 各患者にバンドを装着する。 (2) 足の裏にマジックで名前を書く。 (3) 患者の名前を呼びかけるのではなく、患者に名前を応答してもらう。 (4) 病棟スタッフと手術室スタッフが、患者の名前を復唱するようにする。	患者の移送は1人ずつ行うことをマニュアルに盛り込む。
	EXAMPLE（模範・事例）	改訂したマニュアルを配布し周知・徹底する。	改訂したマニュアルを配布し周知・徹底する。	(1) 改訂したマニュアルを配布し周知・徹底する。	改訂したマニュアルを配布し周知・徹底する。

出典：厚生労働省　患者誤認事故防止方策に関する検討会報告書から抜粋

人員数など）に起因していることが、最近の事故に関する研究により明らかにされている。

　病院の構造的欠陥が医療事故の根本的原因である場合、真に機能する事故予防システムを確立するためには、事故の根本的な原因を把握する必要があり、これを**根本原因解析**と呼ぶ。

　また、薬剤事故の予防対策に求められる要件は、組織全体として取り組むこと、副作用のみならず、事故に関する情報の収集システムを構築すること、得られた情報を院内の改善アクションに繋がるようなRoot Cause Analysisを行うことである。

　根本原因の度合いを直接修正することによって、問題の再発の見込みが最小限になる効果が期待される。しかしながら、一方的な介入による完璧な再発防止が常に実行できるとは限らない。

（4）フォールトツリー解析
　　　（FTA：Fault Tree Analysis）

　フォールトツリー解析（FTA）は、1960年（昭和35年）頃、米国ベルテレホン研究所で開発された。現在では航空宇宙産業界、電気・電子産業界、原子力産業界、プロセスプラント業界（この業界では、

1960年代後半から）などの幅広い分野で用いられている。同解析は主に、設計段階で利用されている。分析対象とする火災などの好ましくない結果を「頂上事象（top event）」として取り上げ、この事象が発生するための条件と要因を把握する。そして、この頂上事象が発生する条件や要因をツリー状にして下位に展開し、分析する演繹的分析手法である。

　実施手順は、大まかに以下の流れとなる。

①分析対象の「頂上事象」が出現する要因を順次分析し、ツリーに表す。

②ツリーを用いて、頂上事象の発生確率の検討を行う。

③得られた分析結果から、設備の安全性、信頼性に関わる問題点を解決し、安全性、信頼性を向上させるための対策などを立てる。

　フォールトツリー解析の利点は、以下の通りである。

・分析した条件や要因（下位の初期事象）の発生確率が得られている場合には、単純な理論式を用い、上位事象発生確率を求めることができる。

・フォールトツリーは、主にANDゲートとOR

— 155 —

ゲートを用い、単純な理論構造で表現されるので、視覚的解釈が容易である。そのため、事故・災害に至る経路や要因が明確になり、対策を立てやすい。

・単一的な故障のみではなく、複合事象を評価することが可能である。

・ヒューマンエラーを定量的に扱うことが可能である。

一方、フォールトツリー解析の欠点は、以下の通りである。

・事象が発生するための条件や要因をツリー上で表現するため、簡単なシステムに対しては理解しやすいが、複雑なシステムに対しては巨大なツリーになるため、理解するのが困難である。

・フォールトツリー図上の各事象に対し、時間経過を表現することが困難である。

・定量的評価を行う際、事故の危険性、発生確率などのデータが不足する傾向にあり、かつ入手が困難である。

（5）故障モード・影響解析
　（FMEA：Failure Mode and
　Effect Analysis）

故障モード・影響解析（FMEA）は、自動車・航空機メーカを始めとする多くの産業・企業で、製品設計や工程設計（製品の製造プロセスの設計）での潜在的故障、不良モードの早期発見と未然防止のために幅広く利用されている手法の1つである。同解析は、事前に予想されるあらゆるモードを列挙し、その中から周囲への影響度の高いモードを抽出し、事前に対策を講じようとする信頼性解析の手法である。

医療分野においても、FMEAを用いて医療活動の中で発生するトラブル原因を網羅し、影響の高い原因を絞り込みそれらを重点的に防止することで、効果的な医療事故防止活動に役立たせる効果が期待されている。実際、米国ではHFMEA（Health care FMEA）として医療用に改良され、広く利用され始めている。

FMEAが効果的であることは、多く存在するモードの中でも実際に影響度の高いモードは少なく、それらに重点的に対策を施せば故障の大半が防止でき

るという経験則に裏付けられている。

簡単な対策から、あるいはできるところから対策を施そうとすると、それほど重要でないモードに対する対策のみが選ばれ、本来、真っ先に対策を取るべき重要なフォールトモードが放置され残ってしまうことが少なくない。そのような誤りを防ぎ、効率よく対策を施すための手法であり、見落としがちなフォールトモードを発見する効果が大きい。

（6）イベントツリー解析
　（ETA：Event Tree Analysis）

イベントツリー解析（ETA）は、事故が発生してから、事故の進展過程における事故拡大の状況と拡大を阻止するために用意されている防災設備（人間が行う防災行動・行為も含む）との関係の分析に有用な分析手法である。同解析は原子力産業から用いられ始め、現在では幅広い分野で用いられている。特にプラントの場合には、設計段階で用いられる。事象の進展に伴い、対応策（対応設備、人的対応など）を挙げ、その対応策の効果を成功、失敗の2通りに分岐させ、ツリー状に表し、事故の進展状況を知る。以前はFTAを補う形で用いられたが、最近では単独でも用いられる。

実施手順は、大まかに以下の流れとなる。

①分析対象となる「初期事象（発生した事故事象）」を取り上げ、その初期事象を起点に始まる事故の影響の有無、進展状況及び事故の進展状況に関係する設備などの関係を明らかにし、ツリー状に表す。

②「初期事象」の発生確率、各分岐点の分岐確率から最終の頂上事象の発生確率を求める。

③得られた確率値から、各防災設備の配置状況などの検討を行う。

イベントツリー解析の利点は、ツリーの枝をたどることにより、事故の進展状況が順を追って把握でき、事故の進展を防止するための対応策を立てやすいことである。

一方、イベントツリー解析の欠点は、以下の通りである。

・対応策の効果を成功・失敗の2次元で扱うために、部分的な故障や事故のような、あいまいな事象は考慮できない。

第Ⅶ章　医療安全管理

・事故の進展状況を検討する手法であるため、分析対象全体のリスクを把握するのは困難である。

（7）メディカルセイファ
（Medical SAFER：Systematic Approach For Error Reduction）

メディカルセイファは、ヒューマンファクタ工学に基づき、医療現場で発生するインシデント・アクシデント事象を効果的に分析することを目的に開発された、体系的なヒューマンエラー分析思考手順である。

一般的に、分析の深さと分析に要する手間や時間の間には二律背反があり、分析が深くなるほど手間と時間を要し、処理できる事象の数が少なくなる一方、分析を浅くすると、手間と時間は少なくなり、いろいろな事象を数多く処理できるようになる。どの程度深く分析するかは、分析に費やすことのできるリソース（時間や人、予算など）と目的に依存する。

メディカルセイファは、現場の人が比較的手軽に分析できることを目的に、以下の7つの手順にて構成される。

①事象の整理：起こったこと（事象）を整理し、何がどのように起こったかという事実を把握する。

②問題点の抽出：事象をよく理解して含まれている問題点を抽出する。

③背後要因の探索：なぜ、そのような問題が起きたのかという背後要因を探す。

④考えられる対策案の列挙：問題点やその背後要因をなくすための対策を考える。

⑤実施する対策案の決定：実行可能性を基に対策案を評価し、実施する対策を選ぶ。

⑥対策の実施：誰が、いつまでに、どのようにして実施するかを決め、的確に実施されたかどうかを確認する。

⑦実施した対策の効果評価：実施した対策に効果があったのか、あるいは新たな問題点はないかなどを評価する。

（北野達也、酒井順哉）

5 医療事故防止のためのトレーニング方法

医療事故を防止するために、医療事故のプロセスモデルや事故分析手法及び再発防止策の立案手法を理解しても、臨床現場における安全確保には人間の能力とその限界、人間の特性、医療が行われる状況を十分に踏まえた実践的な教育やトレーニングが不可欠である。

以下に示すトレーニング方法は、他の産業界で開発され、発展してきたものであるが、医療において十分に活用できるものである。

（1）5S活動

1950年代に「ジャスト・イン・タイム」（トヨタの看板方式など）を検討の中で考え出された。

・**整理**：必要のないものを捨てる。

・**整頓**：決められたものを決められた場所に置き、いつでも取り出せる状態にしておく。

・**清掃**：常に掃除をして、職場を清潔に保つ。

・**清潔**：3S（整理・整頓・清掃）を維持する。

・**習慣＜躾（しつけ）＞**：決められたルール・手順を正しく守る習慣をつける。

効果は職場環境の美化、従業員のモラル向上、間接的に業務の効率化、不具合流出の未然防止、職場の安全性向上などが挙げられる。

（2）テクニカルスキル、ノンテクニカルスキル

医療、中でも手術領域における有害事象の根本原因には、「テクニカルスキル」（Technical Skills）と呼ばれる医療スタッフの専門的な知識や技術に関する問題よりも、「ノンテクニカルスキル」（Non-Technical Skills：例えば、医療スタッフ間のコミュニケーション不足やリーダーシップ）の欠如が多くみられることが、さまざまな先行研究で報告されている。

近年、英国アバディーン大学を中心とする認知心理学者とエジンバラ外科学会グループによってNOTSS（Non-Technical Skills for Surgeons）の教育と普及の活動が進められている。NOTSSハンドブックには、ノンテクニカルスキルは1人ひとりの外科医が、臨床経験を通じ、また先輩のやり方か

— 157 —

ら学ぶなどして、「暗黙知」として習得されてきたが、正式な外科医のトレーニングスキルとして位置づけられることはなかったことが記述されている。

一方、航空業界では、航空機事故の人的要因と呼ばれるノンテクニカルスキルの問題が古くから指摘されていた。そのため、ノンテクニカルスキルを向上させるためにCRM (Cockpit/Crew Resource Management) というトレーニングが1981年（昭和56年）に開発・導入されて以来、各航空会社において正式教育に義務付けられた。現在ではThreat（パイロットが関与しない外部の潜在的脅威等)に関する情報収集、安全監査、予測的対処等を目的に、LOSA（Line Operations Safety Audit：ライン運用安全監査 ）によって生まれたThreat and Error Management（スレット・エラーマネジメント）の概念が加わった。

NOTSSでは、ノンテクニカルスキルを「状況認識」、「意思決定」、「コミュニケーションとチームワーク」、「リーダーシップ」の4つに分類し、以下の事項の確認を求めている。

① 状況認識
- 事前及びリアルタイムにさまざな情報を収集できたか。
- その情報に基づいて、現状を正しく理解、把握できたか。
- そして、その状況を予測できたか。

② 意思決定
- 次の一手を複数のオプションから選んだか。各オプションのリスク、ベネフィットを比較検討したか。
- その中から1つを選択し、そのことをチームメンバーで共有したか。
- また、それを実行した結果どうなったか、結果次第で臨機応変に対応したか。

③ コミュニケーションとチームワーク
- チームメンバーで情報交換ができたか。
- チーム全員が共通認識を持って手術を遂行したか。
- スタッフ全員で協力できたか。

④ リーダーシップ
- 倫理規範やルールを守り、他のメンバーを心理的に支援し、またメンバーの能力を考慮に入れたリーダーシップがとれたか。
- 落ち着いた態度で行動し、強すぎず弱すぎないリーダーシップを発揮できたか。

（3）KYT（危険予知訓練法）

KYTは、Kiken Yochi Training（危険予知訓練法）の略であり、事故や災害を未然に防ぐことを目的に、その作業に潜む危険を予想し、指摘し合うトレーニング法である。

KYTは、現状把握、本質追究、対策樹立、目標設定の構成要素から成り立っている。

- **現状把握**：どのような危険が潜んでいるか、問題点を指摘させる。
- **本質追究**：問題点の原因などについてメンバー間で検討させ、問題点を整理する。
- **対策樹立**：整理した問題点の改善策、解決策などを挙げさせる。
- **目標設定**：解決策をメンバー間で討議合意の上、まとめさせる。

いくつかの病院で、医療現場の写真やイラストを使い、潜む危険を見つける訓練が実践されている（図7-8）。

（4）ブリーフィング、ハドル、ディブリーフィング

WHO（世界保健機関）は、「Safe Surgery Saves Lives（安全な手術が命を救う）」というキャンペーンにおいて、誤認活動のための10項目を挙げた。
- 患者誤認と部位間違いの防止
- 麻酔剤に関する有害事象の防止
- 致命的気道閉塞あるいは呼吸不全の効果的な予防策
- 大量術中出血に対する準備
- 薬剤副作用、アレルギーの回避
- SSI（Surgical site infection）を最小減にする方策。
- ガーゼ、医療器具の遺残防止
- 手術検体の確実な同定
- 手術チーム内の効果的な情報交換
- 病院施設数、外科手術件数、手術成績に関する国内サーベーランスの構築

第Ⅶ章　医療安全管理

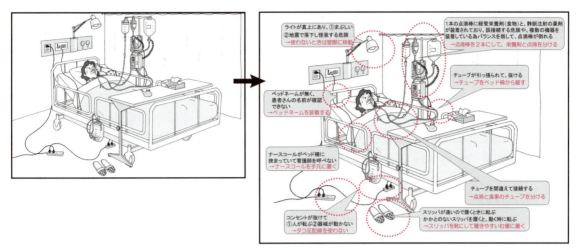

出典：愛媛大学医学部附属病院　戸田由美子作成[3]

図7-8　イラストから潜む危険を見つける訓練をする

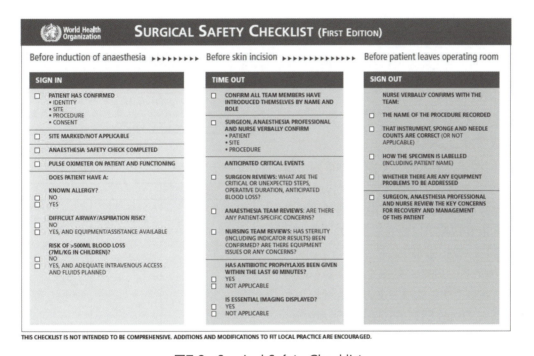

図7-9　Surgical Safety Checklist

　また、2009年（平成21年）版WHO Surgical Safety Checklist（図7-9）では、効果的な情報交換手段として、麻酔導入前、皮膚切開前、手術室退室前にチェックを行うことが推奨されており、それぞれ「サインイン」、「タイムアウト」、「サインアウト」の用語が規定された。

①ブリーフィング（briefing）

　ブリーフィングは、政治の記者会見における短い発表やパイロットと乗務員との業務打ち合わせなどで使われてきた用語である。

　医療現場ではこの手法を活用し、例えば手術における業務開始時にチームワークを推進するために、手術のアプローチや各スタッフの業務役割などを再確認する。この場合は、患者の確認、手術部位のマーキングがあるか、パルスオキシメータを付けて麻酔の導入に入っているか、アレルギーはないかの確認の他、皮膚切開前には全員が自己紹介して、自分の役割を示すことなどが主な内容となる。[4]

— 159 —

②ハドル（huddle）

業務途中で業務変更が必要かについて確認したり、発生した問題の解決に向けて協議することを指す。特に、手術方針を変更する場合、明確な方針決定と情報共有ができるようにプロセスを決めておく必要がある。

最終決定した際には、変更された術式、麻酔対応、必要手術器具の準備状況などの情報をチーム全員で再確認することで、医療事故を未然に防ぐことに役立つ。[4]

③ディブリーフィング（debriefing）

業務のプロセスと結果を、改善に向けて手術終了後に評価することである。

手術に携わったスタッフ全員を集め、手術経過を振り返り、上手くいかなかった点についてどうしたら上手くいくかを未来志向で自由に発言することから、より安全で的確な業務改善を目指す集まりであり、問題の再発防止に役立つ。[4]

（5）SBAR（エスバー）、 ISBAR（アイエスバー）

SBARは、米国海軍の潜水艦の乗組員が重要な情報を迅速に伝達する時に、系統立てて報告するコミュニケーションツールを、米国の医療機関であるKaiser Permanenteが医療用に改変したものである。2005年（平成17年）に米国国防総省（Department of Defense）が医療の質、安全、効率を改善するためのエビデンスに基づくチームワークのトレーニングシステムであるTeam STEPPS(Team Strategies and Tools to Enhance Performance and Patient Safety)を開発し、その中にも取り上げられている。

SBARは、状況（Situation）、背景（Background）、判断（Assessment）、提案（Recommendation）の4つの必須要素を意識して、関連する一連の情報全体を、相手が理解しやすいように簡潔・明瞭に、適切なタイミングで伝えることで、的確な行動を引き出すための情報伝達のスキルである。

・状況（Situation）は、現時点で何が患者に起こっているのかを簡潔に伝えることであり、その要素には患者の年齢、疾患、治療などがある。
・背景（Background）は、今の状態を理解するのに必要な情報を伝えることであり、その要素に

は患者の既往歴、経過、意識状態などがある。
・判断（Assessment）は、報告者が何を問題視しているか、自分の考えや判断したことを伝えることである。
・提案（Recommendation）は、この問題を解決するためにどうしてほしいのか、どうしたらよいのか指示を受けることであり、具体的な指示や指示変更を提示することである。

現在では、SBARの前に報告者と患者の同定（Identification）を行う、ISBARが使われるようになった。

事例として、胃がんの開腹胃全摘出後、ICUから病棟に戻り、訪問時にドレーンから400ml／時の出血に気づいた場合の、新人ナースと先輩ナースについてのSBARの違いについて紹介する（表7-8）。

表7-8　新人ナースと先輩ナースの対応事例比較

(a) 新人ナースのSBAR

S	B	A	R
1号室のAさんが、た、大変なんです。	今、病院に行ったらドレーンから出血がいっぱい出てました。なんだか意識もうろうとしている感じで、どうしたんでしょう。	○○先生、どうしたらよいでしょう…	

(b) ベテランナースのISBAR（報告者と患者を同定するIを追加）

I	S	B	A	R
外科病棟看護師の○○です。1号室の胃全摘術後のAさんの報告をします。	ドレーンから出血が1時間に400mlです。	Aさんは本日ICUより帰室しました。現在、血圧72／42mmHg、脈拍12回/分で、顔面蒼白で意識レベルも低下しています。呼吸は薄く速めでSPO₂は94％でした。	それ以外の状態変化につながるきっかけはなく、創部の出血もありません。腹腔内の出血による出血性ショックと考えられます。	至急病棟まで来てください。現在抹消ラインが1本のみです。ラインを確保し、輸液投与を行いますか？採血と酸素マスクで開始しますか。

出典：庄司由美：クリティカル領域におけるSBARを用いた患者の状態報告のトレーニング[5]から一部引用改変

⑥ 医療安全のための情報技術の積極的活用

大量の情報を収集・処理するには情報技術の積極的活用が不可欠であり、それは医療安全においても例外ではない。効率的かつ効果的に医療安全管理を実施するには、院内ではもちろんのこと、院外の製造販売業者など、さらには地域の病院と連携し、医療機器・医薬品情報、インシデント、アクシデント事例収集・分析後の情報を提供し、

共有するシステムを構築することが重要である。

以下に、医療安全管理者の業務指針及び養成のための研修プログラム作成指針から医療安全に関する情報収集のあり方について抜粋した。

医療安全管理者は、医療事故の発生予防及び再発防止のための情報を収集するとともに、病院内における医療安全に必要な情報を院内の各部署、各職員に提供する。それらの情報としては、次のものが考えられる。

（1）病院内の情報

- 医療事故及びヒヤリ・ハット事例報告
- 患者や家族からの相談や苦情
  - ・外来診療や入院中の出来事に関する患者や家族からの相談や苦情
  - ・患者相談窓口の担当者やソーシャルワーカーなどが直接対応した相談や苦情
  - ・電話や投書による相談や苦情
- 患者及び職員への満足度調査などの結果
- 院内の各種委員会の議事録
- 各部門の院内巡視の結果
- 部署の職員からの情報提供

（2）病院外の情報

各種専門機関の情報
- 厚生労働省や医療事故情報収集など事業の登録分析機関
- 独立行政法人医薬品医療機器総合機構、病院団体、職能団体など医療安全に関して重要な情報を発信している専門機関の情報や通知
- 各種メディアの報道
- 新聞やテレビ、雑誌、インターネットなどの医療安全に関する報道、研究報告など
- 各種学術誌や専門誌、インターネットなどに掲載された医療安全に関する研究や活動報告、専門家からの情報

❼ PDCAサイクル

PDCAサイクルは、第二次大戦後に、品質管理を構築したウォルター・シューハート（Walter A. Shewhart）、エドワーズ・デミング（W. Edwards Deming）らによって提唱された。このため、シュー

ハート・サイクル（Shewhart Cycle）またはデミング・ホイール（Deming Wheel）とも呼ばれる。

この考え方は、ISO 9001、ISO 14001、ISO 27001、JIS Q 15001などの管理システムや、ソフトウェア開発におけるスパイラルモデルを始めとする反復型開発などにも反映されている。

PDCAサイクルという名称は、サイクルを構成する以下の4段階の頭文字をつなげたものである。
①Plan(計画)：従来の実績や将来の予測などをもとにして業務計画を作成する。
②Do(実施・実行)：計画に沿って業務を行う。
③Check(点検・評価)：業務の実施が計画に沿っているかどうかを確認する。
④Act(処置・改善)：実施が計画に沿っていない部分を調べて処置をする。

この考え方は医療の質向上や医療安全にもつながるものであり、病院の安全対策の中に取り入れられるようになった。

近年では、Non-Technical Skills（コミュニケーション、チームワーク、リーダーシップなど）強化手法として、Coaching（傾聴のスキル・承認のスキル・質問のスキル）の活用や、会議運営等に有効なFacilitation（対話促進支援）を導入したり、「医療コミュニティ・デザイン」構築のため、組織の目標・目的を明確にし、組織を構成するスタッフの合意形成、行動計画を具現化するためのワークショップ（問題解決型作業部会）などが試みられている。さらに、①知覚・感性を司る味覚、嗅覚、触覚、聴覚、視覚の五感を鍛え、直感力の向上、②ポジティブで柔軟な発想力が身につく、③感受性や表現力が豊かになる、④自分に自信がつき他者に対しても深い信頼感が持てる、⑤アドリブに強くなり即断・即決ができ感性を養えるようになるなどコミュニケーション・スキルの強化手法、個人・組織を行動変容へ導く組織の確立手法として、医学部等における医学教育モデル・コア・カリキュラムや臨床現場においてImprovisation（即興）教育の導入が効果的であるとの報告もある。

【参考文献】
1) 「医療事故情報収集等事業（第1回〜第69回報告書）」, 公益財団法人日本医療機能評価機構医療事故防止事業部. 2022.
2) 医療事故調査・支援センター「医療事故調査・支援センター

医療機器安全実践必携ガイド「医療概論編」

2019年年報（2019年1月1日〜2019年12月31日）」一般社団法人日本医療安全調査機構，2020.
3) 河野龍太郎．医療リスクマネージメントセミナーテキスト．テプシス：2002.
4) 東名厚木病院．患者ハンドブック．
5) 中島和江．医療従事者を支えるノンテクニカルスキル，平成23年度文部科学省特別研究（医療安全能力向上のための効果的教育・トレーニングプログラムの開発−医療安全学の構築と人材育成）．2012.
6) 庄司由美．クリティカル領域におけるSBARを用いた患者の状態報告のトレーニング，医療におけるノンテクニカルスキルの実践とトレーニング．2011.

（北野達也、酒井順哉）

3節 医療機器に関わる医療安全におけるMDICの役割

医療機器が適切に管理・運用されることによって初めて、治療の安全性と医療技術の質が確保されることになるが、昨今の著しい医療機器の進歩と医療を取り巻く環境の変化により、さまざまな視点に立った安全管理・運営が求められるようになってきている。その管理体制の確立も、今後の病院・施設の運営において喫緊の命題である。

1 医療機器導入のピットフォール

医療機器という言葉は、現在では以前用いられていた「医療材料」「医療（診断・治療）装置」「医療器械」といった「用語」の総称として用いられる。本来、それぞれの供給方法、メンテナンス方法、使用方法などは互いに大きく異なり、主たる取り扱い者もさまざまである。このため、それぞれの管理方法は異なる点も多く、一概に「医療機器の安全管理」といっても、一括して表現することは困難である。

本節では、説明及び理解を円滑にするために、本来の用語「医療材料」「医療（診断・治療）装置」「医療器械」を適宜使用する。

（1）医療機器と医薬品の違い

医薬品は一度販売された商品は内容変更ができないのに対して、医療機器は不具合が生じた場合には、現場の状況などが勘案された上で修理、部品交換、備品変更などによる対応が可能である。それゆえ、製造販売業者等と使用者の間のコミュニケーションのとり方が、医薬品と大きく異なる。

また、医薬品は長いものでは販売後30年以上を経過しても使用されているものも少なくないが、医療機器、特に医療材料・医療装置では新規開発・改良が絶えず行われ、使用者の要望も比較的反映されやすいことが特徴といえる。

このため、医療機器の管理に当たっては、与えられた情報をよく理解した上で、それぞれの施設の現状を踏まえた視点に立って、運用状況、利用価値、内在する危険因子等を評価し、機器の更新、新規導入の際にはその評価が利用できることが望まれる。

（2）医療機器の適切な使用

医療機器には医薬品と同様、使用方法・適用などが定められており、添付文書に示されている。しかしながら、医療現場では適用通りに使用されていないケースも見受けられ、別の医療機器（材料）あるいは雑品を代用して用いることもあり、中にはそれが経費節減策のように考えられている施設もある。医療機器が適切に使用されているとはなかなかいい難いのが、医療現場の大きな課題である。

このような現象が起きる原因として、「どのような医療機器にも、使用方法によっては医療行為に大きな危険をもたらす可能性がある」という認識が薄いためと考えられる。このことは、我が国の医療機器の承認制度が未熟であることも一因となっていると考えられる。

また、欧米諸国では医療機器として当たり前に承認されているものが、我が国では雑品として分類され取り扱われていることも多く、それが法令順守という考え方が定着しない大きな要因にもなっている。「医療機器の適正使用」という概念が完全に根付いていないことは、今後の医療機器を巡る安全管理を行う上での大きな障害になると考えられており、早急の対応が望まれているところである。

② 医療機器の導入に当たって 考慮すべき要件

医療現場の状況に見合った機器の選択を行うには、下記の事柄への的確な分析と評価が必要である。

（1）医療機器全般について

- 病院の医療活動状況
  - ・医療圏全体での位置付け
  - ・院内の診療状況とスタッフの能力
- 利用・使用するスタッフの、「導入した場合の診療内容（質と効率）の改善に対する認識と期待」

（2）医療材料について

- 質と安全の確保
  - ・公正な情報提供と質に対する正確な評価
  - ・想定される危険性の洗い出し
- 安定した供給と安全な保管
  - ・安全で確実な供給、備蓄、緊急時対応
  - ・保管体制の確認

（3）医療器械・装置について

- 運用に必要な人員の確保と教育体制
- 適切なメンテナンス契約、点検、交換部品、緊急時対応
- 適切な病院施設・設備環境の確保（後述）

以上のような病院にとっては内的な要因を十分に検討することが、安全な医療機器管理を基本とした仕様書作成の第1歩となる。

（4）医療機器の導入時の安全の考え方

最近の医療現場には、診療の「質」と「効率化（経費を含めた）」という互いに相容れ難い理念が求められることが多い。しかしながら、医療機器の導入に当たっては、この相容れ難い理念を念頭に置きながらも、医療機器の適切で安全な使用環境を確保することが最終的には経費節減につながることを十分に認識し、施設にとって適切な機器の選択をすることが重要である。

その上で、医療機器の導入時の最も重要な作業である「仕様書の作成」を、さまざまな検討、評価に基づいて行わなければならない。

（5）医療機器の価格

昨今の医療経済環境を受けて、医療機器の購入に際し、購入価格優先の傾向が強くなってきているが、コスト優先が医療機器の完全管理、安全運用を阻害することがあってはならない。また、コストは医療施設全体の収支の中で図られるもので、想定外の支出によって他の医療行為・施設運営の安全性の確保の妨げになってはならない。

医療機器の価格は単に施設・設備費を加えた導入の際のコストを意味するのではなく、購入に当たって、以下に記す考慮すべき全ての要件を満たし得るべきコストでなくてはならない。

- 交換部品代、修理点検のための出張費も含めたメンテナンス費用
- 使用に当たって必要となる専用の消耗品の価格
  - ・「純正の消耗品でなければ安全が保証できない」という説明が多く聞かれるが、現場で対応できないものかどうかの客観的な判断基準があるかどうかの見極めが必要
- 長期的な視野に立った利用状況予測（収支）
  - ・間接的な収入の評価が極めて重要
- 医療機器導入の必要性に対する診療現場の理解
  - ・診断装置など高額なものでは特に重要
- 診療現場の診療の効率への影響
  - ・診療・検査時間、結果説明等に要する時間が診療効率を下げ、利用予測を変更せざるを得ない可能性もある

人的資源に恵まれない医療施設が多い中、病院機能の向上を目的に導入した医療機器が、結果として診療現場の効率を下げ、将来的な病院の運営に大きな影響を与える可能性もある。

③ 法令順守

医療材料の購入に当たって近年、「**法令順守**」が完全に実行できていないことが問題として挙げられている。医薬品医療機器等法によって定められた規則に則って供給されなければならない医療材料が、時には製造販売業者等の都合から、時には使用者側の都合から、規則を無視した形で医療施設に供給され、使用されている事例がしばしば指摘されている。

滅菌状態の（維持の）安全性、製品の保管・管

理と損傷の可能性、使用期限、製品の適用・使用方法ならびに製品としての安全性の保障（添付文書と製品の突合）などは、医療機器、特に医療材料の購入の際の法令順守としては、必要最低限の確認事項である。価格を優先することで法令順守を怠った場合、医療事故発生時の責任は使用者側にあるのは自明である。

　医療機器全般を見ても法令順守違反は少なくないが、使用者側が医薬品医療機器等法上の知る権利を持っていながらその権利への認識がないために、行使できていないのが現状である。このため、医療機器の導入時に十分な情報の確認ができず、稼働後に不具合や事故が起こるたびに責任の所在を巡って無駄な時間やコストが発生している。

4 医療機器設計と人間工学

　航空機事故や自動車事故が起きると、その原因についてさまざまな角度から検討がなされる。その中で、「十分な訓練を行ったパイロットや日常頻繁に車を運転する熟練したドライバー」の犯した操作ミスが原因であったとされる例も稀ではない。

　医療機器による事故の際に、使用者の不注意による不適切な取り扱いが原因となったとする事故報告がしばしば見受けられる。その一方で、構造や操作マニュアルの不備が原因であったという分析結果は少ない。

　科学技術が進み、理論上は起こり得ないと思われることが、実際には操作ミスが原因となって起こるのはなぜか。その1つの手がかりとして、人間工学的に考えて、その機器を操作する上において本来の「ヒト」の行動規範とは異なる、あるいは相容れない咄嗟の操作を強いる構造・配置となっていないか、医療機器設計の立場から検証する姿勢も持つことも重要である。

5 医療機器の安全管理への取り組み

（1）医療施設と製造販売業者等の　　医療機器管理に対する習熟度の相違

　多くの経験と研究成果をもとに開発され、医薬品医療機器等法等により厳しく製品管理をされている医療機器は、流通過程においては製造販売業者等によって、あるいは医薬品医療機器等法などで定められた厳しい組織運営、文書管理を行うことによって、その安全性が担保されている。

　一方、医療機器を導入し運用する（使用者である）医療施設では、製造販売業者等がどのような医療機器管理を行っているかへの関心は高いとは言い難く、それどころか医薬品医療機器等法自体の存在にすら無関心な施設も少なくない。医療機器の導入に当たって、製造販売業者等によって製品説明が行われても、その内容を安全管理と関連付けて理解できている事例は、極めて少ない。

（2）医療施設での医療機器安全管理の　　実効性を高めるために

　1993年（平成5年）の医療法改正により、医療施設に対して医療機器安全管理責任者の設置が義務付けられたが、医療機器の安全管理者は医療安全管理委員会の1つのポジションと解釈している施設が多く、実行力のある組織を立ち上げている医療施設は今日でもまだ少ない。

　製造販売業者等と医療機器の安全管理についての情報交換をするためには、病院側は医薬品医療機器等法などの医療機器管理に関する知識だけでなく、医療の行われている現場に対する深い理解も不可欠である。さらに、医療機器の設置あるいは使用される施設環境についての理解も必要で、それがなされていないことに起因する医療機器の不具合の発生や医療行為に与える影響などについて予測できることも重要である。

①医療機器安全管理のための組織の設置　　ー安全管理におけるMDICの役割ー

　医療機器の安全管理のために、医療機器安全管理委員会、医療機器安全管理専門部会などと称される実行部隊を立ち上げた医療施設は比較的少ないが、積極的に実行部隊を組織して成果を上げているところもある。大学病院では国立大学の方が私立大学に比して実行部隊としての組織を持っていない傾向にあり、それ以外の医療施設でも組織されていない施設が多いのが現状である。実行部隊を組織していない理由として、人的資源、コスト、時間などの必要な条件

をなかなかクリアできないためと説明されることも多いが、最も大きな原因として医療機器の安全管理についての理解と興味がまだまだ希薄であることが挙げられる。管理の手順が分からないからという理由も挙げられるが、少しずつでも始めることで理解・知識が蓄えられ、組織が整えられ、実行力を強化できる。

医療機器の安全管理を行うためには、さまざまな観点からの幅広い知識と現場認識が必要で、実行部隊の構成委員として、現場に精通し必要な知識を持ったスタッフがそれぞれの立場（部署）から参加することが望まれる。直接の使用者あるいは保守管理者である医師・看護師・各種技師（士）だけでなく、施設管理者（営繕課、施設課など）の参加も不可欠である。

また、委員長など実行部隊の管理者（責任者）は、知識を持っているだけではなく、医療・施設全体を俯瞰できるだけの素養が必要である。本MDICの認定を取得することは、まさにこの管理者の要件を満たし得るという観点から、適切な医療機器安全管理のための必須の通り道と見ることができ、医療施設において実行部隊を組織するために必要な前提要件としても大いに期待できよう。

しかしながら、安全で適切な医療機器管理を行うには、管理実行部隊の日頃の活動が十分に評価されることが当然、不可欠であり、評価されずに組織が形骸化してしまうようであれば、成果は全く期待できない。

②医療機器購入検討委員会との連携

医療機器安全管理の組織が実行力を確立するためには、**医療機器購入検討委員会**との密接な関係の構築が求められる。

医療機器購入検討委員会は購入を希望する医師・スタッフの要望を受け、導入の可否を検討する場であるが、医療機器の安全管理の立場からの適切な助言は決定の大きな根拠に成り得る。購入申請に当たって、購入申請者が事前に実行部隊に当該医療機器の安全評価に対する助言を求める形が望ましいが、時には申請者と異なった提案をせざるを得ないケースもある。その際は、日ごろの活動に基づいた根拠のある提案が求められることになる。

（3）医療施設設計と医療機器管理

最近のたび重なる自然災害の多大な影響を受け、施設の充実に対しての公的な支援が増えている。災害拠点病院、地域中核病院等の**耐震化事業**もその一環で、医療施設の新改築も進められている。

しかしその一方で、新改築された医療施設の不備についての話題も枚挙にいとまがない。さらに、外観からは気付くことのない医療施設建築の不備も予想以上に多いという現状は、大いに憂慮されるべきである。

購入したばかりの医療機器の不具合も散見されるが、医療機器導入の際に要求された施設要件が、施工時には満たされていないことが原因となっていることもしばしばある。また、不具合が発生したこと自体にも気付かない、したがって対応もできていないために不具合が続発する等も、施設設計・施工の不備によって発生する不具合の例としてよく見られる。

医療施設は、次のようなさまざまな観点から設計され、同じ1つの空間に種々の**アメニティ**が混在している。

・患者の（診療の）ためのアメニティ
・感染防止のためのアメニティ
・医療スタッフのためのアメニティ等

医療機器に関しても、アメニティ、すなわち、それぞれの医療機器にとって最も適切な（ふさわしい）環境を整えることが必要で、①施設、②設備、③医療技術、④スタッフの理解、⑤環境（立地条件も含めて）等との適合は、医療機器が本来の機能を発揮する上で必要不可欠である。

しかし残念ながら、最近の病院建築をみると、「医療機器のためのアメニティ」に対して、十分な配慮がなされていない事例も多い。

①建築からみた医療機器のためのアメニティ

建築視点からみた医療機器の運用に不可欠な要件として、以下の事柄が挙げられる。

● **施設設計**

施設全体の業務連携の把握
医療機器の設置要件、使用環境
人員配置（構成内容も含めて）等

医療機器安全実践必携ガイド「医療概論編」

- ●電気設備・環境
    - 時系列的環境整備
    - 3次元的構成：独立電源の必要性への認識、等
- ●災害時対応
    - 停電時対応
    - 天災被害時の対応
    - 機能発揮のための必要事項の確認、対応行動の合理性等
- ●将来展望
    - 更新・変更・拡充・拡大への対応
    - 規制変更への対応等

②機器安全に必要な施設設計の心得

医療機器の安全管理のための施設設計を実行するには、次の要件が不可欠である。

- ●**医療施設側の理解**
    - 医療機器の役割と設計概要
    - 熟達した作業者の必要性
    - コストパフォーマンス
    - マン・マシン インターフェイス等
- ●**設計者の理解**
    - 医療機器の機能・役割・構造
    - 使用環境（音等も含めて）等
- ●**施工者の理解**
    - 設計理念
    - 使用環境、リスクマネジメント等
- ●**使用者の理解**

    最も重要な事項は、使用環境、使用内容、設置要件に対する使用者の十分な理解である。新築する医療施設の施設側設計計画担当者がその視点を有していなければ、「医療機器のためのアメニティ」について、議論することができない。

    医療機器安全管理者の設置が義務付けられているものの、管理委員会とそのスタッフが十分機能してない現状においては、残念ながらこの第4番目の理解が認識されていないことは容易に想像されることであり、今後のさらなる意識改革が必要とされる。

6 高齢社会と医療機器安全管理

（1）高齢社会と医療機器

高齢社会の到来により、医療機器の安全管理にも大きな変革が必要となっている。以前は、医療行為は診療施設で行われることがほとんどであった。また、施設外で医療機器が使用される機会は往診の時くらいで、使用者も医師あるいは看護師に限られていた。

しかし現在では、医療の現場が医療関係の有資格者が勤務する医療施設から、外へ外へと広がっている。例えば、人工呼吸器、在宅酸素などが使用される場所が在宅医療の現場へと広がってきており、それに伴って老人保健施設・介護施設などの医療関連の資格を持たない職員や患者自身が使用するケースも増えてきている。

さらに、ペースメーカ、補聴器など、使用される場所が不特定で、さまざまな不具合の発生要因があるにも関わらず、使用者に安全管理についての十分な認識がないケースも多々見受けられる。また、このようなケースでは、使用者の周囲にいる一般生活者の理解もほとんど期待できない状況にある。

7 医療施設外での医療機器安全管理

高齢化に伴って病院以外の場所での医療機器の使用頻度は高くなっているが、在宅等の医療施設外で使用される医療機器についても、医療施設内で使用される医療機器同様に安全管理の責任は病院にある。しかしながら、実際には医療機器の安全管理の責任の所在が明確でなく、不具合発生時の対応手順も統一されていない医療施設がほとんどといってよい。

一方、実際の現場での医療機器の供給、メンテナンスは委託された外部業者によって行われ、不具合が発生した時の対応は取り扱い業者が行っている。しかし、委託業者の明らかな遺失によるとはいえない不具合については当然のこと、業者の責任で発生した不具合についても、医療機器安全管理責任者に届けられるべきものなのであるが、この点についても十分に理解されていない。

— 166 —

第Ⅶ章　医療安全管理

医療機器安全管理責任者は、施設外で使用される医療機器材についても、機器の使用状況や保守管理の実態の確認、不具合発生の報告の受け取り、対応の評価を行わなければならない。今後ますますその守備範囲は拡大する一方であるがゆえ、その具体的な管理方法について十分な検討が行われるべきであり、今後の大きな課題である。

（加見谷将人）

8 医療機器産業ビジョンとMDIC認定制度

厚生労働省は、2008年（平成20年）9月19日「新医療機器・医療技術産業ビジョン」において、医療機器に関する情報提供担当者の質の向上、医療機器の安全使用のための情報提供の質の向上に資する民間資格として、MDICの支援を行うことを表明し、MDIC資格は国の施策の中に明確に織り込まれた。

厚生労働省から2013年（平成25年）6月26日に発表された「医療機器産業ビジョン2013　~次元の違う取組で、優れた医療機器を迅速に世界の人々に届ける~」でも、継続してMDIC普及・推進を表明している。この医療機器産業ビジョン2013では、医療機器産業を活性化させ、優れた医療機器を迅速に作り上げるための将来像が示されており、この中の第5章「今後の方向性を踏まえた提言　2.ア

カデミア・医療機関等への提言　（1）産業界との密接な連携」において、MDICは以下のように記述されている。厚生労働省からも医療機関と産業界間の情報交換に役立つ資格として、MDICの利用を推奨しているということである。

この第5章「今後の方向性を踏まえた提言」は、次の通りである。

・医療の質の向上を目指すためには、医療機器の持続的な改良・改善を促し、優れた医療機器を作り上げたい。
・そのためには、産業界との密接な連携により、必要な情報を医療機関と医療機器産業界で報告・共有する必要がある。
・その必要な情報とは、ヒヤリ・ハット情報や不具合情報等である。
・この中で、不具合情報に関しては医薬品医療機器等法上、一定の報告義務が課せられていて、医療関係者から速やかに当該医療機器製造販売する企業に情報提供することが期待されている。
・この医療機関と企業の情報共有に、また機器の安全管理・適正使用に役に立つ資格としてMDICをさらに普及するよう期待すると表明している。

以下に原文を示す。

一般社団法人日本医療機器学会が平成20年に医療機器情報コミュニケータ（MDIC：Medical Device Information Communicator）の認定制度を創設している。このMDIC認定制度は、医療機関において医療機器を使用する医師、看護師、臨床工学技士等及び医療機器製造販売業に従事する者などを念頭に、4日間のセミナーの受講及び検定試験の合格を認定要件としており、医療機関関係者と医療機器製造販売業者の間で、ヒヤリ・ハット情報や不具合情報等を含む情報の収集・提供や、医療機器全般の適正な使用及び保守管理に必要な情報を共有することなどが期待されている。そのため、医療機関内においてMDIC認定を有する者を育成・配置することは医療機器の安全管理及び適正使用に資すると考えられることから、医療機関内での普及に期待したい。また、MDICを認定する日本医療機器学会においては、本認定制度の普及・広報に努めることにより、医療機関側の需要に応えられるだけの認定者の輩出に努めることが望まれる。
同様に、臨床工学技士会、診療放射線技師会等による専門認定制度などにより専門性が向上することで、臨床の現場でこうした専門職の活用が進み医療の質の向上に寄与するものと考えられる。医療機関においてはこれらの専門認定制度の活用が進むことを期待したい。

出典：医療機器産業ビジョン 2013　p25からp26、原文そのまま抜粋

（松田和久）

第VIII章

医療機器と医薬品
～医療を支える技術～

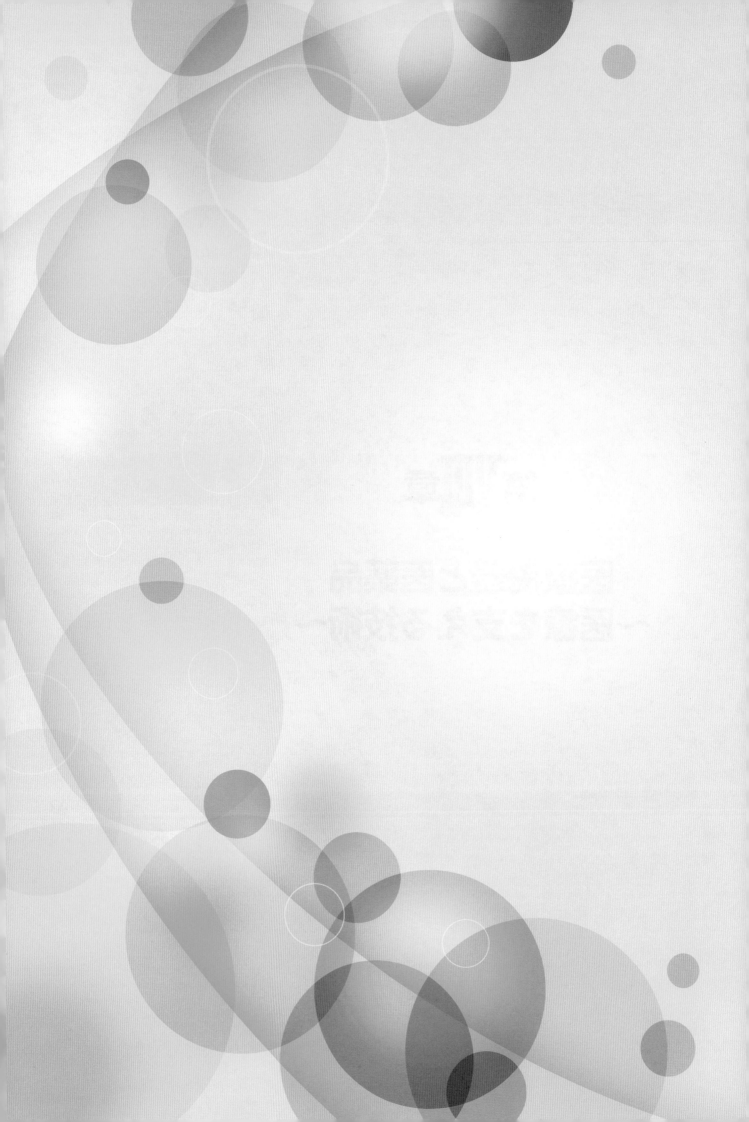

第Ⅷ章 医療機器と医薬品～医療を支える技術～

1節 医療機器

　紀元前500年頃、ヒポクラテスが医療機器（器具）を用いて脳の手術をしたということはよく知られているところである。医療機器は常に医療技術の進歩に伴い、診療の補助をする「道具」として発展してきたが、20世紀に入って手術機器、診断機器、診療・手術材料の開発が盛んになり、そのスピードと精度の向上には目を見張るものがある。最近では、ロボット工学を駆使したバイオニックハンドなどの生体補助機器や手術ロボットなどが開発され、医療機器の役割はますます大きくなってきている。

1 医療機器とは

　「医療機器」という言葉は、以前より「医療材料」「医療（診断・治療）装置」「医療（科）器械」に分類されて医療現場で使用していたさまざまな物品の総称として用いられている。
　医療器具には、ガーゼなどの衛生材料を始めとし、剪刀（メス）・鑷子（ピンセット）などの鋼製器具から人工呼吸器、麻酔器などの中型機器、X線CTやMRIの大型診断機器、埋込タイプのペースメーカ、人工関節の他、人工透析装置、内視鏡まで多種多様の製品がある。これらはそれぞれ供給方法、メンテナンス方法、使用方法などが互いに大きく異なり、その主たる取り扱い者もさまざまであったため、分別を容易にする目的もあって、それぞれの呼称が用いられてきた。しかし今日では、安全管理など法制上の観点に加え、医療の物流の形態が徐々にSPD（Supply Processing & Distribution）といった形に変化してきていることなどから、このような統一した表現をするようになっている。とはいいながら、実際の医療の現場では「医療機器」と1つに括った場合、管理・運用に戸惑うことがしばしばあり、「医療材料」「医療（診断・治療）装置」「医療器械」を適宜使い分けているのが現状である。

2 医療機器の定義

　医療機器は患者の治療を目的として、医療の現場で、医療スタッフによって使用される。しかしながら、医療の現場で使用されている機器材は全て医療機器であるかというと、そうではない。我が国では医療機器を、「人若しくは動物の疾病の診断、治療若しくは予防に使用されること、又は人若しくは動物の身体の構造若しくは機能に影響を及ぼすことが目的とされている機械器具等であって、政令で定めるもの（医薬品医療機器等法で定めたもの）」と定義している。
　また、医療機器は「いつでも」、「誰でも」、「どこでも」自由に製造したり、販売したりできるわけではない。医療機器の最終的恩恵を受ける患者を含め広義の保健衛生の向上を図るために、医療機器の品質、有効性及び安全性の確保を目的として、医薬品医療機器等法により必要な規制が行われている。
　しかしながら、欧米では医療現場で使用される機器材が医療機器として法のもとに管理されているのに対して、我が国では雑品として扱われているものも少なくない。

（宇佐美光司、柴山純一）

2節 医療機器の歴史

　紀元前5000年頃に世界最古の手術が行われたことを示す遺跡が、フランスで見つかった。細い石器を使い頭蓋骨の一部を取り除く手術が行われており、病や苦痛を起こす悪霊を追い出す経路を開けるための手術であったと考えられている。

1 紀元前の手術器具

　2001年（平成13年）に、4300年以上前の古代エジプト王家に仕えた医師の墓から、青銅の手術器具が30点見つかった（図8-1）。現存する世界最古

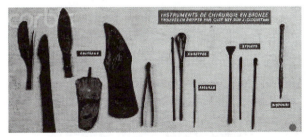

(C)Bridgeman Images / amanaimages
図8-1　古代エジプトの手術器具

の医療器具とされているが、それらの器具は現在のものとよく似ている。2000年以上前にナイル川沿いに建造されたコム・オンボ神殿の壁のレリーフにも、ノコギリ、鉗子、Probe、ハサミ、外科用メスなど48の手術器具が描かれている。古代エジプト時代の紀元前1500年から800年には義眼や義肢が用いられており、ローマの将軍マルクス・セルギウスは第2ポエニ戦役（B.C.218～201）の時に右手を失い、鉄製義手を作らせた。

一方、紀元前2～3世紀頃に記されたインド3大医書の1つである『《ススルタ》大医典』では、「病気には外科的治療によって治るものと、薬物により治るものの2種類がある」と総論で述べた上で、各論の1編において、120以上の外科用器具、300もの外科手術法及び8種類の手術区分が記されている。その中には外科的治療に使用する器具の開発、使用方法、器具の長所・短所などとともに、鈍器具、鋭器具、付属器具などの形状、材質、使用目的などについても詳細に記述されている。

2 中世の手術技法の発達と医療機器

1569年にイタリアの外科医アランジオが優れた造鼻術を開発した。現在では有茎皮膚弁移植として行われている手術法であるが、同氏は2年間人工の鼻を装着して慣らした後、上腕から有茎皮膚弁で鼻を作り、卵白をたっぷり染み込ませた布を当て創治癒促進と鼻腔の形成を行った。

1451年にはニコラウス・クザーヌスにより、近視矯正用の凹レンズ眼鏡が発明された。また、1590年頃、オランダの眼鏡屋ハンス・ヤンセンが約10倍の拡大率を持つ簡単な（金属の筒の中にレンズをはめ込んだ）顕微鏡を発明し、それから半世紀以上を経て、レーヴェンフックが約270倍の拡大率を持つ単レンズの顕微鏡を開発した。これにより精子やバクテリアが発見され、18世紀には人工授精も行われるようになった。1758年には、ヨハン・ユリウスが羊の腸で最初の手術用手袋を赤ちゃんの出産に使用している。

3 19世紀以降の医療機器の発達

1816年にルネ・ラエネク（フランス）が聴診器

を発明、1895年にはヴィルヘルム・レントゲンがX線を発見し、以後の医療に大きな影響を与えることになった。

20世紀に入ると、1908年（明治41年）にヴィクター・ホースリーらにより脳手術の定位固定法が確立され、1936年（昭和11年）にはロボトミー手術が提唱された。

1949年（昭和24年）、ハロルド・リドリーにより、眼内レンズの最初の移植が実施され、1952年（昭和27年）にはペル・イングヴァール・ブローネマルクがチタンが骨と結合することを発見した。1967年（昭和42年）には世界初の心臓移植がケープタウンで行われている。

1968年（昭和43年）、米国でX線CT装置が開発され、1973年（昭和48年）にはMRIによる画像撮影が行われた。そして、1998年（平成10年）のマスター・スレーブマニピュレータ開発により手術ロボットの臨床利用が、2005年（平成17年）には筋電義手の実用化が始まり、意思で動く義手が利用されるようになった。

4 役割の変遷

医療機器は、現代医療においては診察室、検査室から手術室、集中治療室、救急医療、さらには在宅医療の現場までさまざまな臨床現場においてなくてはならないアイテムとなっており、近年の医療の進歩は医療機器の進歩に負うところが大きいといわれるゆえんでもある。一方、医療機器は身近な健康な生活を支えるものとして、コンタクトレンズやメガネ、補聴器、さらには血圧計、歯に被せる金属、マッサージ器などとしても存在し、健康寿命の延伸の掛け声の下、さらに実生活に身近なものとなってきている。

また、最近では、医療機器に求められる要件はより高度となり、医療器械にあっては堅牢性と精緻性、さらには追跡性が求められるようになってきている。また、装置としては精密性に加え、再現性、仮想技術等、材料としては感染に対するバリア性、生体適合性、経済性、廃棄特性等、さまざまな観点から開発が進められている。

（宇佐美光司、柴山純一）

3節 医療機器の特性

近年の医療機器の特徴として、使用者が医師だけではなく、医療機関の医療従事者、介護支援機関・施設の従事者、さらには在宅医療・介護の患者家族など、多岐にわたっていることが挙げられる。また、使用される場所は公共の生活空間にまで拡大し、今後はこれまで以上に拡大されていくことが想定されており、安全管理が極めて難しい。しかしながら、ともすれば医療機関にあっても、医療機器を用いて治療を行うことについての安全管理上の責任について十分に理解できていないのが現状であり、今後一層の教育・啓発が求められる。

（宇佐美光司、柴山純一）

4節 医療機器産業の現状

1 医療機器の生産・輸入・輸出金額

薬機法で医療機器とされている製品の日本における生産・輸出・輸入の実態等については、統計法に基づく基幹統計調査として厚生労働省により実施されている薬事工業生産動態統計として、月次・年次の調査結果が公表されている。これによる医療機器の産業規模は、2020年（令和2年）の時点で製造販売業者からの年間国内出荷額で約4兆円の規模である。これは医薬品産業での対応する金額の概ね3分の1の規模であり、世界の医療機器市場の約7％を占めるといわれている。

また、医療機器の国内生産額と輸入額はいずれも2.5兆円前後であり、輸出金額は約1兆円となっている。したがって金額のうえからは、国内に流通している医療機器の約3分の2は輸入品であることとなる。

医療機器の一般的名称ごとの金額を見ると、国内出荷額ではコンタクトレンズや血管カテーテルなどが多く、輸出ではCT等のX線装置、活栓等のカテーテル周辺器具、透析関連機器、軟性内視鏡などが、輸入ではコンタクトレンズや眼内レンズ等の視力補正用レンズ、植込み型心臓ペースメーカ等の内臓機能代用器、人工関節などが多い。植込み機器などの治療用機器は輸入製品が多く、国産の

機器にはX線装置、透析器、歯科材料などが多い。

高齢化の進展や医療技術の進歩に伴って国民医療費は増加してきており、医療機器の国内出荷金額もそれとともに増加してきた。

表8-1に各年ごとの医療機器の生産、輸入、輸出、国内出荷金額を示すが、輸入額の伸びが大きいことがわかる。表8-2に2020年（令和2年）における医療機器の一般的名称ごとの国内出荷、輸出、輸入金額の上位10種類を示す。なお、令和元年分以降の調査結果は、それ以前とは調査方法が大幅に変更となっているので注意が必要である。

表8-1　医療機器の生産・輸出・輸入・国内出荷金額の推移

（単位：億円）

年	生産額	輸出額	輸入額	国内出荷額
平成23年	18,085	4,809	10,584	23,525
平成24年	18,952	4,901	11,884	25,894
平成25年	19,055	5,305	13,008	26,722
平成26年	19,895	5,723	13,685	27,655
平成27年	19,456	6,226	14,249	27,173
平成28年	19,146	5,840	15,564	28,455
平成29年	19,904	6,190	16,492	29,314
平成30年	19,498	6,676	16,196	28,672
令和元年	25,221	9,713	27,230	39,864
令和2年	24,263	9,909	26,373	39,354

出典：厚生労働省　薬事工業生産動態統計年報

2 医療機器を取り扱う事業所数

医薬品医療機器等法で規定している医療機器を取り扱う事業は製造販売業、製造業、販売・貸与業及び修理業である。2020年度（令和2年度）末におけるその事業所数を表8-3に示す。販売・貸与業関係が最も多く、修理業、製造業と続いている。

なお、医療機器の製造販売業については1事業者1許可なので、表の数字は事業者数でもある。

3 関連団体

他の産業界におけると同様に、医療機器産業界においても医療機器、医療材料等の開発、生産、流通に携わる各種の業界団体が存在している。各医療機器関係団体の主体性を尊重しつつ業界横断的な事項について対応する団体として一般社団法

医療機器安全実践必携ガイド「医療概論編」

表8-2　医療機器の一般的名称による国内出荷・輸出・輸入金額での上位10種類（令和2年）

(単位：億円)

	医療機器の一般的名称	金額
国内出荷	単回使用視力補正用色付コンタクトレンズ	1,558
	歯科鋳造用金銀パラジウム合金	911
	その他の内臓機能代用器	868
	再使用可能な視力補正用色付コンタクトレンズ	675
	眼鏡レンズ	620
	人工股関節大腿骨コンポーネント	607
	汎用超音波画像診断装置	556
	脊椎内固定器具	552
	心臓用カテーテル型電極	537
	冠血管向けバルーン拡張式血管形成術用カテーテル	536
輸出	全身用X線CT診断装置	621
	活栓	564
	ディスクリート方式臨床化学自動分析装置	480
	心臓・中心循環系用カテーテルガイドワイヤ	390
	中空糸型透析器	379

	医療機器の一般的名称	金額
輸出	ビデオ軟性胃十二指腸鏡	349
	ビデオ軟性大腸鏡	339
	免疫発光測定装置	311
	血球計数装置	274
	画像診断用自己現像フィルム	272
輸入	単回使用視力補正用色付コンタクトレンズ	1,367
	その他の内臓機能代用器	778
	その他の視力補正用レンズ	546
	脊椎内固定器具	543
	人工股関節大腿骨コンポーネント	476
	冠動脈ステント	452
	グルコースモニタシステム	449
	再使用可能な視力補正用色付コンタクトレンズ	428
	その他の医療用嘴管及び体液誘導管	385
	汎用超音波画像診断装置	366

出典：厚生労働省　薬事工業生産動態統計年報

表8-3　医療機器関連事業所数

事業の種類等		事業所数
製造販売業	第1種（高度管理医療機器）	766
	第2種（管理医療機器）	1,164
	第3種（一般医療機器）	942
製造業		4,539
販売業	高度管理医療機器等（許可）	71,982
	管理医療機器（届出）	326,659
	一般医療機器	N/A
貸与業	高度管理医療機器等（許可）	39,987
	管理医療機器（届出）	71,992
	一般医療機器	N/A
修理業		6,659

出典：厚生労働省　衛生行政報告例

人日本医療機器産業連合会（略称「医機連」）があり、「医療機器・医療技術のイノベーションと安定供給を通じて、日本をはじめとして世界に優れた医療機器テクノロジーを提供し、もって国民福祉の向上と医療機器産業の発展に寄与すること」を目的としている。

表8-4に医機連を構成する正会員団体名とその取扱い製品等を示す。

医機連ではこれまでに、行政機関との対話のほか、「倫理綱領」、「企業行動憲章」等の企業倫理に関する文書（第9章第9節参照）の作成、各種の手引書、ガイドライン等の発行、講習会の実施などを行ってきている。

(小泉和夫)

5節　医療機器の研究開発

1　医療機器開発の特徴

X線撮影装置はX線が発見されただけで完成するものではないように、医療機器は実際の医療現場で使用できるようにさまざまな要求事項が満たされるよう設計、製造されて初めて出来上がるものである。医療機器の研究開発は、臨床現場からのアイデアやニーズが発端となり、基礎医学研究や応用技術の成果をも採り入れて、医療機器として具体化される。試作品に至るまでにも、設計とその検証・バリデーションのイテレーション（繰り返し）がなされるとともに、一旦出来上がった医療機器もその後の臨床使用を基に引き続き改良、改善がなされていく（図8-2）。そのため、医療機器の開発サイクルは医薬品と比べて短い。また、

表8-4　一般社団法人日本医療機器産業連合会の構成団体

団体名	主要取扱製品等
日本医用光学機器工業会	医用内視鏡、眼科機器、眼鏡レンズ　他
（一社）電子情報技術産業協会（ヘルスケアインダストリ部会）	生体現象測定記録装置、映像検査装置、医療システム、超音波画像診断装置　他
商工組合 日本医機器協会	診察・診断用機器、ディスポーザブル用品　他
（一社）日本医療機器工業会	麻酔器、人工呼吸器、ペースメーカー、手術用メス等処置用機器、手術台等施設用機器　他
（一社）日本医療機器テクノロジー協会	ディスポーザブル製品（注射器・カテーテル等）、人工関節、人工骨・材料、透析器　他
（一社）日本医療機器ネットワーク協会	医療機器業界EDI、トレーサビリティー
（一社）日本医療機器販売業協会	医療機器・医療用品販売業
日本医療用縫合糸協会	縫合糸、針付縫合糸、縫合針　他
（一社）日本衛生材料工業連合会	脱脂綿、ガーゼ、生理処理用タンポン、救急用絆創膏　他
（一社）日本画像医療システム工業会	診断用X線装置、X線CT装置、診断用核医学装置、MR装置、診断用画像処理システム　他
（一社）日本眼科医療機器協会	眼科用検査器械、眼科用手術器械　他
（一社）日本コンタクトレンズ協会	コンタクトレンズ、コンタクトレンズケア用品
日本コンドーム工業会	男性用及び女性用コンドーム
（一社）日本歯科商工協会	歯科器械　歯科材料　歯科用薬品
（一社）日本分析機器工業会（医療機器委員会）	臨床化学自動分析装置、血液検査装置、検体検査装置　他
（一社）日本ホームヘルス機器協会	家庭用低周波治療器、家庭用電位治療器、家庭用吸入器、家庭用マッサージ器　他
（一社）日本補聴器工業会	補聴器
（一社）日本補聴器販売店協会	補聴器の販売業
日本理学療法機器工業会	低周波治療器、温熱療法用機器、牽引器　他
（一社）日本臨床検査薬協会	体外診断用医薬品（臨床検査薬）、検体検査に用いる機器、研究用試薬、OTC検査薬　他

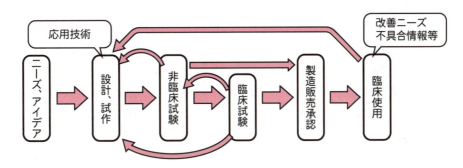

図8-2　医療機器の開発の流れ

医療機器はこのように連続的に発展していくことが多いので、その開発中に臨床試験を必要としない場合もある。

2　研究開発の流れ

医療機器の開発の流れの概略は次の通りである。このうち、生物学的安全性試験は医療機器GLP、臨床試験は医療機器GCP（Good Clinical Practice）にそれぞれ従って実施しなければならない。

①**開始**

医療現場でどのような機器が必要とされているのか、ニーズを把握する。基礎医学研究などの成果から、新たな治療法や診断方法等のアイデアが生まれる。

②設計・製作

ニーズやアイデアを実現するため、対象医療機器に必要な要件（設計へのインプット）を明確にし、試作品を作製する。

③非臨床試験による検証

材料についての生物学的安全性試験、試作品についてベンチテスト（理化学試験、機械試験等）、動物試験などの非臨床試験により、設計要求事項が満たされているかどうかを確認する。不十分な場合は、設計に戻って検証までの過程を繰り返す。

④小規模臨床試験（フィージビリティ試験）

小規模臨床試験は、設計要求事項の確認において、人での使用が必要な場合や、その医療機器を使う医療技術の効果や安全性の評価が必要な場合には、臨床試験を行う。開発の初期段階においてある程度設計を確定させるために臨床試験が必要となる場合には、比較的少数の患者を対象とした小規模臨床試験（フィージビリティ（実現可能性）試験）が行われる。その結果、設計の変更が必要になれば設計に戻る、を繰り返す。

⑤大規模臨床試験（ピボタル試験）

設計がほぼ確定して、その効果及び安全性を人への使用によって統計的手法を用いて確認する必要がある場合には、統計的手法が可能である症例数による大規模臨床試験が行われる。臨床試験のエビデンスレベルが最も高いのは、二重盲検によるランダム化比較試験（RCT：Randmized Cantrolled Trial）であるが、医療機器においては難しい場合も多い。

⑥製造販売承認、保険適用、臨床使用（使用成績評価）

医療上の必要性が高く、早期の実用化が望まれる医療機器では、関係学会と連携して適正使用基準を作成するとともに、リスク管理計画に基づいた市販後のデータ収集及びその評価を行う事を条件として製造販売承認がなされることもある。

③ 研究開発の促進策

近年、我が国の医療機器開発を一層推進しようとする意欲が高まり、政府も以下に示すように各種の推進政策を行っている。

- ・国民が受ける医療の質の向上のための医療機器の研究開発及び普及の促進に関する法律（医療機器促進法）2014年（平成26年）6月施行
- ・国立研究開発法人日本医療研究開発機構（AMED：Japan Agency for Medical Research and Development）の設立　2015年（平成27年）4月

従来、文部科学省、厚生労働省、経済産業省がそれぞれ行っていた医療機器開発の事業は、2015年（平成27年）度からはAMEDにおいて一元的に運営され、2015年（平成27年）度における医療機器開発予算は145億円となっている。

（小泉和夫）

6節 医療機器の臨床

① 臨床での取り扱い

医療機器が臨床使用されるようになって久しいが、しばらくは機器というよりは道具という方が妥当なものが大部分であった。しかし、前世紀半ば以降から医療機器は急速に発展し、医療機器の進歩は医療の進歩そのものにもなっている。

医療機器がほとんどない時代においては、診断をするにも医師の視診、聴診、触診などに頼るのみであり、治療も非常に限られたものであったが、多様な医療機器の出現により、再現性のある客観的計測による診断や失われた機能を代替したり、病変部位のみを除去して治療したりすることができるようになった。

また、従来の外科手術に代わって内視鏡下手術や血管内カテーテルの利用による血管修復や心臓弁の治療などにより、入院日数の削減と患者の社会復帰の促進にも貢献しており、さらには総医療費の削減効果にも期待されている。

米国生体医工学会（AIMBE）では、最も医療に役立っている医療機器を、年代別に選んで殿堂入

第Ⅷ章　医療機器と医薬品〜医療を支える技術〜

表8-5　高額医療機器の普及状況

（人口100万人当たりの台数：2017年と1台当たりの年間の使用回数（単位は千回）：2014年）

		日本	韓国	米国	カナダ	イスラエル	フランス	ドイツ	イタリア	スイス	オーストラリア
X線CT	台数	111.5	38.2	42.7	15.4	9.53	17.4	35.1	34.6	39.3	64.3
	回数	2.15	4.45	6.22	9.8*2	14.8	11.7	4.07	2.66	−	2.06
MR装置	台数	55.2	29.1	37.7	10.0	5.16	14.2	34.7	28.7	−	14.2
	回数	2.17	1.17	2.88	5.7*2	7.98	8.65	4.31	3.03	−	2.41
PET	台数	4.62	3.89	5.25*	1.48	1.26	2.2	−	3.34	3.31	3.29
	回数	0.92	1.85	0.99	1.6*2	4.33	3.31	−	1.62	−	0.93
放射線治療装置		6.8*3	6.09	11.6*	2.96	3.56	−	−	7.3	16.7	10.4

出典：*2018年、*2 2015年、*3 2005年、OECD Health Statistics 2021

り（Hall of Fame）医療機器として発表しており、次のような装置が選ばれている（抜粋）。

〈1950年代とそれ以前〉

人工腎臓、X線、心臓ペースメーカなど

〈1960年代〉

眼内レンズ／コンタクトレンズ、超音波診断装置、グルコメータなど

〈1970年代〉

X線CT、バルーンカテーテル、内視鏡など

〈1980年代〉

MRI、パルスオキシメータ、ロボット支援外科など

〈1990年代以降〉

遺伝子解析装置、PET、内視鏡手術など

表8-5に諸外国と比較した高額医療機器の設置台数とX線CT、MR装置、PETの年間使用回数を示す。日本ではX線CTとMR装置の普及率が非常に高いが、その1台あたりの使用回数は少ない方である。

医療機器が臨床の場でその効果を発揮するためには、対象者と使用機器が正しく選定されるとともに、使用に必要な技術を持った者が使用することが必要である。

また、繰り返し使用される機器は適切に保守管理されていることが必要である。

2 医療機器であるプログラム

診断や治療のため種々のコンピュータソフトウェアが臨床において使用されており、その中で医療機器に該当するものはSaMD（Software as a Medical Device）ともいわれる。臨床で患者から得られた膨大な量の種々の記録が蓄積されるようになり、それらのデータを利用して機械学習や深層学習などのAI技術を応用して診断の補助を行うプログラムなどが今後の発展を期待されている。また、患者自身による治療への積極的な関与がその治療効果を高める効果が大きい疾患に対しては、スマホアプリなどによる行動変容を目的とするプログラムにより、医療従事者の患者指導の負担軽減やよりきめ細かい患者指導による治療効果の向上が図られるプログラムにも期待が寄せられている。すでに禁煙治療補助用アプリケーションや高血圧症治療補助プログラムなどが実用化されている。

（小泉和夫）

7節 医薬品と医療機器

医学、薬学の進歩とともに、医療の現場のニーズと最先端の科学技術が集約されて、各種医療技術、医療機器、医薬品が研究開発され、より効果的で安全な医療を提供することが可能になってきている。

しかしながら、これらの技術が医療に臨床応用されるようになるまでには、効果性、安全性を検証するためのさまざまな臨床試験が行われている。化学実験、動物実験等から得られた知見をもとに最終的に人体を対象に行われるのが臨床治験であるが、その実施に当たっては、試験そのものの適格性・倫理性とともに、厳格な実施と結果の評価、

— 177 —

被検者の人権の尊重とプライバシーの保全が必要不可欠である。

一方、医療技術・技量の習得は経験に裏打ちされることが少なくなく、また、経験は社会的環境や他の医療技術などに大きく左右される。朝鮮戦争によって脳神経外科領域の大きな進歩が得られたこともその1つの例で、麻酔学の進歩による外科治療法の進歩、放射線診断装置の進歩による低侵襲治療法の進歩などもまた同様である。最近ではiPS細胞の臨床的応用が活発に進められており、さまざまな分野での医療技術の進歩が待たれるところであるが、倫理委員会の定める規定の順守など、手順を踏んで実施されることが望まれる。

1 医療機器と医薬品の相違点

医薬品と医療機器はいずれも医療を支えるものとして重要な役割を担っているが、その開発過程、臨床現場における使用方法や使用者、また患者への提供方法など、さまざまな点でそれぞれ異なっている。

例えば、医薬品は一度販売された後は内容変更ができないのに対して、医療機器は不具合が生じた場合には、現場の状況などが勘案された上で修理、部品交換、備品変更などの対応がなされる。このように医薬品と医療機器とは、製造（販売業）者等と、使用者の間のコミュニケーションのとり方が大きく異なっている（図8-3、図8-4）。

また、医薬品は長いものでは販売後30年以上を経過しても使用されているものも少なくないが、医療機器、特にME機器・医療材料では新規開発・改良が絶えず行われ、使用者の要望も比較的反映

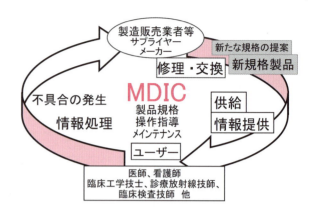

図8-4　医療機器の開発過程

されやすいことが特徴といえる。MRI検査の普及とその必要性の拡大により、適合した材料の開発がなされてきたことは、その1例として記憶に新しいところである。

また、医療機器の使用に当たっては、与えられた情報をよく理解した上で、それぞれの施設の現状と使用目的を踏まえた視点に立って、運用状況、利用価値、内在する危険因子等を評価した上で、機器の更新、新規導入が行われることが望まれる。

2 医薬品医療機器等法

医薬品を管理する法律として、「医薬品医療機器等法」の存在は医療の現場でもよく知られたところであるが、医療機器を管理する法律もまた「医薬品医療機器等法」であることは医療の現場においてはあまり知られていないのが現状で、施設管理者の理解も不十分である。2013年（平成25年）11月、薬事法が新たに、「医薬品、医療機器等の品質、有効性及び安全性の確保等に関する法律（医薬品医療機器等法と略す）」と改称され、2014年（平成26年）11月25日から施行された。詳細は関連法規の節で詳しく説明するが、医療現場において医療機器管理を実践する上で、これまで以上の理解が望まれる。

3 医薬品とは

（1）医薬品の定義

医薬品は、医薬品医療機器等法第2条第1項で以下のように定義されている。

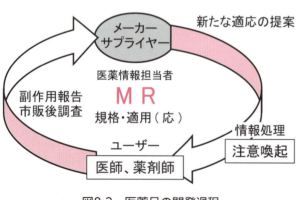

図8-3　医薬品の開発過程

> 1. 日本薬局方に収められている物
> 2. 人または動物の疾病の診断、治療または予防に使用されることが目的とされている物であって、機械器具、歯科材料、医療用品及び衛生用品でないもの（医薬部外品を除く）
> 3. 人または動物の身体の構造または機能に影響を及ぼすことが目的とされている物であって、機械器具でないもの（医薬部外品及び化粧品は除く）

日本薬局方とは、医薬品の性状及び品質の適正を図るために医薬品医療機器等法で定められた公定書であって、我が国において繁用され、しかも重要な医薬品が収載されている。2016年（平成28年）に施行された第75改正日本薬局方は2019年（令和元年）に一部改正され、2,008品目が収載されている。

医薬品は、医薬品名、効能・効果、用法・用量、使用上の注意等、当該物質の情報が伴って初めて「医薬品」といえる。製造販売承認を得ずに販売すれば、医薬品医療機器等法違反に問われる。

（2）医薬品の特性

医薬品は幅広い科学技術を基盤に創出される工業製品であり、他の製品分野と比較して下記の製品特性をもっている。

①生命関連性

医薬品は、必要な時に適切に使用しなければ人命に関わる恐れがある。したがって、その製造販売の承認には厳しい審査が、また使用に当たっては十分な情報の提供が求められる。

②リスクの包含

医薬品は、生体にとっては異物であるため、有効性のみならず副作用などのリスクを生じる場合がある。

③発売時における不完全性

厳重な承認申請を通過し臨床現場で採用されてから以降も、臨床治験は限られた条件下で実施されており、一般の多数の患者に使用された後にも新しい情報が見いだされる。

これらの特性を踏まえて、医薬品に対しては以下の事項が求められている。

1　高い品質：品質規格の承認審査、製造管理及び品質管理の基準（GMP：Good Manufacturing Practice）によって規定される
2　安定供給
3　公共性：保険診療での使用
4　リスクとベネフィットのバランス：最小のリスクと最大の利益
5　医師・薬剤師を通した供給並びに情報提供
6　製造販売後の情報収集・評価
7　価格規制：国民皆保険制度のもとでの薬価基準の制定

（3）医薬品の分類

医薬品は、その供給・管理体制、期限・本質、薬効、製剤の特徴などから様々な分類がなされている。

①薬学上の分類

薬学上特性による分類方法であり、成分の基原・本質（化学薬品、生薬、生物学的製剤など）、使用目的（予防薬、治療薬、診断薬、治験薬など）、適用法（内用薬、外用薬、注射薬）、剤形・形状（原末、錠剤、散剤など）、組成（単味剤、配合剤）、その他などに分類される。

②薬効による分類

薬効分類には様々なものがある。表8-6の薬効

表8-6　薬効による分類例

分類番号	薬効
1	神経系及び感覚器官用医薬品
2	個々の器官系用医薬品
3	代謝性医薬品
4	組織細胞機能用医薬品
41	細胞賦活用薬
42	腫瘍用薬
43	放射性医薬品
44	アレルギー用薬
49	その他の組織細胞機能用医薬品
5	生薬及び漢方処方に基づく医薬品
6	病原生物に対する医薬品
7	治療を主目的としない医薬品
8	麻薬

分類は添付文書にも記載されている代表的な薬効分類である。日本標準商品分類番号においては、この分類が採用されている。

③法令などに基づく分類

医薬品は種類によって取り扱うことができる職種や店舗が制限されており、医師や薬剤師が治療の際に選択する「薬局医薬品」と、消費者が自らの症状（需要）に応じて直接選択する「一般用医薬品」に大きく分類される。また、2014年6月12日施行の医薬品医療機器法改正により、医薬品は、表8-7のように分類された。

表8-7　医薬品の分類

薬局医薬品	医療用医薬品
	薬局製造販売医薬品
要指導医薬品	ダイレクトOCT他
一般用医薬品	第一類医薬品
	指定第二類医薬品
	第二類医薬品
	第三類医薬品

以下に、上記分類による各薬品の詳細を記す。

●薬局医薬品

・医療用医薬品

医師もしくは歯科医師によって使用され、またはその処方箋、指示によって使用されることを目的として供給される医薬品

・薬局製造販売医薬品（薬局製剤）

薬局開設者が当該薬局における設備及び器具をもって製造し、当該薬局において直接消費者に販売、または授与する医薬品（厚生労働大臣の指定する有効成分以外の成分を含有しない）

●要指導医薬品

・再審査を終えていないダイレクトOTC（医療用としての使用経験がない医薬品）

・スイッチ直後品目（医療用医薬品から一般用医薬品に移行して間もなく、一般用医薬品としてのリスクが確定していない医薬品。原則3年後に一般用医薬品に移行）

・医療用医薬品以外の毒薬

・人体に対しての作用が著しくないもので、需要者の選択により使用される医療用医薬品以外の劇薬

●一般用医薬品

・医薬品の内、その効能効果が人体に対して著しくないもので、薬剤師その他の医療関係者から提供された情報に基づき需要者の選択により使用されるもの（医師の処方箋がなくても購入できるため、有効性とともに安全性を重視して成分や分量が決められている。リスクの程度に応じて1類から3類に区分されるが、2014年6月12日の医薬品医療機器法改正によりすべてインターネットでの販売が可能となった）

④医薬品承認審査での取り扱いによる分類

医療用医薬品は、特許期間がある新薬（先発品）、特許満了した新薬（長期収載品）、後発医薬品（ジェネリック医薬品）、漢方薬等のその他に4分類される。先発品は「特許」によって他社が勝手に製造販売できないように守られており、「特許保護期間」内では先発品を開発した企業が独占販売できる。

先発品の特許が満了となった後でも、開発企業は引き続き、同じ製品名で先発品の販売を続けることができるが、分類上では先発品から長期収載品と変更される。

また、特許満了後は、先発品と同等の効果を持つ薬剤（ジェネリック医薬品）が販売される。ジェネリック医薬品は、新薬のような高額な研究開発費や特許登録費が必要ないことから、価格は「長期収載品」より安くなっているが、すべての長期収載品にジェネリック医薬品があるわけではなく、また先発品と適応が全く同一でないものもある。

（4）新医薬品

「すでに製造販売の承認を与えられている医薬品と、有効成分、分量、用法、用量、効能、効果などが明らかに異なるもの」を新医薬品と定義されている（医薬品医療機器等法第14条の4第1項）。その新規性によって6つに分類される（表8-8）。

表8-8　新医薬品の6分類

新有効成分含有医薬品	新しい有効成分を含有するもの
新投与経路医薬品	既承認医薬品と含有成分は同じでも投与経路が異なるもの
新効能医薬品	既承認医薬品と含有成分、投与経路は同じでも効能・効果が異なるもの
新用量医薬品	既承認医薬品と含有成分、投与経路は同じでも用量が異なるもの
新剤形医薬品	同一成分、効能・効果であっても徐放化などの工夫により用法などが異なるもの
新医療用配合剤	製造販売が承認されている配合剤とその有効成分または配合割合が異なるもの

（5）後発医薬品と使用促進策

後発医薬品とは、既承認医薬品（先発医薬品）と有効成分、投与経路、含量、用法・用量が同一で、他の製薬会社が製造、供給し、効能・効果が同等とされる医薬品のことである。有効成分の一般名（ジェネリック名）で処方される後発医薬品は、先発医薬品が再審査期間を終了した後、及び特許期間が満了した後に製造販売が承認され、ジェネリック医薬品とも呼ばれる。

新薬に比べて研究開発期間・費用が大幅に少なくて済み、したがって、製造原価は安く薬価基準も低く抑えられる。他の先進国を見ると、2016年にはアメリカの91.7％をはじめドイツの86.7％、イギリスの76.6％など早くから70％以上の普及率を示す国もあるが、日本では2013年には46.9％であったものが2018年に72.6％、2021年79.0％となった。普及が遅れた理由として、安定した供給体制の未整備、効果や安全性を疑う意見があることなどが挙げられるが、医療費の抑制が喫緊の課題となっている今日、薬剤費抑制、患者負担の軽減という観点から政府は2020年（令和2年）9月には普及率80％を達成すべく、後発医薬品の使用促進を図っている。

2006年（平成18年）4月に処方箋様式が変更された際には、処方箋の「後発医薬品への変更可」の欄に医師が署名あるいは押印していれば後発医薬品に変更することが可能という形式であったが、普及率が伸び悩んだことから、2008年（平成20年）4月には「後発医薬品への変更不可」の欄に医師の署名あるいは押印がなければ、後発医薬品への変更が可能な形式となった。

さらに、2010年（平成22年）4月には、それまで保険薬局に認められていた「後発医薬品調剤体制加算」が、調剤した薬品の割合に応じて加算されるようになり、加えて、医療機関でも「後発医薬品使用体制加算」が認められるようになった。

この「後発医薬品使用体制加算」は、2012年（平成24年）4月から採用医薬品に占める後発医薬品の割合により加算点数が異なる形になり、加えて、調剤時のジェネリック医薬品選択を可能とする「医薬品の一般的名称を用いた処方箋」を交付した場合、医療機関は一般名処方加算が算定できることになった。

（6）希少疾病用医薬品（オーファンドラッグ）

対象患者数が年間5万人未満の疾病に用いられる医薬品のことを、**希少疾病用医薬品**（オーファンドラッグ：Orphan Drug）という。

新薬、新医療機器の開発は多額の資金と長い期間を要し、かつ多大な開発リスクを伴う。特に、患者数が少なく市場性に乏しい医薬品、医療機器の研究開発を民間企業の自主努力に期待することは、極めて困難である。

したがって、エイズや難病など、対象となる患者数が少ないことにより、医療上の必要性が高いにも関わらず研究開発が進んでいない医薬品、医療機器の研究開発において、企業の負担の軽減がなされ、1日も早く医療の場に提供できるように、国の積極的な研究開発促進が必要とされている。そのため1993年（平成5年）4月に関係法律が改正され、同年10月からオーファンドラッグ等開発促進制度が発足している。

（7）医薬品の名称

医薬品の名称には、会社毎の商品名の他に一般的名称（一般名）、化学名などがある。一般的名称は世界共通に使用されることが望ましいことから、世界保健機関（WHO）において国際一般名（INN：International Nonproprietary Name）が定められている。各国ではINNに沿った名称を使用しており、日

本医薬品一般名称（JAN：Japanese Accepted Name for Pharmaceuticals）として一般名を定めている。

4 医薬品産業

（1）歴史的変遷

我が国の医薬品産業は、江戸時代に入って大きく発展した。元禄時代には薬種問屋が大阪の道修町、江戸の本町に店を構えるようになり、富山の置き薬商法（各家庭に薬を置き、翌年使用しただけの代金を受け取る）は急速に全国に普及した。

明治維新以降は、ドイツ医学を中心とした西洋医学が導入され、医薬品も次々と輸入されるようになり、和薬（漢方薬）に対し洋薬と称された。国内でも製薬企業が創立され、洋薬の生産が始まった。

第1次世界大戦を契機に、日本の医薬品産業は急速に発展した。次の大きな契機は第2次世界大戦の終戦であった。アメリカ軍の進駐によりペニシリン、ストレプトマイシンなどの抗生物質が輸入され、多くの感染症に劇的に奏効した。その他にも多くの医薬品が輸入販売され、国内生産のために導入された技術は、近代医薬品産業の基盤となった。さらに、国民の健康意識も急速に高まり、ビタミン薬、強肝薬、保健栄養薬などの大衆薬ブームが起きた。

1961年（昭和36年）に国民皆保険制度が施行されると、医薬品も保険医療の適用範囲となり、受診患者数の飛躍的な増加にともなってその使用量も急激に増加した。また、この時に薬価基準が定められた。

①流通秩序の混乱と各種規制

薬剤使用量の増加とともに、製薬企業が競って売上増大に努めた結果、医療現場の一部に過剰な競争が生じ、流通秩序の混乱をまねくこととなった。このため、行政当局は1970年（昭和45年）には添付販売や過大なサービスに対する規制を行った。

これに合わせて医薬品業界でも、「製薬企業倫理綱領」、「製薬協企業行動憲章」を定めて倫理的な意識の醸成を図るとともに、「医療用医薬品製造販売業公正競争規約（公競規）」や「医療用

医薬品プロモーションコード」などの自主的規範を作り、不適切な活動の是正に努めるようになった。

②MRの資質向上とMR認定制度

流通秩序の混乱の直接の原因となったのがプロパーと呼ばれていた販売促進プロモーション担当員（現在でいうMR：Medical Representative）の活動であった。彼らは企業の営業担当者として、医薬品情報の提供を行う一方で、自社医薬品の営業活動を行うが、時に後者の側面の方が強く出ることになり、一部の医療関係者から批判を受けることとなった。

このような経緯の下、MRの資質（知識、スキル、マナー）の向上が行政、日本医師会などから求められることになり、その要請を受けて業界では1980年（昭和55年）から医薬情報担当者の企業内教育研修制度をスタートさせた。医薬情報担当者の活動が営業的側面に偏ったものから情報活動とのバランスを考慮したものへとシフトされたことにより、1991年（平成3年）には医薬情報担当者の呼称がプロパーからMRへと変更された。

その後、業界内外から、さらなるMRの資質向上策が求められるようになったため、MR認定制度が導入されることになった。1997年（平成9年）には公益財団法人MR認定センターによって、第1回MR認定試験が実施された。

③製薬企業の合従連衡

医薬品産業のグローバル化に伴い、世界のトップ企業の多くが企業買収、時には合併を行うことで拡大してきた。わが国においても、当初は販路拡大に伴い1998年（平成10年）から2000年（平成12年）ごろにかけて国内中堅製薬企業間の合併が相次ぎ、やがて新薬開発力の強化を求めて2005年（平成17年）から2007年（平成19年）までは国内大手製薬企業間の合併、そして2008年（平成20年）以降は国内製薬企業による海外企業の買収へと進んできている。

（2）医薬品産業の特徴

医薬品産業は、国民の健康と生活ならびに生命

に密接な関係があるため、他の産業とは異なる特徴をもつ。

①生命関連性の産業

医薬品は医療を通じて人の生命を救うという重要な役割を持っている。

②社会性・公共性

生命関連製品であることから、社会性ならびに公共性が高い。

③法的に規制された産業

薬事関係法規などにより、医薬品の開発・製造・流通・販売の各段階で厳しく規制されている産業である。医療用医薬品は大部分が医療保険制度内で使用されており、価格は薬価基準制度により規制されている。

④多種品目・少量生産の省資源型産業

患者の症状は千差万別であることから、多種類の薬が必要である。しかもその使用量は、原末換算で1人1日当たり通常mg単位と少ない。

⑤研究開発指向型の産業

医薬品の売上高に対する研究開発費の比率は10.04％（2016年、平成28年）で製造業の平均4.25％、全産業の平均3.33％を大きく上回っている。

⑥付加価値の高い知識集約型の産業

高度な研究開発、専門的な情報提供を通じ、製薬企業は高い付加価値を生み出している。

（3）医薬品産業の使命と責務

1950年代まで死亡率の第1位を占めていた結核がワクチンと抗結核薬によって死亡率が劇的に低下するなど、抗菌薬の健康への寄与は計り知れない。また、高血圧や糖尿病、消化性潰瘍、関節リュウマチなどを対象とした医薬品の開発や透析の普及により、患者のQOL（Quality of Life：生活の質）は向上し正常な社会生活が営めることを可能にするなど、医薬品の健康への貢献は計り知れない。

また、医薬品の経済面への貢献も非常に大きかった。疾病で長期入院（数ヵ月から数年）を余儀なくされていた働き盛りの患者の多くが、治癒または病状が軽快し、再び働けるようになることは、治療代の削減とともにおおきな経済効果をもたらした。

このように医療に大きな功績をあげてきた製薬産業界であるが、更にその使命と責務を改めて明確に打ち出すべく、「企業行動憲章」（日本製薬工業協会の）を新たに掲げてこれからの発展を期している。

①製薬企業の使命

「優れた医薬品を開発・供給することにより、世界の人々の福祉と医療の向上に貢献し、健康で質の高い生活の実現に寄与する」

②製薬企業が果たすべき主な責務

・医療経済効果の高い新薬開発による医療コスト効率化への寄与
・患者の経済負担を考慮した適正な価格設定
・研究開発から製造販売後に至るまで一貫した医薬品の安全性確保
・医薬品の適正使用確保のための適切な情報提供
・医薬品の安定供給確保
・副作用被害発生防止を最優先にした企業活動

（4）医薬品産業の現状

①製薬市場における外資系企業のシェア拡大

日本の製薬市場規模は、米国、中国につぐ世界第3位で、医療用医薬品の販売額は、3年連続で10兆円を超える。中でも外資系製薬メーカーのシェアの伸びが目立ち、1990年には日本市場における外資系製薬メーカーのシェアは13.6％であったが2015年には34.4％となっている。ロシュ（スイス）、ファイザー（米）、ノバルティス（スイス）など、世界各地で事業を展開する「グローバルメガファーマ」の多くが日本市場に参入している。

これら外資系製薬メーカーのシェア拡大の理由の1つが「新薬開発力の強さ」である。グローバルメガファーマの開発力は国内大手製薬企業に対し「研究開発費が2〜10倍」で「要員数が3

医療機器安全実践必携ガイド「医療概論編」

表8-9　数量ベースでの国内医療用医薬品市場の推移（単位：%）

数量ベース		2005	2007	2009	2011	2013	2015	2017	2019
先発医薬品	後発品なし（新薬）	21.4	21.6	18.9	19.1	18.2	18.0	16.9	17.2
	後発品あり（A）（長期収載品）	34.9	34.9	36.3	34.3	31.2	26.1	21.5	15.3
後発医薬品（B）		16.7	24.8	24.6	23.8	23.0	33.5	40.2	46.5
その他の品目（局方品、生薬等）		27.0	18.7	20.2	22.8	27.6	22.4	21.4	20.9
後発医薬品のシェア（B）/（A）+（B）		32.4	41.5	40.4	41.0	42.4	56.2	65.2	75.2

出典：厚生労働省「薬価基準改定の概要」から一部変更

表8-10　金銭ベースでの国内医療用医薬品市場の推移（単位：%）

金額ベース		2005	2007	2009	2011	2013	2015	2017	2019
15.5先発医薬品	後発品なし（新薬）	47.6	49.0	47.8	47.9	49.3	55.9	55.8	62.8
	後発品あり（A）（長期収載品）	35.4	35.1	35.9	35.2	31.7	24.9	22.5	15.5
後発医薬品（B）		5.9	6.6	7.6	8.8	11.1	12.4	15.0	15.6
その他の品目（局方品、生薬等）		11.2	9.3	8.7	8.1	8.0	6.8	6.7	6.1
後発医薬品のシェア（B）/（A）+（B）		14.3	15.8	17.5	20.0	25.9	33.2	40.0	50.2

出典：厚生労働省「薬価基準改定の概要」から一部変更

～10倍」であり、世界展開をすることで多くの症例やデータを集められるというメリットもある。

②医薬品市場の内訳と構成割合の変化

わが国の医薬品市場を数量ベースでみると、長期収載品の構成比は、2005年度には市場全体の3分の1以上を占め、2009年には市場構成比の36.3%まで上昇したが、2019年度には15.3%まで低下している。一方、後発医薬品（ジェネリック医薬品）の構成比は2005年にはわずか16.7%であったが、2019年には46.5%まで上昇した（表8-9）。

また、特許満了した新薬のうちで後発医薬品が占める比率は2005年度では32.4%だったものが、2019年には75.2%まで上昇している。医療費削減策の一環として後発医薬品促進策が打ち出されており、今後2020年9月までに、後発医薬品数量シェア80%が目標とされている。

一方、金額ベースでは、先発品の構成が最も高く、2005年度には47.6%、2019年度には62.8%まで上昇している。他方、後発医薬品の金額ベースでの割合は2005年度にはわずか5.9%であったものが、2019年には15.6%まで増加している。現在のところ金額ベースでの後発医薬品のシェア目標は定められていないが、長期収載品から後発医薬品へのシフトは確実に進んでいる（表8-10）。

（5）副作用と安全対策

かつてわが国では、1950年代に発生したペニシリンのショックによる死亡例、その後のサリドマイド事件、スモン事件など、医薬品の有効性とは裏腹に各種の副作用被害が続発した（表8-11）。

これらのことを踏まえて、1979年（昭和54年）の薬事法（現在の医薬品医療機器等法）改正において、医薬品などの有効性、安全性の一層の確保を主眼

— 184 —

第Ⅷ章　医療機器と医薬品～医療を支える技術～

表8-11　主な副作用被害

サリドマイド	サリドマイドは昭和33年に睡眠薬として販売されたが、妊娠初期の妊婦が用いた場合、奇形を持つ新生児が生まれるケースが多数生じた。日本においては、諸外国に比べ回収が遅れ、被害が拡大したと推定されている。
スモン	スモンは、整腸剤「キノホルム」を服用したことによる副作用で、中枢神経麻痺、末梢神経麻痺・感覚麻痺の運動機能障害を引き起こす。1960年代に多くの被害が発生した。スモンの原因がキノホルムであることの解明が遅れたため、多大な被害をもたらすことになった。
薬害エイズ	エイズ（後天的免疫不全症候群）は、HIV（ヒト免疫不全ウイルス）に感染したために身体の免疫機能が損なわれる病気である。主に血友病患者の止血のために用いられた非加熱血液製剤の中にHIVが含まれていたために、1980年代に多くの血友病患者が感染した。非加熱製剤を回収し加熱製剤に切り替える、などの対策を早期にとっていなかったことが、被害の拡大につながった。
ソリブシン	ソリブシンは、帯状疱疹の新薬として平成5年に発売された。しかし、上市後2ヵ月間に15人の死者を出した。

出典：「MR研修テキストⅢ2006年版」医薬品概論より引用

にして、新医薬品のGPMSP(Good Post Marketing Surveillance Practice：再審査制度）が導入された。その後GPMSPは1997年（平成9年）に法制化により強化されるとともに、2001年（平成13年）にはGPMSPにPMS(Post Marketing Surveillance：市販後調査）が新設された。

その後、市販後の医薬品に治験段階では発見できなかった副作用が発生し安全対策を行う事例が増加したことから、2002年（平成14年）の改正では、生物由来製品の安全対策強化や病院などからの副作用・感染症報告の義務化など、安全確保についてのさらなる強化が図られた。

GPMSPは2004年（平成16年）にGPSP（Good Post-marketing Study Practice：製造販売後調査・試験の実施の基準）に従って調査を実施し、GVP(Good Vigilance Practice：製造販売後安全管理の基準）という安全管理基準を順守しながら、適性使用情報の収集・評価、検討および安全確保措置を実施する、と整理され、発展的に改正されて今日に至っている（図8-5）。

その後2005年（平成17年）、ICHによる新医薬品の製造販売後早期における医薬品安全性監視活動（ICH E2Eガイドライン）計画に賛同して「医薬品安全性監視の計画について」が発令された。また、

2012年（平成24年）にはさらに、医薬品のリスクの低減を図るための「医薬品リスク管理計画指針について」が発出され、次いで新医薬品及びバイオ後続品については2013年4月1日以降製造販売承認申請する品目から、後発医薬品については、2014年8月26日以降に製造販売承認申請する品目から適用されることとなった。

①PMSの重要性

PMSは製造販売後に行われる有効性、安全性の確保のための市販後の調査活動である。医薬品の承認までに得られる情報は限られているうえ、臨床試験では小児、妊産婦などは対象外にされており、年齢や併用薬にも制限を設けていることが多い。このため、PMSは製造販売後に実際の医療の現場で使用される中での有効性、安全性に関する情報を収集し、評価し、その結果を医療現場にフィードバックして医薬品の適正使用を図っていくもととなる。

具体的な作業内容は、1）市販直後調査：新薬投与後の患者の状態を6ヵ月間に渡って調査する。調査は、対象の医薬品を扱うすべての医療

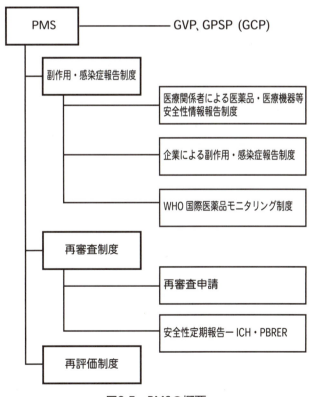

図8-5　PMSの概要
出典：日本の薬事行政（日本製薬工業協会2018）

機関で実施される。なお、2001年から実施が義務づけられている。2）特別調査：小児や高齢者など治験の対象者とならなかった人への調査をする。3）使用成績調査：長期的な使用実態調査をする。利用者の制限を設けない－である。

②ICH（医薬品規制調和国際会議）の位置づけ

ICH（International Council for Harmonization of Technical Requirements for Pharmaceuticals for Human Use：医薬品規制調和国際会議）は、1990年の創設以来、グローバル化する医薬品開発・規制・流通等に対応するべく、医薬品規制当局と製薬業界の代表者が協働して、医薬品規制に関するガイドラインを科学的・技術的な観点から作成する国際会議である。安全性・有効性及び品質の高い医薬品の開発における広範な世界的な規制調和を目指している。

ヒトにおける不必要な臨床試験の重複を避けること、安全性、有効性及び品質の高い医薬品が効率的に開発、登録及び製造されること、及び安全性及び有効性が損なわれることなく動物試験が軽減されることなども図っている。なお、PMDA（独立行政法人医薬品医療機器総合機構）が日本の医薬品規制当局代表の一員として参加している。

（加見谷将人）

（6）薬剤費の動向と医薬品生産

2019年（平成元）度の国民医療費は44兆3,900億円であるが、中央社会保険医療協議会薬価専門部会資料において国民医療費に医療保険における薬剤費比率をかけて推計した薬剤費は9兆5,800億円（入院料に包括して算定される場合の薬剤費は含まない）で、医療費の21.6％を占めている。医療費、薬剤費ともに増加傾向を示しているが、薬剤費の占める比率はほぼ横ばいで推移している（図8-6）。

医薬品生産金額の推移を見ると、2011年6兆9,900億円から2018年6兆9,100億円と微減していたものが、2019年には9兆4,900億円、2020年には9兆3,100億円と増加している。腫瘍用薬、その他の代謝性医薬品の増加が主な要因で、優れ効能・効果を持つ高額薬品の開発が進んでいる状況である。輸入金額は、2011年2兆5,300億円から増加していたが、2020年には2兆8,500億円と減少している（図8-7）。

（加見谷将人、柴山純一）

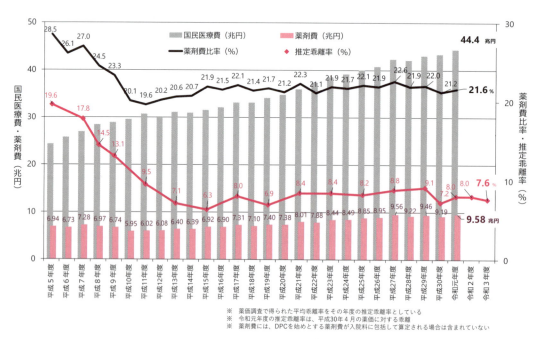

図8-6　国民医療費、薬剤費等の推移

出典：厚生労働省　中医協薬価専門部会資料

第Ⅷ章　医療機器と医薬品～医療を支える技術～

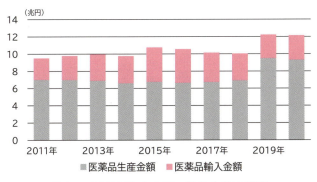

図8-7　医薬品生産金額・輸入金額の推移
出典：厚生労働省　2020年薬事工業生産動態統計年報

5 医薬品の研究開発

（1）我が国の医薬品開発の歩み

1935年（昭和10年）に化学療法剤のサルファ剤が開発されたことに端を発し、近代的な医薬品開発の歴史が始まったといわれる。第二次世界大戦終了後の1940年代から1950年代にかけては、医薬品は海外からの輸入や技術導入が中心であったが、1950年代後半以降、医薬品の国内開発は次第に活発になり、1957年（昭和32年）に梅沢浜夫博士が発見したカナマイシンは、世界に通用する初の日本オリジンの抗菌薬であった。

その後に日本で開発され、国際的に評価を受けている医薬品のいくつかを紹介する（表8-12）。

表8-12　日本初の画期的な新薬例

カナマイシン（抗菌薬）	ラタモキセフ（抗生物質）
レボフロキサシン（抗菌薬）	ジルチアゼム（降圧剤）
カンデサルタン（降圧剤）	ジノプロスト（プロスタグランジン）
リュープロレリン（前立腺がん治療薬）	プラバスタチン（脂質異常症治療薬）
タクロリムス（免疫抑制薬）	ソリフェナシン（過活動膀胱治療薬）
塩酸ドネペジル（アルツハイマー型認知症）	アリピプラゾール（抗精神病薬）
ピオグリタゾン（2型糖尿病治療薬）	トシリズマブ（関節リウマチ治療薬）
モガムリズマブ（成人T細胞白血病リンパ腫治療薬）	

（2）医薬品開発の現状

非感染症による死亡確率が高くなっている状況の下、創薬研究の対象は、患者数の多い疾患を対象とした領域（高血圧、高脂血症等）から、病因病態がより難解で患者数も少数の領域（がん、中枢神経系疾患、難病等）へとシフトしてきている。

それに伴い、近年は低分子医薬品からバイオ医薬品へと新薬創出の対象が移り、更に**プレシジョン・メディシン**、再生医療等の実現に向けた研究開発も進められるなど、医薬品開発の環境は大きく変わりつつある。

世界的にも大きなメーカーが、さらに吸収合併を繰り返して巨大化していく理由がここにあり、巨額な資金と潤沢な人材をふんだんに使い、ゲノムによる新薬開発で一歩でも先に出ようと競い合っている。

（加見谷将人）

①日本の製薬会社の開発力低下

このような状況の中で、日本の医薬品メーカーは、その規模において世界の企業に大きく後れを取っており、世界トップのファイザーの売り上げは、国内トップの武田薬品の2.5倍である。さらに、自社開発製品の特許切れによる製薬会社の収益の低下も相次ぎ、日本の製薬会社の開発力の一層の低下につながっていくことが危惧されている。

②新薬承認数

医薬産業政策研究所「日本で承認された新医薬品とその審査期間—2021年承認実績と日本市場のグローバル化の現状—」によると、日本で2021年に承認された新医薬品の品目数は135品目で、新有効成分含有医薬品（NME：New Molecular Entity）は52品目が承認され、新医薬品およびNMEの承認品目数は、2000年以降で2014年に次ぐ過去2番目に多い数であった（図8-8）。

審査区分別では、通常審査品目が82品目、優先審査品目は44品目で、優先審査品目のうち、希少疾病用医薬品は40品目あった。世界で感染が続く「新型コロナウイルス（SARS-CoV-2）による感染症または感染症の予防」を効能・効果として9品目が特例承認を受けた。

承認された全品目の審査期間の中央値は9.9カ月、迅速処理品目を除いた通常審査品目では11.2カ月、優先審査品目では8.3カ月であった。

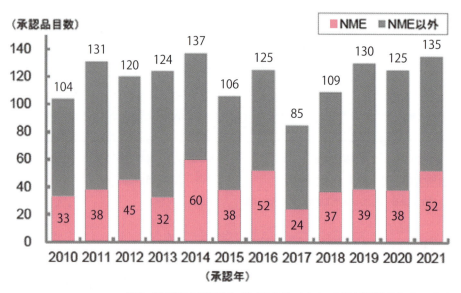

出典：新医薬品の承認品目一覧（PMDA）をもとに医薬産業政策研究所にて作成

図8-8　日本の製薬企業による新薬承認数

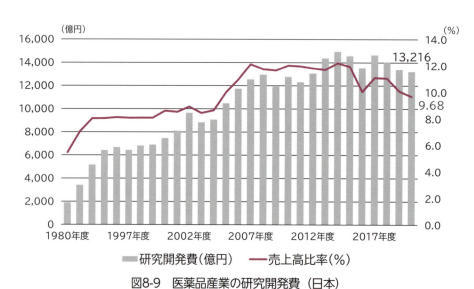

図8-9　医薬品産業の研究開発費（日本）

出典：総務省　科学技術研究調査報告

③**新薬開発研究費**

　新薬は従来製品に比べて有効性・安全性がより優れていることが要求され、特に安全性に関しては特に綿密な検討が必要である。医薬品の開発が困難化するなか、成功確率はますます低く、研究開発コストはますます高くなる傾向にある。日本の医薬品産業の研究開発費の推移を示す（図8-9）。

　大手21社の1社あたりの平均研究開発費は、2020年度は898億7,000万円、上位10社においては平均1,712億8,000万円と、特に上位10社平均が増加している。

　しかし、新薬の研究開発に取りかかってから上市に漕ぎ着けるまでには、10年～18年という長い期間が必要であることも、新たな医薬品の開発が困難であることの理由となっている。

（加見谷将人、柴山純一）

（3）医薬品開発の過程

　新規医薬品の開発には、長期の検討期間が必要とされる。新薬品開発過程は一般的に次の3つの開

第Ⅷ章 医療機器と医薬品～医療を支える技術～

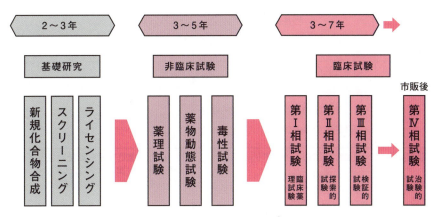

図8-10 医薬品研究・開発プロセス

発ステージを経る（図8-10）。

①基礎研究（探索研究）

通常2～3年かけて新薬の候補を見つけ出すステージである。有用性の高い新規化合物の探索・創出のみならず、最新技術による創薬研究へのアプローチや社外リソースを活用した基礎研究も行う。

研究の結果、医薬品としての効果が期待でき、かつ毒性が少ないことが確認された研究対象物質が次の開発段階へと進む。

②非臨床試験

非臨床試験は、通常3～5年かけて行う。動物や細胞を使って下記の試験を行い、医薬品としての有効性と安全性の確認をする。
- 「薬理試験」（薬の効き目を調べる）
- 「薬物動態試験」（作用機序、作用持続時間、体内における吸収・分布・代謝・排泄等について調べる）
- 「毒性試験」（様々な毒性を調べる）

この非臨床試験はGLP（Good Laboratory Practice）と呼ばれる厳しい基準に則って実施され、その結果を踏まえて下記の規定を策定し臨床研究が行われる。

1 医薬品の特徴
2 治療対象とする疾患又は症状
3 特別な母集団における使用
4 投与経路
5 個々の患者に対する投与期間及び総投与量

また併せて、世界各国における医薬品申請・承認取得へ向けて、候補化合物の物理化学的・生物学的性質の把握と評価、品質や安全性の保証、大量合成・製剤化などの工業化研究が行われる。

③臨床試験

3年から7年、場合によっては、それ以上かかることもある。人間に対して期待していた効果が得られるか、副作用等を有していないかを調べる。

臨床試験は、これまで4つの開発の相（第Ⅰ相－第Ⅳ相）から成るという概念が広く用いられてきた。しかし、日米欧3極のICHによる合意に基づき「臨床試験の一般指針について」（1998年4月21日付医薬審発第380号：ICH-E8）が通知され、臨床試験の分類としては試験の目的による分類がより望ましいとされ、以下の4つの試験が示された。

1 臨床薬理試験
2 探索的試験
3 検証的試験
4 治療的使用

目的により分類された試験において実施すべき内容（目的）や試験の例を示す（表8-13）。

臨床開発は、初期の段階で治験薬の重要な特徴を見極め、それに基づいて適切な開発計画を立案することが必須とされる。また、初期の小規模な試験から得られた情報を、後期のより大規模で明確な目的を持った試験の計画及び根拠付けに用いるという段階的な方法で進められる。臨床試験にもGCP（Good Clinical Practice：医薬

医療機器安全実践必携ガイド「医療概論編」

表8-13　目的別臨床試験の分類

試験の種類	試験の目的	例
臨床薬理試験	・忍容性評価 ・薬物動態、薬力学的検討 ・代謝物と薬物相互作用の探索的検討 ・薬理活性の探索的検討	・忍容性試験 ・単回及び反復投与の薬物動態、薬力学的検討 ・薬物相互作用試験 ・吸収・分布・排泄・代謝試験
探索的試験	・目標効能に対する探索的使用 ・用法・用量の検討 ・検証的試験のデザイン、エンドポイント、方法論の根拠の提供	・比較的短期間で限られた対象を用い、代用あるいは薬理学的エンドポイントを用いた初期の管理された試験
検証的試験	・有効性の立証、確認 ・安全性の検討 ・用量反応関係の確立 ・承認取得を支持する良好なリスク・ベネフィット関係の根拠付け	・適切でよく管理された有効性検討試験 ・安全性試験 ・無作為化並行用量反応試験 ・大規模臨床試験
治療的試験	・一般的な患者又は特殊な患者集団及び（又は）環境におけるリスク・ベネフィット関係についての理解を更に正確にする ・より出現頻度の低い副作用の検出 ・用法・用量の追加検討	・有効性比較試験 ・死亡率／罹病率エンドポイント試験 ・大規模臨床試験 ・医療経済学的試験

出典：日本の薬事行政（日本製薬工業協会2018）

品の臨床試験実施基準）が設けられている。

　以下に、臨床試験における4つの相について説明する。

・**第Ⅰ相試験（臨床薬理試験）**

　第Ⅰ相では、治験薬を少人数の健康成人に投与し、少しずつ投与量を増やしていって安全性のチェックを行う。第Ⅰ相の目的には通常以下の1つ、あるいは組合せが含まれる。

①初期の安全性及び忍容性の評価

②薬物動態の検討

③薬力学的な評価

④初期の薬効評価

・**第Ⅱ相試験（探索的試験）**

　第Ⅱ相では、治験薬が効果を表すと予測される患者を対象に、安全性や有効性、使用方法について調べる。この相の重要な目的は第Ⅲ相で用いる用法・用量を決定することである。その他、その後に実施する第Ⅱ相や第Ⅲ相試験で用いられるエンドポイント、治療方法（併用療法を含む）、標的となる患者群等を評価することがあげられる。

・**第Ⅲ相試験（検証的試験）**

　第Ⅲ相では多数の患者さんを対象に、治験薬の安全性や有効性を検証する。意図した適応や投与される患者群に対しその薬剤が安全で有効であるという第Ⅱ相までに蓄積された予備的な根拠の検証が主たる目的となり、製造販売承認のための適切な根拠となるデータを得ることを意図している。このため多数の患者を対象に、有効性と安全性について比較対照群（標準薬群あるいはプラセボ群）との比較を行う。

・**第Ⅳ相試験（多様な試験：治療的使用）**

　第Ⅳ相での試験は、承認された適応に関連するもので、医薬品の承認後に開始される。市販後の副作用発現頻度を調査する使用成績調査、特別な患者を対象とした特別調査、製造販売後臨床試験等が、これに該当する。

　なお、改めて新効能、新用法・用量、新投与経路等を追加する際は、新たな開発計画のもと、臨床試験が進められる。また、新たな臨床薬理試験が必要となる場合もある。

（4）新医薬品の承認申請、承認審査

①承認申請・審査：1〜2年

製薬企業は医薬品候補物質の有効性、安全性、品質などが臨床試験で確認された後、医薬品としての承認を得るために独立行政法人医薬品医療機器総合機構で審査を受ける。引き続き薬事・食品衛生審議会において専門的見地から評価を受け、医薬品として適当であるとの結論が出れば承認が与えられる。

②市販後調査（PMS：Post Marketing Surveillance）

医薬品は、発売後に数多くの患者に使用される。その中で、開発段階、承認審査段階では予測できなかった副作用や効果が現れることがある。そのため、製造販売後にも副作用などの安全性や使用法のチェックを行うことが、製薬企業に対して義務づけられている。

③製造販売承認と「ドラッグラグ」

「ドラッグラグ」は、主に新しい薬が外国で承認されてから日本で承認されるまでの「時間差」を指して使われる。かつて新しい薬が世界で最初に発売されてから自国で発売されるまでの期間について、アメリカやイギリスなどが1.2〜1.3年であるのに対し、日本ではその3〜4倍も、香港や韓国と比べても1年以上の多くの時間を要しているといわれていた。

その後、承認審査を行う医薬品医療機器総合機構の審査員の増員、試験データを審査期間前の開発段階ごとの事前審査の実施、国際共同治験の利用促進などの改善が行われ、現在ドラッグラグのうち、審査ラグはほぼ解消されているが、開発ラグにより未だ約半年間のドラッグラグが生じている。

しかし、一方では拙速な承認も問題になっており、人種間での効果発現までの時間、効果の程度などについては、十分な時間をかけて検討することが必要な場合もあることがわかってきている。

（5）医薬品の特許と知的財産権

①知的財産権

幅広い知的創造活動の成果に対し、その創作者に一定期間の権利保護を与えるための制度が知的財産制度である。知的財産権の中には、発明を保護する特許権、物品の形状などの考案を保護する実用新案権、物品のデザインを保護する意匠権、商標を保護する商標権が含まれる。

②特許権

特許権の目的は、発明者に一定期間の独占権を与えることで模倣防止を図り、研究開発の奨励と商取引の信用を維持して産業の発展を図ることである。ある医薬品について特許権を持つ者は、その期間独占的にその医薬品を製造販売できる。

もし、特許権者以外の者が無断でその発明内容を実施した場合、特許権者の権利を侵害することになる。そのような特許侵害に対しては、侵害行為の差し止め、損害賠償請求などの訴訟を起こされることもある。

③医薬品特許の特徴

医薬品に与えられている主な特許は、次の通りである。

・**物質特許**：新しい化学物質に与えられる。
・**用途特許**：特定の物質に対する新しい効能・効果に与えられる。
・**製法特許**：物質の新しい製造方法に与えられる。
・**製剤特許**：薬の安定化など製剤上の新しい工夫に与えられる。

特許権の存続期間は、特許出願の日から20年である。しかし、医薬品の研究開発には、約10〜18年という長い期間を要する。したがって、医薬品には条件を満たせば5年を限度として、特許期間の延長が認められている。

（6）新しい技術による新薬開発

悪性新生物、認知症、白血病、自己免疫疾患など、未だ治療に難渋している疾病は数多く存在し、これらの疾病を克服できる医薬品開発への社会の期待は大きい。しかし、一方で研究開発費の増大、

新薬開発成功率の減少など製薬企業の新薬開発には環境が整っているとは言えない状況となっている。また、製薬業界の再編成など薬品業界の置かれた環境の変化とともに、創薬への取り組み自体も大きく変貌してきている。

①ライセンシング

これまでの創薬は、製薬企業の自社研究室からの新しい物質の開発、発見が主流であったが、近年製薬企業がバイオベンチャーなどから有望な化合物に対する開発権をライセンシング（有償で譲り受ける）することによって、自社の開発品目を補うケースも多くなっている。

これは、新しい薬を完成させるには巨額の資金と時間が必要な上、また基礎研究段階や非臨床試験段階では有望であった化合物でも、臨床試験段階で有効性や安全性に問題が見つかるリスクも高いなどのことから、バイオベンチャーが自社開発を途中で諦めて権利を譲渡（ライセンスアウト）することが多いことにもよる。

しかし、自社で開発を行うにしても、他社からライセンスインを受けるにしても、製薬企業の開発力はこれまで以上に資金力に大きく左右されるようになっており、近年の企業の合従連衡は、まさに新薬開発の命運を握っているといえる。

②個別化医療（テーラーメイド医療）

これまでの医療は「標準化」を目標に進められてきた。「施設間の治療法、治療成績のばらつきをなくす」ために、「ガイドライン」の作成が進められ、それに則った治療が「標準治療」として、科学的に立証された最も効果的な治療とされてきた。

しかし、ガイドラインを運用した患者の中には、膨大な検査・治療データを集約する過程で、むしろ個々の性質の違いや環境の違いを除外することになり、同じ治療を受けても同じ経過をたどらない、期待した効果が得られない、あるいは副作用が強くて治療を継続できないという結果になることも少なくない。

これに対し、近年、病気の原因や病態において遺伝子や蛋白など分子レベルでの解明が進むにつれて、同じ病気と診断された場合でも、実際には遺伝子や蛋白などの分子の違いにより患者にも様々なタイプがあることが分かってきた。その結果、遺伝子レベルの解析で「この患者にはこの薬の効果が期待できそうだ」「この体質の人には副作用が起きやすいようだ」といった予測ができるようになった。

このような状況の中「個々の患者に合わせた治療を行うことで標準治療以上の治療成績を得よう」という新しい概念が生まれ、「個別化医療（personalized medicine）」と称されるようになった。わが国ではテーラーメード医療（tailor-made medicine）ということばもよく使われている。

個別化医療のメリットとして主に次の3つが挙げられる。

・副作用をなるべく抑えつつ高い効果を期待できる治療選択が可能
・無駄な治療が避けられ医療費も抑制可能
・治療に影響を及ぼす環境要因（仕事やライフスタイル、人生観、家族・経済環境等）を考慮した上で、患者にとって最善の治療を選択可能

個別化医療の中で最近注目されているのが、ゲノム創薬である。ヒトの体は、およそ60兆個の細胞からなり、その一個一個の細胞にそれぞれ23本の染色体に分配されたDNA（デオキシリボ核酸）があり、ほとんどすべての遺伝情報を担っている。「ゲノム」は遺伝子（Gene）と染色体（Chromosome）からできた造語で、染色体中の全ての遺伝子を意味する言葉として使用されている。特に人間に限ってはヒトゲノムと呼ぶ。

ヒトゲノムは、4種類の塩基で構成され、その変化によって個体差・種族差が生じる（一塩基変異多型：SNP）と考えられており、数百塩基に1ヵ所の割合でSNPは存在する。この遺伝子の僅かな違いを研究することで、病気の発生率や発生しやすい体質の検出、個人の体質に合わせたより良い治療法や薬剤の適切な選択、医薬品の開発が可能になってきた。

従来の創薬では、有機合成や発酵及び動植物からの抽出などによって得られた物質を生理活性スクリーニングにかけて新薬を探してきたが、

この方法で新薬の候補となる物質を探し出すことに限界が見えてきていた。

ゲノム研究はがん医療の分野では1990年頃から注目されていたが、高速かつ安価に遺伝子を解析することができる「次世代シークエンサー」と呼ばれる機器の登場により、解読を終えたヒトの全遺伝情報をもとに、薬物や環境変化などが与える影響についての膨大なデータ解析ができるようになった。これによりゲノムを用いた創薬が進められ、すでに慢性白血病や乳がんなどに加え、糖尿病などの生活習慣病に対応する薬剤の開発も進められている。

③AIを利用した創薬

ビッグデータから最新の情報と知見を再構築するAI（IBM Watsonやディープラーニング）を創薬に活かそうとするチャレンジが始まり、「創薬」の世界に劇的な変化が起きている。

新薬開発には十数年の時間と莫大な先行投資を必要とするが、流動性が高く、市場の需給原理で動きやすいため、失敗のリスクは避けられない。このリスクをできるだけ回避するために、日本の製薬メーカーも2016年（平成28年）2月18日に日本語版の提供をスタートしているIBM社のWatsonをいち早く導入した。

有効な医薬品情報を絞り込み、創薬を効率化することで新薬をスピーディに臨床現場へ届けることが可能となり、新薬開発の成功率もアップし、コストの削減もできるとの狙いからである。さらに研究テーマの選定や開発管理プロセスの支援、発売済み薬品の副作用情報の収集も包括的に実行できることが期待される。

Watsonがアシストする新薬開発行程の1例を示す（図8-11）。

このようなAI創薬の先駆的な試みは、複数の製薬会社が約50万種類以上のデータを共有することで新薬のシーズ（種）となる化合物を創出することにも利用されている。精神病疾患の分野では、Watsonによって難解複雑な患者カルテ情報を解析・数値化することで治療に役立てている。

創薬の分野で後れを取っているわが国であるが、2017年には日本医療研究開発機構（AMED）

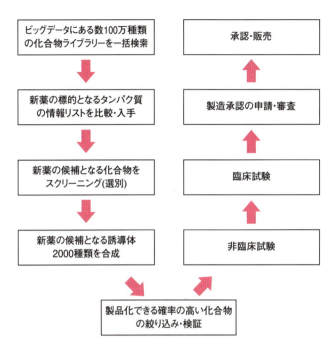

図8-11　Watsonがアシストする新薬開発

を核に、理化学研究所、産業技術総合研究所などが結集する創薬支援ネットワークを立ち上げ、大学等で生み出された実用化の可能性が高い創薬シーズ（新標的・新物質）を対象に、主として探索研究から前臨床開発までを支援している。AI創薬プロジェクトの活動により医療費が大幅に抑制されると期待されている。

（7）プレシジョン・メディシン・イニシアティブ（精密医療計画）

がん医療においては、1990年頃からゲノム（遺伝情報）研究が注目されていたが、2015年1月20日に、オバマ米国大統領（当時）が行った一般教書演説の中で、「**プレシジョン・メディシン・イニシアティブ（精密医療計画）**」という言葉が用いられて以降、わが国においても「**プレシジョン・メディシン**」という言葉が頻繁に用いられるようになった。

プレシジョン・メディシン・イニシアティブは、100万人規模の患者の遺伝情報および医療記録を含む大規模なデータベースをつくり、患者1人ひとりの遺伝子、生活環境、ライフスタイルなどに関する違いを考慮しながら、個別に最適な医療を提供し、さらには病気の予防法を確立しようというプロジェクトである。

米国では、以下の5つの取り組みが行われている。

1　参加者の全ゲノム解析を行う。
2　電子カルテにとどまらない健康に関する生体情報を収集する。
3　ウェアラブル機器をはじめとする様々な機器開発を行う。
4　膨大な個人のデータを収集し解釈する情報科学を発展させる。
5　個人情報保護や倫理的問題の解決など、研究参加者から理解を得るための社会的取り組みを行う。

プレシジョン・メディシン・イニシアティブの実施には、多様な集団からの100万人の参加者、遺伝情報をはじめとした様々な情報を収集する中央データベース、生体試料を扱う中央施設、そして何よりも、これらの膨大な情報と試料を解析することができる科学者の関与が必要となる。

①日本におけるプレシジョン・メディシン・イニシアティブ

わが国では2018年（平成30年）6月1日、国立がん研究センターが「がんゲノム医療」の新たな拠点として「がんゲノム情報管理センター（C-CAT：Center for Cancer Genomics and Advanced Therapeutic）を開設し、細胞を遺伝子レベルで分析し、適切な治療法を選択するプレシジョン・メディシン（Precision Medicine、精密医療）が本格的に始動した。

現在、全国でがんゲノム医療の体制づくりが進められており、その中心となる施設として「がんゲノム医療中核拠点病院（以下、中核拠点病院：全国11ヵ所）」と、「ゲノム医療連携病院（以下、連携病院：156ヵ所）」が整備され、がん遺伝子パネル検査の結果に基づいた、1人ひとりにあった治療を提供できる。また、臨床試験や治験なども行っている。

〈がんゲノム医療中核拠点病院〉
北海道大学病院／東北大学病院／国立がん研究センター東病院／国立がん研究センター中央病院／慶應義塾大学病院／東京大学医学部附属病院／名古屋大学医学部附属病院／京都大学医学部附属病院／大阪大学医学部附属病院／岡山大学病院／九州大学病院

また、2019年（令和元年）5月に2つのがん遺伝子パネル検査の保険償還が認められたことにより患者数の増加が見込まれることを受け、年間数万人の患者に**エキスパートパネル**が実施・対応できる体制づくりとして、11ヵ所ある中核拠点病院に加えて、さらに「拠点病院」30施設程度の設置が同年9月を目途に準備されている。

〈エキスパートパネル〉
担当医が治療法を選択するための基礎資料を作成する上で、「患者一人ひとりのがん細胞のゲノム情報を分析して、ゲノム解析の元データから医療に役立つ情報を引き出すために、さまざまな専門家の協議による検討を行う」こと。

拠点病院は、中核拠点病院と、全国156ヵ所の連携病院の中間的な位置づけであるが、医療提供体制は中核拠点病院と同等レベルとし、人材育成、治験・先進医療等は連携病院と同等とする、の2点が基本方針となっている。

また、プレシジョン・メディシンのさらなる普及のために不可欠とされている技術の1つが「リキッド・バイオプシー」である（リキッド：液体、バイオプシー：生検）。

癌の細胞の遺伝子を調べる際、手術を受けていればその際に取り出したがん細胞を、手術を受けていない場合には、患部からがん細胞を取り出すことになるが、生検は患者への負担を伴うため、その他の方法でのがん細胞の採取方法が求められていた。

現在、患者から血液・尿・唾液などの液性検体を採取し、その中に含まれているがん細胞や、がん細胞由来の物質（DNAやRNAなど）から遺伝子異常を調べる「リキッド・バイオプシー」に注目が集まっている。また、リキッド・バイオプシーは、抗がん剤に対する耐性獲得などがんの遺伝子変化を時系列に捉えることができる技術としても期待されている。

②日本のプレシジョン・メディシン—その未来

現在、プレシジョン・メディシンの計画として次の目標が掲げられている。

1　コンパニオン診断：抗がん剤に対応する特定の遺伝子異常の有無を調べ、抗がん剤の適応を確認する。
2　遺伝子パネル検査：次世代シークエンサー

を使って、多くの遺伝子について一度にまとめて調べる。

3 全ゲノムシークエンス：がん細胞が持つ遺伝子すべてを調べる。

なお、がんゲノム医療・研究のマスターデータベースである「がんゲノム情報レポジトリー（仮称）」を構築し、管理・運営する機関を設置する必要があるとされ、2018年（平成30年）6月に国立がん研究センターに「がんゲノム情報管理センター」が設置されることとなった。

6 医薬品の適正使用

医薬品は、疾病の診断と治療及び予防を目的としているが、中でも疾病の治療目的で使用されることが圧倒的に多い。しかし、医薬品は、その効能・効果を期待して使用するにもかかわらず十分な効果が得られない、または思わぬ副作用に遭遇することもある。

（1）適正使用のサイクル

医薬品を適正に使用するに当たっては、以下のプロセスが欠かせない。

①医師の適切な診断と最適な薬剤の選択

医師は、患者の申し立て、自身による慎重な診察（必要があれば検査）を基に診断を下す。そして、患者の病態、年齢、性別、体質などを考慮した上で、患者に最も適した薬剤と剤形を選択し、適切な用法、用量を設定し処方せんを発行する。

②薬剤師による正確な調剤と患者への説明

薬剤師は医師からの処方箋に従って、正確に調剤した後、患者に渡す。この際、服用方法、保管方法、服用後に期待される薬効と予想される副作用などについて患者に分かりやすく説明しなければならない。また、身体に何かの異常が感じられた時には、速やかに医師あるいは薬剤師に連絡すること、などについても説明する（服薬指導）。

③患者の理解と正確な服用

患者は、処方内容とその目的を正しく理解し指示された通りに服用する。医薬品は、疾病の種類（急性疾患か慢性疾患か）、病態（重症か軽症か）などに加え、医薬品の種類（即効性か緩効性か）・特性によって、その効果の発現時期や発現の仕方が異なる。それゆえ患者は、痛みが取れたから、熱が下がったから、あるいは目に見えて効果が感じられないからなどの理由で、勝手に医薬品の服用を止めてはならない。

④効果と副作用の評価

医師は、医薬品を患者に処方したのち、経時的にその効果、副作用などについて評価を行わなければならない。

感染性疾患、創傷などに一時的に投与される医薬品については、効果発現までの時間、効果の程度（痛みが減弱した程度など）について患者の特性を考慮したうえで評価する。

慢性疾患、生活習慣病などにおいては、一定期間の経過観察が求められる。この際、他の薬剤との効果の比較、副作用の出現の有無やその症状などについて注意深く観察する必要がある。

効果が不十分な場合、あるいは何らかの副作用のためにそのままでは継続することが不都合と判断した場合は、薬剤の変更もしくは用法、用量の変更などを検討する。

⑤処方へのフィードバック

診察の結果や患者の訴えなどから、医師は薬剤の効果・副作用などに関する情報を得て、薬剤の変更、あるいは用法、用量の変更、併用薬剤を検討するなどして次の処方に反映させる。

この一連のサイクルを"医薬品の適正使用のサイクル"という（図8-12）。

（2）適正使用に必要な医薬品情報

医師が処方するにあたり、患者にとっては最適な薬剤の選択、適切な用法、用量の設定、あるいは薬剤師の患者に対する適切な服薬指導、また患者の正しい服薬など、「適正使用のサイクル」のいずれの場面においても医薬品に関わる適切な情報が必要とされる。

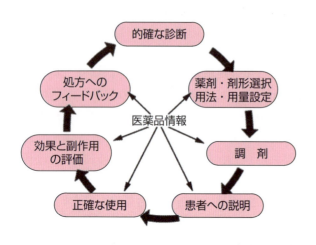

図8-12　医薬品適正使用のサイクル

①製薬企業からの各種医薬品情報源

当該医薬品を製造販売する製薬企業は、これらの医薬品に関する情報をさまざまな形で病院、医師、薬剤師などに提供している。伝達媒体の代表的なものを以下に記す。

●医療用医薬品添付文書

医薬品添付文書は医薬品情報の最も基本となるもので、医薬品医療機器等法第52条を根拠とする"唯一の法的根拠を有する医薬品情報源"である。添付文書は、製造販売後に新たな情報（有効性・安全性など）が得られた場合には、必要に応じて改訂される。また、添付文書は要約文書であるため、これを補う以下のようなさまざまな情報が作られている。

●医薬品インタビューフォーム

一般社団法人日本病院薬剤師会からの要請に基づいて作成されているもので、添付文書に記載しきれない情報で病院薬剤師として必要とされる詳細情報（化合物や製剤の物性や安定性、有効性や安全性の根拠となった情報など）が充実している。

●医療用医薬品製品情報概要

一般的にパンフレットという略称で知られている。製品の概要を視覚的に分かりやすくまとめるため、図やイラスト、表やグラフなどを多用している。

ただし、製品の特徴を際立たせるために科学的な根拠に基づかない有効性や安全性を強調すること、類似薬効品と比較して有利となる偏った情報だけを記載することは、製品の特性が歪められて医療関係者に伝わる恐れがあり、医薬品の適正使用に支障を来す可能性がある。このため、業界が自主規範として作成した「医療用医薬品製品情報概要記載要領」に沿って正しく作成しなければならないことになっている。

●新医薬品の使用上の注意の解説

添付文書に記載されている警告、禁忌、使用上の注意について、その設定された経緯や対応方法などを詳細に解説したものである。

●医薬品安全対策情報

医薬品安全対策情報（DSU：Drug Safety Update）は、日本製薬団体連合会（日薬連）が各社の添付文書の使用上の注意の改訂を定期的にまとめ、「使用上の注意改訂のお知らせ」として厚生労働省の監修のもとに隔月に発行している。

●緊急安全性情報

医薬品の安全性に関して、緊急かつ重要な情報伝達の必要性が生じた場合、迅速に配布される情報である。緊急安全性情報は黄色い紙に印刷して配布することから、イエローペーパーとも呼ばれる。企業は厚生労働省の指示のもとに、4週間以内に医療関係者に直接配布しなければならない義務がある。

●各種のお知らせ

医薬品の包装変更、販売中止、不良品の発生などがあった場合に、病院に速やかに伝達するためのお知らせ文書がある。

②MRの役割

医薬品が適正に使用されるためには、正しい医薬品情報が必要かつ十分に医療関係者に提供される必要がある。医薬品の情報源は前項のように多様であるが、日常、診療に忙しい医師はこれらの情報源を探り、自らの手で情報を入手することは難しい。そのため、これらの情報を効率的に医療関係者に提供する役割を担っているのが医薬情報担当者（MR）である。

MRは、公益財団法人MR認定センターが定めた「医薬情報担当者（MR）教育研修要綱」において次のように定義されている。「MRとは、

第Ⅷ章　医療機器と医薬品～医療を支える技術～

企業を代表し、医療用医薬品の適正な使用と普及を目的として、医療関係者に面談のうえ、医薬品の品質・有効性・安全性などに関する情報の提供・収集・伝達を主な業務として行う者をいう」。

この定義にある「普及」とは、自社医薬品の単なる売上増を図ることを指すのではなく、MRの適切な情報提供により、その医薬品の使用法を正しく理解し必要とされる患者に適用する医師を増加させることを指している。

情報の提供とは、医薬品の品質・有効性・安全性など、医薬品の適正使用に必要な情報を医療関係者に理解してもらうために説明することである。また、情報の収集とは、医薬品が患者に使用された後の情報、つまり医薬品の効果、副作用、使い勝手などに関する情報を収集し、企業に報告する活動のことである。MRによって収集された情報は企業において解析、評価が行われ、さらなる適正使用に向けて医療関係者にフィードバックされる。そのフィードバックする行為を伝達という。

医薬品の製造販売後における安全対策は近年さらに強化され、「医薬品等の製造販売後安全管理の基準」（GVP：Good Vigilance Practice）という省令においては、MRについて次のように定義されている。

「MRとは、医薬品の適正な使用に資するために、医療関係者を訪問すること等により安全管理情報を収集し、提供することを主な業務として行う者をいう」。つまり、GVPでは医薬品の普及という文言はなく、情報の収集と提供を強調している。GVPでいう提供とは情報のフィードバック（MR教育研修要綱における伝達）のことを指している。また、MRの医療現場からの生の情報なども参考としつつ、企業内においては品質の改良も日々行われる。

このようにMRによる情報の収集は、一見地味ではあるが、非常に重要な業務である。

7 医薬品の保存・管理

（1）医薬品の保存

医薬品は高温、多湿により変性しやすいため、保存に当たっては①遮光、②冷所保存が求められるが、薬品によっては厳格な管理が必要なものも少なくない。

また、薬剤の種類や用法・用量によっては、粉砕したり半分に割ったりして使用されるが、その場合、本来の効果が発揮できない（体内に入ったらすぐ変性してしまうなど）だけでなく、湿気を吸収しやすく変性するために保存ができないものも多数ある。経管栄養時の薬剤投与では、この点での管理に十分な注意が必要である。

（2）医薬品の管理

近年のさまざまな医療事故の例をみるまでもなく、医薬品の管理は医療安全の面からも、医療機関にとっては非常に重要な課題である。

①医薬品の保管

その効能から、治療時以外には容易に持ち出しができないように管理されるべき薬剤も少なくない。麻薬、劇薬、麻酔薬、筋弛緩薬などがそれに当たり、医療関係者による治療目的以外での持ち出し・使用も想定し、厳重な管理が必要である。

〈麻薬〉

必ず鍵のかかる場所に保管し、使用の記録を逐次記録しなければならない。夜間・休日には原則として診療責任者がその鍵を保管管理しなければならない。

〈劇薬〉

麻薬に準じる管理が必要とされる。

〈その他の薬剤〉

手術に用いられる筋弛緩薬、麻酔薬や、精神安定剤、睡眠導入剤なども、その保管に当たっては厳しい管理が求められる。手術に用いられるこれらの薬剤の管理方法として、あらかじめ手術患者ごとに使用薬剤をまとめて準備し、使用前日に手術室内の薬剤管理室に配備して施錠の上、管理を行うシステムが採

— 197 —

用されるようになっている。

一方、病棟でも、臨時で使用される薬剤については定数配置とし、薬剤部により確認、補充をするシステムが採用されるようになってきている。

②医薬品の正確な内服の管理

高齢者が増加し、飲み忘れなどにより、処方された薬剤が正確に内服されているかどうかが疑わしい症例も増えている。そのため、薬剤師による内服（インスリンの自己注射も含めて）の指導を行うことが薦められ、医療報酬上でも服薬管理指導料として加算されるようになっている。必要に応じ家族も含め、入院患者には、さらに退院時に退院時服薬指導も行われている。

③医薬品の取り扱いにおける安全の管理

健常者にとって有害な抗がん剤などの医薬品を調剤する場合には、独立した調剤室を設けて換気システムを整える他、セーフティキャビネットの設置、防護服、ゴーグル・マスク・手袋の使用など、厳しい管理が求められている。

④調剤管理

近年、投与量の間違いや投与薬剤の病原物質による汚染を防止するために、薬剤師による調剤ならびに監査を行うように指導されている。薬剤部において点滴薬の調剤を行うための調剤室を設置している病院も増えてきており、点滴・注射薬剤も患者ごとにまとめられて薬剤部から払い下げられるようになった。

⑤院外薬局

近年、外来患者に対して病院は処方せんを発行し、患者は院外の調剤薬局で処方せんを提出し処方されるシステムが定着している。自宅の近くの薬局で処方してもらい、改めて服薬指導を受けることで体調管理を身近で受けられるという利点もあるが、障がい者、高齢者などには精神的・肉体的な負担の増加にもなっており、その是非を問う声も多い。

8 製薬協　産業ビジョン2025

研究開発型製薬企業の今後の方向性について「製薬協　産業ビジョン2025」が発刊された。

「健康長寿大国を目指す日本では、団塊の世代が後期高齢者となる2025年に向け、社会保障費がさらに伸長することが予想される。長寿世界一の原動力となった日本の国民皆保険制度を次世代に受け継いでいくために、医療分野における歳出抑制策の強化、イノベーションの推進が「経済財政運営と改革の基本方針2015」（骨太方針）や「医薬品産業強化総合戦略」といった国家政策として打ち出され、こうした課題解決策が世界から注目されている（産業ビジョン2025より抜粋）。

このような状況のもと、開発型の製薬企業が加速する環境変化の中を、どのように5年後の2025年を展望し、将来像を描き、それを実現するかについて、方向性を示している。

（加見谷将人）

第IX章

関連法令

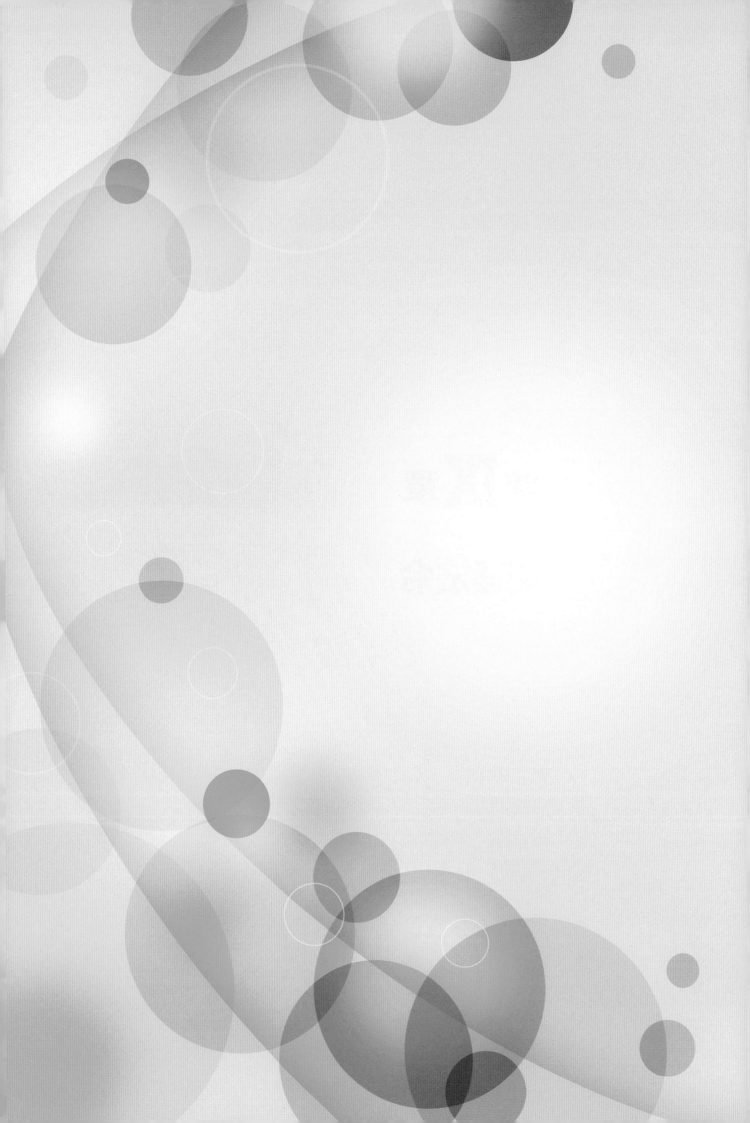

1節 医療法

1 医療法の概要

　国民が適切な医療を受けるためには、医師、歯科医師、薬剤師、看護師等の医療をになう人々や病院、診療所等の医療提供施設、さらには医療で使用される医薬品や医療機器など多くの事項が関係している。この章ではそれぞれに関係する法令等について解説しているが、医療施設の運営などの医療の提供体制を規定しているのが医療法である。

（1）医療法の目的

　医療法の目的は次のようなことである（医療法第1条）。
・医療を受ける者による医療に関する適切な選択を支援する
・医療の安全を確保する
・病院、診療所及び助産所の開設及び管理並びに整備
・医療提供施設相互間の機能の分担及び業務の連携の推進
・上記により、医療を受ける者の利益の保護を図る
・同様に、良質かつ適切な医療を効率的に提供する体制の確保を図る
・以上によって、国民の健康の保持に寄与する

（2）医療法の構成

　医療法は以下のような構成になっている。
第1章　総則
　　法の目的、関係者の責務、定義などを規定
第2章　医療に関する選択の支援等
　　医療機関や入退院に関する情報等の提供、医療機関の広告などについて規定
第3章　医療の安全の確保
　　医療の安全確保のための措置や医療事故調査・支援センターなどについて規定
第4章　病院、診療所及び助産所
　　医療機関の開設手続き、管理方法、行政による監督などについて規定
第5章　医療提供体制の確保

　　医療計画の作成、地域における病床機能の分化及び連携並びに外来医療の提供体制の確保のための病床・外来機能の報告、医療従事者の勤務環境の改善等の医療従事者の確保のための措置などについて規定
第6章　医療法人
　　医療法人の設立、機関、会計等の医療法人制度などについて規定
第7章　地域医療連携推進法人
　　地域医療の連携を推進する事を目的とする一般社団法人である地域医療連携推進法人の認定要件や業務などについて規定
第8章　雑則
　　都道府県医療審議会その他、法の適用にあたっての補足などを規定
第9章　罰則
　　法に違反した者（法人を含む）に対する懲役、罰金などの罰則を規定

2 医療提供施設の種類と医療提供体制

（1）医療提供施設の種類

　法に医療提供施設として明示されている（第1条の2等）主な医療提供施設とその開設手続きは次のとおりである。
①病院：医業又は歯科医業を行う場所であって、入院施設が20床以上のものであり（法第1条の5）、開設には都道府県知事の許可を受ける（法第7条）。
②診療所：医業又は歯科医業を行う場所であって、入院施設がないか19床以下のものであり（法第1条の5）、開設には10日以内に都道府県知事（保健所設置市、特別区の場合はそれぞれ市長、区長）に届け出る（臨床研修等修了医師及び臨床研修等修了歯科医師でない者（医療法人等）が開設する場合はあらかじめ許可が必要）。（法第7条、第8条）
③介護老人保健施設：要介護者の心身の機能の維持回復を図り、居宅における生活を営むことができるようにするため、看護、医学的管理の下における介護及び機能訓練その他必要な医療並びに日常生活上の世話を行う施設であり、開設には都道府県知事の許可を受ける（介護保険法

医療機器安全実践必携ガイド「医療概論編」

の規定）。

④介護医療院：長期にわたり療養が必要である要介護者に対して、療養上の管理、看護、医学的管理の下における介護及び機能訓練その他必要な医療並びに日常生活上の世話を行う施設であり、開設には都道府県知事の許可を受ける（介護保険法の規定）。

⑤薬局：薬剤師が販売又は授与の目的で調剤の業務を行う場所（病院又は診療所の調剤所を除く）であり、開設には都道府県知事（保健所設置市、特別区の場合はそれぞれ市長、区長）の許可を受ける（医薬品医療機器法の規定）。

⑥助産所：助産師が公衆又は特定多数人のためその業務（病院又は診療所で行うものを除く）を行う場所（入所施設は9人以下であること）であり（法第2条）、開設には10日以内に都道府県知事（保健所設置市、特別区の場合はそれぞれ市長、区長）に届け出る（助産師でない者（法人等）が開設する場合はあらかじめ許可が必要）（法第7条、第8条）。

（2）特定機能病院等

特別の機能を有する病院には次のようなものがある。

①地域医療支援病院：他の病院又は診療所から紹介された患者に対し医療を提供し、かつ、病院の建物、設備、器具等を当該病院に勤務しない医師等の医療従事者の診療等に利用させるなど、地域における医療の確保のために必要な支援に関する一定の要件に該当する病院は、都道府県知事の承認を得て地域医療支援病院と称することができる（法第4条）。

②特定機能病院：高度の医療について、提供、技術の開発・評価、研修を行う病院である。400床以上の病床があり、内科、外科、精神科等の一定の診療科を有し、人員、施設等が一定の基準に適合するものは、厚生労働大臣の承認を得て特定機能病院と称することができる（法第4条の2）。

③臨床研究中核病院：臨床研究の実施の中核的な役割を担う病院である。400床以上の病床があり、内科、外科、精神科等のうち10以上の診療科を有し、治験等の実施について主導的な役割を果たし他の病院等に必要な情報の提供、助言その他の援助を行うことができる病院で、人員、施設等が一定の基準に適合するものは、厚生労働大臣の承認を得て臨床研究中核病院と称することができる（法第4条の3）。

（3）医療計画

厚生労働大臣は、良質かつ適切な医療を効率的に提供する体制の確保を図るための基本方針（平成19年厚生労働省告示第70号）を定め、これに即して都道府県は地域の実情に応じて、医療提供体制の確保を図るための医療計画を定めることとなっている（法第30条の4）。医療計画には、がん、脳卒中等広範かつ継続的な医療の提供が必要な疾病の治療・予防や救急医療等確保事業に関する事項、地域医療構想（地域医療ビジョン）に関する事項などについて定められ、必要に応じて変更される。都道府県は、医療計画を定め又は変更したときは厚生労働大臣に提出するとともに、その内容を公示する。

なお、基本方針についても社会の要請に応じて改正されている（平成29年厚生労働省告示第88号など）。

❸ 医療の安全確保のための措置

（1）医療の安全の確保に関する基本的事項

病院、診療所又は助産所（以下「病院等」と略記）の管理者は当該病院等における医療の安全を確保するための措置を講じなければならない（法第6条の12）。具体的には以下の①〜④により医療の安全管理のための体制を確保することが必要である（医療法施行規則第1条の11）。

①医療の安全管理のための指針の整備

②以下を行う医療安全管理委員会の設置
・当該病院等において重大な問題等が発生した場合の速やかな原因究明のための調査及び分析
・その分析結果を活用した医療安全の確保のための改善方策の立案・実施と従業者への周知
・改善方策の実施状況の調査と必要に応じた見直し

○その他の医療安全管理のための業務
③医療の安全管理のため、従業者の医療安全に関する意識、他の従業者と相互に連携して業務を行うことについての認識、業務を安全に行うための技能の向上等を目的とした、医療の安全管理のための基本的な事項及び具体的な方策についての職員研修の実施
④医療機関内における事故報告等の医療の安全確保を目的とした改善方策の実施

（2）医療機器の安全管理のための体制の確保

病院等の管理者は医療機器の安全管理ため、**医療機器安全管理責任者を配置しなければならない**（医療法施行規則第1条の11）。また、**医療機器安全管理責任者は以下のことを行わなければならない。**
①従業者に対する医療機器の安全使用のための研修
②医療機器の**保守点検計画**の策定とその適切な実施
③医療機器の安全使用のために必要となる情報の収集（未承認の医療機器や適用外の使用に関する情報を含む）など医療機器の安全使用を目的とした改善のための方策の実施

上記の医療機器安全管理責任者については、その資格、業務等について以下のように指導されている（令和3年医政総発0708第1号厚生労働省医政局総務課長通知「医療機器に係る安全管理のための体制確保に係る運用上の留意点について」）。なお、医療機器には病院等において医学管理を行っている患者の自宅その他病院等以外の場所で使用される医療機器も含まれる。

医療機器安全管理責任者は、医師、歯科医師、薬剤師、助産師（助産所の場合）、看護師、歯科衛生士（主として歯科医業を行う診療所の場合）、診療放射線技師、臨床検査技師又は臨床工学技士のいずれかの資格を有している常勤職員であって、医療機器の適切な使用方法、保守点検の方法等の医療機器に関する十分な経験及び知識を有するとともに医療機器の適切な保守を含めた包括的な管理に関する実務を行うことができる者でなければならない。

医療機器の安全使用のための研修は、個々の医療機器を適切に使用するための知識及び技能の習得又は向上を目的として行うものであり、病院等において過去に使用した実績のない新しい医療機器を導入する際には、当該医療機器を使用する予定の者に対する研修を行い、その実施内容（開催又は受講日時、出席者、研修項目、対象とした医療機器の名称、研修を実施した場所など）を記録する。

また、特定機能病院においては、特に安全使用に際して技術の習熟が必要と考えられる医療機器に関しての研修を年2回程度、定期的に行い、その実施内容を同様に記録する。なお、特に安全使用に際して技術の習熟が必要と考えられる医療機器には以下のものなどがある。
・人工心肺装置及び補助循環装置
・人工呼吸器
・血液浄化装置
・除細動装置（自動体外式除細動器（AED）を除く）
・閉鎖式保育器
・診療用高エネルギー放射線発生装置（直線加速器等）
・診療用粒子線照射装置
・診療用放射線照射装置（ガンマナイフ等）
上記のほか、必要に応じて研修を実施する。

研修は、病院等において当該医療機器の使用に携わる医療従事者等を対象として、病院等において知識を有する者が主催する研修、当該病院等における外部講師による研修、当該病院等以外の場所での研修、製造販売業者による取扱説明等、その実施形態は問わず、他の医療安全についての研修と併せて実施しても差し支えない。

研修の内容は次に掲げる事項とする。
・医療機器の有効性・安全性に関する事項
・医療機器の使用方法に関する事項
・医療機器の保守点検に関する事項
・医療機器の不具合等が発生した場合の対応（施設内での報告、行政機関への報告等）に関する事項
・医療機器の使用に関して特に法令上遵守すべき事項

医療機器の保守点検については、**添付文書（注意事項等情報）**に記載されている保守点検に関する情報を参照して**保守点検計画**を策定するととも

医療機器安全実践必携ガイド「医療概論編」

に、製造販売業者より入手した保守点検に関する情報をもとに研修等を通じて安全な使用を確保しなければならない。

保守点検計画は、医療機器の特性等からみて保守点検が必要と考えられる医療機器の機種別に策定し、医療機器名、製造販売業者名、型式、保守点検を行う予定時期、間隔、条件等を記載する。なお、保守点検が必要と考えられる医療機器には、研修の説明において安全使用に際して技術の習熟が必要と考えられる医療機器として掲げた8種類のほか、X線CT装置（医用X線CT装置）、磁気共鳴画像診断装置（MRI装置）などがある。

保守点検の状況について、個々の医療機器ごとに、医療機器名、製造販売業者名、型式、型番、購入年、保守点検の記録（年月日、保守点検の概要及び保守点検者名）、修理の記録（年月日、修理の概要及び修理者名）が把握できるように保守点検の記録を記載し、各病院等において適切な保存期間を定めて適切に保存する。なお、上記以外の事項でも、医療機器の保守点検を実施する過程で得られた情報はできる限り記録及び保存し、以後の医療機器の適正な保守点検に活用することが必要である。

医療機器安全管理責任者は、医療機器の特性を踏まえて保守点検の実施状況、使用状況、修理状況等を評価し、医療安全の観点から必要に応じて操作方法の標準化等の安全面に十分配慮した医療機器の採用に関する助言や保守点検計画の見直しを行う必要がある。なお、保守点検を外部に委託する場合も、保守点検の実施状況等の記録を保存し、管理状況を把握していなければならない。

医療機器の安全使用を目的とした改善のための方策の実施について、医療機器の使用はその製造販売業者が指定する使用方法を遵守するべきなので、医療機器安全管理責任者は、医療機器の添付文書（注意事項等情報）、取扱説明書等の医療機器の安全使用・保守点検等に関する情報を整理してその管理を行わなければならない。医療機器安全管理責任者は、医療機器の不具合情報や安全性情報等の安全使用のために必要な情報を製造販売業者等から一元的に収集するとともに、得られた情報を当該医療機器に携わる者に対して適切に提供しなければならない。

なお、医療機器を管理する過程で、製造販売業者が添付文書等で指定した使用・保守点検方法等では、適正かつ安全な医療遂行に支障を来たす場合には、病院等の管理者への状況報告及び当該製造販売業者への状況報告を行うとともに、適切な対処法等の情報提供を求めることが望ましい。

また、医療機器安全管理責任者は、自らが管理している医療機器の不具合や健康被害等に関する内外の情報収集に努めるとともに、当該病院等の管理者への報告等を行う必要がある。

（3）診療用放射線の安全管理のための体制の確保

病院等の管理者は診療用放射線の利用の安全管理ため、**医療放射線安全管理責任者**を配置しなければならない（医療法施行規則第1条の11）。また、医療放射線安全管理責任者は以下のことを行わなければならない（同条及び平成31年厚生労働省告示第61号）。

①診療用放射線の安全利用のための指針の策定
②放射線診療に従事する者に対する診療用放射線の安全利用のための研修の実施
③以下の管理・記録対象医療機器等を用いた放射線診療を受ける者の当該放射線による被ばく線量の管理及び記録など診療用放射線の安全利用を目的とした改善のための方策の実施
　・移動型デジタル式循環器用X線透視診断装置
　・移動型アナログ式循環器用X線透視診断装置
　・据置型デジタル式循環器用X線透視診断装置
　・据置型アナログ式循環器用X線透視診断装置
　・X線CT組合せ型循環器X線診断装置
　・全身用X線CT診断装置
　・X線CT組合せ型ポジトロンCT装置
　・X線CT組合せ型SPECT装置
　・陽電子断層撮影診療用放射性同位元素
　・診療用放射性同位元素

上記の医療放射線安全管理責任者については、その資格、業務等について以下のように指導されている（平成31年医政発0312第7号厚生労働省医政局長通知「医療法施行規則の一部を改正する省令の施行等について」）。

医療放射線安全管理責任者は、診療用放射線の安全管理に関する十分な知識を有する、常勤の医

— 204 —

師又は歯科医師でなければならないが、病院等における常勤の医師又は歯科医師が放射線診療における正当化（患者の医療被ばくにおける医学的手法の正当化）を、常勤の診療放射線技師が放射線診療における最適化（患者の被ばく線量の最適化）を担保し、当該医師又は歯科医師が当該診療放射線技師に対して適切な指示を行う体制を確保している場合には当該診療放射線技師でもよい。

診療用放射線の安全利用のための指針は以下の事項を文書化したものであり、詳細については診療用放射線の安全利用のための指針策定に関するガイドラインが厚生労働省医政局地域医療計画課長通知（令和元年医政地発1003第5号）により示されている

・診療用放射線の安全利用に関する基本的考え方
・放射線診療に従事する者に対する診療用放射線の安全利用のための研修に関する基本的方針
・診療用放射線の安全利用を目的とした改善のための方策に関する基本方針
・放射線の過剰被ばくその他の放射線診療に関する事例発生時の対応に関する基本方針
・患者等に対する当該方針の閲覧に関する事項を含む、医療従事者と患者間の情報共有に関する基本方針

診療用放射線の安全利用のための研修は、医師、歯科医師、診療放射線技師等の放射線診療の正当化又は患者の医療被ばくの防護の最適化に付随する業務に従事する者に対し、以下の事項を含む研修を1年度当たり1回以上実施し、その開催・受講日時、出席者、研修項目等の内容を記録する。

・患者の医療被ばくの基本的な考え方に関する事項
・放射線診療の正当化に関する事項
・患者の医療被ばくの防護の最適化に関する事項
・放射線の過剰被ばくその他の放射線診療に関する事例発生時の対応等に関する事項
・患者への情報提供に関する事項

診療用放射線の安全利用を目的とした改善のための方策としては、被ばく線量の管理及び記録のほか診療用放射線に関する情報等の収集と必要に応じた病院等の管理者への報告等がある。また、管理・記録対象医療機器等以外の放射線診療機器等で人体に照射又は投与するものについても、必要に応じて当該放射線診療機器等による診療を受ける者の医療被ばくの線量管理及び線量記録を行うことが望ましい。

（4）院内感染対策のための体制の確保

病院等の管理者は院内感染対策のため、以下の体制の確保を行わなければならない（医療法施行規則第1条の11）。
① 院内感染対策のための指針の策定
② 院内感染対策委員会の開催（入院施設のない病院等を除く）
③ 従業者に対する院内感染対策のための研修の実施
④ 当該病院等における感染症の発生状況の報告その他の院内感染対策の推進を目的とした改善のための方策の実施

上記の①～④については以下のように行う必要がある（平成19年医政発第0330010号厚生労働省医政局長通知「良質な医療を提供する体制の確立を図るための医療法等の一部を改正する法律の一部の施行について」）。

院内感染対策のための指針は、以下の事項を文書化したものとする。

・院内感染対策に関する基本的考え方
・院内感染対策委員会その他の当該病院等の組織に関する基本的事項
・院内感染対策のための従業者に対する研修に関する基本方針
・感染症の発生状況の報告に関する基本方針
・院内感染発生時の対応に関する基本方針
・患者等に対する当該指針の閲覧に関する基本方針
・その他の当該病院等における院内感染対策の推進のために必要な基本方針

院内感染対策委員会は以下の事項を満たしていなければならない。

・管理及び運営に関する規程が定められていること。
・重要な検討内容について、院内感染発生時及び発生が疑われる際の患者への対応状況を含め、管理者へ報告すること。
・院内感染が発生した場合は、速やかに発生の原因を分析し、改善策の立案及び実施並びに従業

医療機器安全実践必携ガイド「医療概論編」

者への周知を図ること。
・院内感染対策委員会で立案された改善策の実施状況を必要に応じて調査し、見直しを行うこと。
・月1回程度開催するとともに、重大な問題が発生した場合は適宜開催すること。
・委員会の委員は職種横断的な構成であること。

（5）医薬品の安全管理のための体制の確保

病院等の管理者は医薬品の安全管理ため、**医薬品安全管理責任者**を配置しなければならない（医療法施行規則第1条の11）。また、医薬品安全管理責任者は以下のことを行わなければならない。
①従業者に対する医薬品の安全使用のための研修
②医薬品の安全使用のための業務手順書の作成
③医薬品の安全使用のために必要となる情報の収集（未承認の医薬品や適用外の使用に関する情報を含む）など医薬品の安全使用を目的とした改善のための方策の実施

（6）未承認新規医療機器等を用いた医療の管理

病院の管理者は、薬事未承認の医薬品や承認・認証がされていない高度管理医療機器を用いた医療を提供する場合（臨床研究法による特定臨床研究（3節参照）に該当するものを除く）には、以下に掲げる措置を講じなければならない。なお、特

定機能病院及び臨床研究中核病院については義務であり、その他の病院については努力義務である（医療法施行規則第1条の11、第9条の20の2）。
①未承認新規医薬品等を用いた医療を提供する場合に、当該未承認新規医薬品等の使用条件を定め、使用の適否等を決定する担当部門を設置すること
②厚生労働大臣が定める基準（平成28年厚生労働省告示第247号）に従い、未承認新規医薬品等を用いた医療を提供する場合に、従業者が遵守すべき事項及び担当部門が確認すべき事項等を定めた規程を作成すること。
③担当部門に、従業者の②の規程に定められた事項の遵守状況を確認させること。

（7）単回使用医療機器の取扱い

医療機器の添付文書（注意事項等情報）に従った使用、特に**単回使用医療機器**の取扱いについては、厚生労働省から表9-1に示す指導通知が出されている。同様な通知はその後も2015年（医政発0827第15号）、2017年（医政発0921第3号）にも発出されている。

表9-1　単回使用医療機器の取扱いの周知徹底について

医政発0619第2号
平成26年6月19日

各都道府県知事 殿

厚生労働省医政局長

単回使用医療機器（医療用具）の取扱い等の再周知について

今般、独立行政法人国立病院機構近畿中央胸部疾患センターにおいて、添付文書に「再使用禁止」と明記されている医療機器（医療用具）を再使用していたことが判明した。

単回使用医療機器（医療用具）に関する取扱いについては、～（平成16年2月9日付け医政発第0209003号厚生労働省医政局長通知）において、「ペースメーカーや人工弁等の埋め込み型の医療材料等については医療安全や感染の防止を担保する観点から、その性能や安全性を充分に保証し得ない場合は再使用しない等の措置をとるなど、医療機関として十分注意されるよう関係者に対する周知徹底方よろしく御願いする」としている。

また、～（平成19年3月30日付け医政指発第0330001号・医政研発第0330018号厚生労働省医政局指導課長・研究開発振興課長連名通知）において、医療機器（医療用具）の添付文書等の管理について「医療機器の使用に当たっては、当該医療機器の製造販売業者が指定する使用方法を遵守するべきである」としている。

両通知に基づき、医療機器（医療用具）の使用に当たっては、感染の防止を含む医療安全の観点から、その種類を問わず、添付文書で指定された使用方法等を遵守するとともに、特に単回使用医療機器（医療用具）については、特段の合理的理由がない限り、これを再使用しないよう、貴管内の保健所設置市、特別区及び医療機関に対し改めて周知するとともに、必要に応じ当該医療機関を指導されたい。

❹ 医療機関の業務の外部委託

（1）業務委託の制限

　病院等の管理者は、以下に示す業務を委託する場合には、法令に定められた基準に適合する受託者に委託しなければならない（法第15条の3、医療法施行令第4条の7、同施行規則第9条の8の2）。
・検体検査
・医療機器又は手術用の衣類等の繊維製品の滅菌又は消毒
・患者等の食事の提供
・医療機関相互の患者の搬送等
・特定保守管理医療機器の保守点検
・医療ガスの供給設備の保守点検
・患者等の寝具・衣類の洗濯
・医療施設の清掃
　病院等の管理者は、上記の業務を委託しようとする場合には、受託者の標準作業書、業務案内書等により、当該受託者がそれぞれの基準に適合する者であることを確認した上で、受託者を選定しなければならない（平成5年健政発第98号厚生省健康政策局長通知「医療法の一部を改正する法律の一部の施行について」）。
　なお、標準作業書は、受託業務の適正化及び標準化を図るため、業務案内書は、受託する業務の内容、方法等を明確にするためのものであり、受託者は、医療機関から標準作業書又は業務案内書の開示の求めがあった場合には、速やかに提示することができるよう、標準作業書及び業務案内書を整備しておかなければならない（同前通知）。
　上記の法令に定められた基準として、医療機器の保守点検と医療機器等の滅菌消毒の受託者の基準の概要を以下に示す。

（2）医療機器の保守点検業務の受託者の要件

　特定保守管理医療機器の保守点検業務の受託者は次に示す基準に適合していなければならない（医療法施行規則第9条の12、同前通知及び平成5年指第14号厚生省健康政策局指導課長通知「病院、診療所等の業務委託について」）。
①受託責任者の設置
　　事業者は、事業所ごとに以下に掲げる知識を有する者で、保守点検業務に関する3年以上の経験を有する受託責任者を設置しなければならない。
・医療機関の社会的役割と組織
・医療機器の保守点検に関する保健、医療、福祉及び保険の制度
・医療機器の原理、構造及び規格
・高圧ガス保安法、放射性同位元素等による放射線障害の防止に関する法律等の安全管理関連法令
　なお、患者の居宅等において、当該業務（医療機器の取扱方法の患者・家族等への説明や故障時等の対応・連絡を含む）を行う場合には、次に掲げる事項も含む。
・在宅酸素療法等在宅医療に関する保健、医療、福祉及び保険の制度
・患者、家族等との対応の方法
・在宅酸素療法等在宅療法の意義
②従事者
　　従事者は、次に掲げる業務を行うために必要な知識及び技能を有する者でなければならない。
・保守点検
・高圧酸素その他の危険又は有害な物質を用いて診療を行うための医療機器の保守点検業務を受託する場合には、当該危険又は有害な物質の交換及び配送
・医療機関との連絡
・病院等の外部で診療の用に供する医療機器の保守点検業務を受託する場合には、患者及び家族との連絡
③標準作業書の常備
　　保守点検の方法などを記載した標準作業書を常備し、従事者に周知していなければならない。なお、標準作業書には、少なくとも医療機器の保守点検手順、保守点検後の医療機器の動作確認手順、警報装置の動作確認手順、保守点検を行った医療機器に関する苦情の処理方法等の事項が具体的に記載されていなければならない。
④業務案内書の常備
　　少なくとも以下の事項が具体的に記載された業務案内書を常備していなければならない。
・保守点検作業に関する標準作業方法の要点及び定期保守点検の標準作業方法の要点
・医療機器の故障時及び事故時の連絡先及び対

医療機器安全実践必携ガイド「医療概論編」

応方法
・業務の管理体制として規模及び配置人員
・保守点検に関する過去の苦情事例及びその原
　因と対処方法
⑤研修の実施
　　事業者は、受託責任者及び保守点検を行う従
　事者に対し、適切な研修を行わなければならな
　い。なお、従事者への研修は薬機法による修理
　区分（5節4項参照）ごとに行う必要がある。
　当該医療機器の保守点検を医療機関内において
行う場合については、医薬品医療機器等法に基づ
く許可を受けた医療機器修理業者は、この基準に
適合している事業者として取り扱って差し支えな
いと、また、修理業の責任技術者の資格を有する
者は、上記①の受託責任者としての知識・経験を
有する者と取り扱って差し支えないとされている。

（3）医療機器等の滅菌消毒業務の受託者の要件

　滅菌・消毒を要する医療機器又は繊維製品のう
ち、感染症法に規定されている第一〜五類感染症
又は新型インフルエンザ等感染症（4節参照）の病
原体により汚染された又は汚染されたおそれがあ
り、医療機関において感染症法で規定された消毒
が行われていないもの（医療機関において滅菌消
毒業務を行う場合で一定の作業体制等が確立され
ている場合を除く）、及び診療用放射性同位元素に
より汚染されている又は汚染されているおそれが
あるものは、委託の対象とすることができない（平
成5年健政発第98号厚生省健康政策局長通知）。
　医療機器又は繊維製品の滅菌・消毒業務の受託
者は次に示す基準に適合していなければならない。
なお、繊維製品の消毒のみを受託する場合には以
下の⑥以外は適用されない（医療法施行規則第9条
の9、同前通知）。
①受託責任者の設置
　　原則として3年以上の滅菌消毒業務についての
　実務経験を有し、かつ、医師、歯科医師、薬剤師、
　看護師、歯科衛生士、臨床検査技師又は臨床工
　学技士である（病院等の施設内で滅菌業務を行
　う場合はこの限りでない）受託責任者を事業所
　ごとに設置しなければならない。
②指導・助言者の選任

　　滅菌業務に関し相当な知識と原則として3年以
　上の滅菌消毒業務についての実務経験を有する
　医師等を受託業務の指導及び助言を行う者とし
　て選任していなければならない（病院等の施設
　内で滅菌業務を行う場合を除く）。
③従事者
　　業務に従事する者は、滅菌消毒の処理に使用
　する機器の取扱い等の必要な知識及び技能を有
　する者でなければならない。
④構造設備（病院等の施設内で滅菌業務を行う場
　合で当該病院等が適切な構造及び設備を有して
　いると認められる場合を除く）
　　以下の要件を満たしていなければならない。
・安全かつ衛生的であること
・滅菌消毒作業室、洗濯包装作業室、滅菌済み
　のものの保管室が区分されていること
・滅菌消毒作業室は十分な広さ・構造であるこ
　と
・滅菌消毒作業室の機器及び設備は作業工程順
　に置かれていること
・滅菌消毒作業室の床及び内壁は不浸透性材料
　であること
・保管室内の空気が外部からの空気により汚染
　されない構造であること
・次に掲げる機器及び装置又は同等の機能を有
　する機器及び装置を有すること
　　・高圧蒸気滅菌器
　　・エチレンオキサイドガス滅菌器及び強制脱
　　　気装置
　　・超音波洗浄器
　　・ウォッシャーディスインフェクター装置又
　　　はウォッシャーステリライザー装置
・汚水処理施設及び排水設備を有すること（共
　用の汚水処理施設を利用する場合を除く）
・エチレンオキサイドガスボンベを有する場合
　には、当該ボンベは滅菌消毒作業室外でエチ
　レンオキサイドガス滅菌器に近接した場所に
　配置されていること
⑤運搬車（病院等の施設内で滅菌業務を行う場合
　を除く）ならびに密閉性、防水性及び耐貫通性
　の運搬容器の保有
⑥繊維製品の消毒を行う場合には、クリーニング
　業法によるクリーニング所の開設の届出

— 208 —

⑦次に掲げる事項を記載した標準作業書の常備と従事者への周知
　・運搬の方法
　・滅菌消毒の処理方法
　・滅菌消毒の処理に使用する機器の保守点検
　・滅菌消毒の処理についての瑕疵があった場合の責任の所在に関する事項
⑧次に掲げる事項を記載した業務案内書の常備
　・取り扱う滅菌対象物の品目
　・滅菌消毒の処理の方法
　・滅菌の確認方法
　・運搬方法
　・所要日数
　・滅菌消毒を実施する施設の概要
　・業務の管理体制
⑨従業者に対する適切な研修の実施

（小泉和夫）

2節　医療従事者に関する関連法令

　以下に、医療機器安全管理責任者に指定されている医師、看護師以外の職種、すなわち薬剤師、診療放射線技師、臨床検査技師、臨床工学技士の関連法の概要を要約し、それぞれの本来業務、役割を明確にした。なお要約の中で「医師の指示」は多くの場合、「医師または歯科医師」が加えられているが、ここでは「医師」で統一した。

1 医師法

　医師法に規定されている内容の中で特にMDIC活動にも関連する内容を要約した。

①医師は、医療及び保健指導を掌ることによって公衆衛生の向上及び増進に寄与し、国民の健康な生活を確保するという公共的な任務を課せられている（第1条）。
②医籍の登録を持って免許が与えられ、医師でなければ医業を行うことはできない（第6条、第17条）。
③診療に従事しようとする医師は免許取得後2年以上、大学附属病院または臨床研修指定病院で臨床研修を受けなければならない（第16条の2）。
④診察、治療の求めがあった場合は正当な理由がなければ、これを拒んではならない（第19条）。
⑤診察、検案または出産に立ち会った場合に診断書、検案書、出産証明書などの交付を求められた場合には、正当

な理由がなければ、これを拒んではならない（第19条）。
⑥自ら診察をしないで治療をし、診断書、処方せんなどを交付してはならない。出産に立ち会わずに出産証明書の交付、検案をせずに検案書の交付をしてはならない（第20条）。
⑦死体または妊娠4ヵ月以上の死産児を検案して異状があると認めたときは、24時間以内に所轄警察に届けなければならない（第21条）。
　異状死も同様（交通事故、転倒、転落、溺死、火災などによる障害、窒息、中毒、異常環境、感電・落雷、自殺、他殺、不慮の事故等々での死亡）。
⑧治療上薬剤投与が必要であると認めた場合は処方せんを交付しなければならない（第22条）。
　処方せんの記載事項（患者の氏名、年齢、薬品名と分量、用法・用量、発行年月日、使用期間、病院・診療所の名称・住所または医師の住所、記名押印または署名）。
⑨診察をしたときは療養の方法、その他保健向上に必要な事項の指導を行い、遅滞なく診療に関する事項を診療録に記載しなければならない（第23条、第24条）。
　診療録の記載事項：診療を受けた者の住所、氏名、性別、年齢、病状及び主要症状、治療方法（処方及び処置）、診療の年月日）
　保存年限：5年。

2 保健師助産師看護師法（保助看法）

　保健師助産師看護師法に規定されている内容の中で特にMDIC活動にも関連する内容を要約した。

資格：原則として保健師、助産師の受験資格は看護師国家試験合格者であること。
保健師：保健師の名称を用いて保健指導に従事する者で、保健師以外の者がこれを行うことはできない。また保健師の療養上の指導は主治医の指示を受け、また保健所長の指示に従うこと（第2条、第29条、第35条、第36条）。
助産師：助産、妊婦、じょく婦、新生児の保健指導を行う。業務上の義務、禁止事項などは医師にほぼ同じ（第3条、第38条〜第42条）。
看護師：看護師とは傷病者もしくはじょく婦に対する療養上の世話及び診療の補助が業務で、準看護師は医師もしくは看護師の指示を受けて看護師業務を行う（第5条、第6条）。
行為の制限：主治医の指示があった場合を除いて診療機械を使用し、医薬品の授与及び指示を行い、その他医師が行うのでなければ衛生上の危害を生ずる恐れがある行為をしてはならない（第37条）。
特定行為研修：脱水症状に対する輸液による補正などの特定行為を、患者の病状の範囲及び診療の補助の内容等を定めた手順書により行うためには、該当する区分の特定行為研修を受けなければならない（第37条の2、特定行為研修省令第2条）。
看護師でなければ（医師等によるものを除く）第5条の業務をしてはならない（第31条）。

医療機器安全実践必携ガイド「医療概論編」

③ 薬剤師法

薬剤師法に規定されている内容の中で特にMDIC活動にも関連する内容を要約した。

調剤：薬剤師でない者は販売又は授与の目的で調剤してはならない。ただし、医師が自己の処方せんにより調剤するときは、この限りではない（第19条）。

調剤の求めに応ずる義務：調剤の求めがあった場合には、正当な理由がなければ、これを拒んではならない（第21条）。

調剤の場所：薬局又は病院、診療所以外の場所で調剤してはならない。ただし医療を受ける者の居宅、災害時及び厚生労働省で定める場合はこの限りでない（第22条）。

処方せんによる調剤と疑義：
① 薬剤師は医師の処方せんによらなければ販売又は授与の目的で調剤してはならない（第23条第1項）。
② 処方せんに疑わしい点があるときは交付した医師に問い合わせ、確かめた後でなければ、調剤してはならない（第24条）。

調剤された薬剤の表示：調剤した薬剤の容器又は被包には患者の氏名、用法、用量、その他省令で定める事項を記載しなければならない（第25条）。

情報提供：調剤したときは患者又はその看護に当たっている者に対し、薬剤の適正な使用のために必要な情報を提供しなければならない（第25条の2）。

処方せんへの記入：調剤したときは処方せんに調剤済みの旨または調剤量、調剤年月日、その他省令に定める事項を記載し、記名押印または署名しなければならない（第26条）。

処方せんの保存：調剤済みとなった日から3年間、保存しなければならない（第27条）。

④ 診療放射線技師法

診療放射線技師法に規定されている内容の中で特にMDIC活動にも関連する内容を要約した。

制定の経緯：当初エックス線装置を取り扱う診療エックス線技師法から、その後、放射線治療を　対象とした診療放射線技師及び診療エックス線技師法に改められ、1983年（昭和58年）に診療放射線技師法に改められた。その後、核磁気共鳴画像診断装置を用いた検査が業務に追加された（1993年、平成5年）。

定義：「放射線」とは次の電磁波または粒子線をいう（第2条第1項）。
① アルファ線及びベータ線
② ガンマ線
③ 100万電子ボルト以上のエネルギーを有する電子線
④ エックス線
⑤ その他政令で定める電磁波または粒子線
注）政令で定める粒子線は次の通り（施行令第1条）

① 陽子線及び重イオン
② 中性子線

業務：保助看法の規定に関わらず、診療の補助として医師の指示のもと磁気共鳴画像診断装置などの画像による診断を行う装置を用いた検査及びこれに関連する業務を行うことを業とすることができる（第24条の2）。

注）第24条の2に定める装置（施行令第17条）
① 磁気共鳴画像診断装置
② 超音波診断装置
③ 眼底写真撮影装置（散瞳薬を投与した者の眼底を撮影するためのものを除く）
④ 核医学診断装置
　第24条の2に定める行為（施行規則第15条の2）
　造影剤の血管内投与、下部消化管への注入等（詳細略）

業務上の制限：
① 診療放射線技師は医師の具体的な指示がなければ、放射線を人体に対して照射してはならない（第26条第1項）。
② 病院、診療所以外の場所で業務を行ってはならないが、次の場合はこの限りでない（第26条第2項）（例外規定略）。

他の医療関係者との連携：診療放射線技師は医師その他医療関係者との密接な連携を図り、適正な医療の確保に努めなければならない（第27条）。

照射録：診療放射線技師は人体に放射線を照射したときは、遅滞なく照射録を作成し、指示をした医師の署名を受けなければならない（第28条）。

注）照射録の保存は診療録の保存が5年間義務付けられていることを考慮して5年間が望ましく、エックス線写真は最低でも2年間は保存すべきである。

⑤ 臨床検査技師法

臨床検査技師法に規定されている内容の中で特にMDIC活動にも関連する内容を要約した。

制定の経緯：過去に薬剤師などとの業務範囲の重複があったことから、1958年（昭和33年）に検体検査を業務とする衛生検査技師法が制定された。その後、検査業務の拡大と生理学的検査も行うことができる技術者として臨床検査技師制度を設け、2005年（平成17年）に衛生検査技師が削除されて臨床検査技師法となった。

定義：臨床検査技師とは医師の指示のもとに厚生労働省令で定める検体検査及び生理学的検査を行う者をいう。

注）厚生労働省令で定める検体検査（施行規則第1条）
　① 微生物学的検査
　② 免疫学的検査
　③ 血液学的検査
　④ 病理学的検査
　⑤ 生化学的検査
　⑥ 尿・糞便等一般検査
　⑦ 遺伝子関連・染色体検査
　厚生労働省令で定める生理学的検査（施行規則第1条の2）
　① 心電図検査（体表誘導によるものに限る）

— 210 —

②心音図検査
　など（以下詳細略）
保助看法との関係：診療の補助として採血及び検体採取
　（医師の具体的指示のもと）、生理学的検査を業とする
　ことができる（第20条の2）。

⑥ 臨床工学技士法

　臨床工学技士法に規定されている内容の中で特にMDIC活動にも関連する内容を要約した。

制定の経緯：複雑かつ高度化している医療機器の適切な操作、保守管理が必要であるにも関わらず、専門的知識がない使用者が管理せざるを得ないこともあった。特に人工呼吸器、人工心肺装置、人工透析装置などの生命維持管理装置については、医学的知識と工学的知識を併せ持つ専門的知識技術が必要とされたことから本法律が制定された。
定義：この法律で「生命維持管理装置」とは、人の呼吸、循環又は代謝の機能の一部を代替し、又は補助することが目的とされている装置をいう（第2条第1項）。
「臨床工学技士」とは医師の指示の下に生命維持管理装置の操作及び保守点検を行うことを業とする者をいう。生命維持管理装置の操作とは、生命維持管理装置の先端部の身体への接続又は身体からの除去であって政令で定めるものを含む（第2条第2項）。
注1）生命維持管理装置の操作（施行令第1条）
①人工呼吸装置のマウスピース、鼻カニューレその他の先端部の身体への接続または身体からの除去（気管への接続または気管からの除去にあっては、あらかじめ接続用に形成された気管の部分への接続または当該部分からの除去に限る）。
②血液浄化装置の穿刺針その他の先端部のシャント等への接続またはシャント等からの除去。
③生命維持管理装置の導出電極の皮膚への接続、または皮膚からの除去。
業務：保助看法の規定に関わらず、診療の補助として生命維持管理装置の操作等を行うことを業とすることができる。（第37条）
特定行為の制限：臨床工学技士は、医師の具体的な指示を受けなければ、厚生労働省令で定める生命維持管理装置の操作を行ってはならない（第38条）。
注2）生命維持管理装置の操作（施行規則第32条）
①身体への血液、気体または薬剤の注入
②身体からの血液または気体の抜き取り（採血を含む）
③身体への電気的刺激の負荷
他の医療関係者との連携：臨床工学技士は医師その他医療関係者との密接な連携を図り、適正な医療の確保に努めなければならない（第39条）。

⑦ その他の医療専門職

　上記に掲げた医療機器安全管理責任者の資格者として指定されている医療専門職種の外にも下記に掲げるものがある。

- ・あん摩マッサージ指圧師、はり師、きゅう師　など
- ・救急救命士
- ・義肢装具士
- ・言語聴覚士
- ・歯科技工士
- ・柔道整復師
- ・精神保健福祉士
- ・理学療法士及び作業療法士
- ・栄養士・管理栄養士　ほか

（小泉和夫）

3節　臨床研究法

① 臨床研究法の目的

　臨床研究はそれまで「倫理指針」などの行政指導により行われてきたが、高血圧症の治療薬として使用されているバルサルタン製剤（日本薬局方）について行われた臨床試験において、不適切なデータの取り扱いが一部に見られたこと等から論文の撤回を求められた事案（いわゆるディオバン事件）が発生するなど、医薬品医療機器法が適用されない臨床試験の信頼性の確保が重要となった。

　このような背景から、臨床研究の実施の手続、認定臨床研究審査委員会による審査意見業務の適切な実施のための措置、臨床研究に関する資金等の提供に関する情報の公表の制度等を定めることにより、臨床研究の対象者をはじめとする国民の臨床研究に対する信頼の確保を図ることを通じてその実施を推進することを目的とした臨床研究法が制定され、2018年4月から施行された。

② 対象となる臨床研究

　医薬品や医療機器等を人に使用して、その有効性または安全性を明らかにするための研究が対象

となるが、そのうち観察研究（研究のための積極的な介入がないもののこと）や医薬品医療機器法でのGCPまたはGPSP(Good Post-marketing Study Practice）の適用を受けるものは対象外となっている。また、医療機器の場合では、認証基準としてのJISにおいて規定されている人を用いた試験や、性能の評価を伴わない手術や手技に関する臨床研究、有効性や安全性の評価を目的とせずに、医師または患者から「医療機器の使用感」について意見を聴く調査なども対象とはならない。

3 特定臨床研究

医薬品医療機器法で未承認または適応外となる医薬品や医療機器等の臨床研究、及び製造販売業者等から資金提供を受けて（公益法人等を介した適正な公募によるものは除かれる）行われる臨床研究は、特定臨床研究として規制される。

4 特定臨床研究を行う者の義務

特定臨床研究を行う研究責任医師等は、以下の事項に従わなければならない。
①実施計画について、あらかじめ認定臨床研究審査委員会の意見を聞く。
②上記意見の内容を添付して、あらかじめ実施計画を地方厚生局に提出する。
③実施計画及び臨床研究実施基準（利益相反管理を含む）に従って臨床研究を行う。
④研究の目的・内容や製造販売業者から受ける資金提供についての契約内容について研究対象者の同意を得る。
⑤研究対象者の秘密を保持し、その個人情報を適切に管理する。
⑥発生した疾病等や不具合について実施医療機関及び認定臨床研究審査委員会に報告し、そのうち一定のものは医薬品医療機器総合機構に報告する。
⑦記録を作成・保存するとともに、実施状況を毎年定期的に認定臨床研究審査委員会に報告する。また、実施計画の変更について認定臨床研究審査委員会及び地方厚生局へ届け出る。
⑧開始時に臨床研究に関する情報を、厚生労働省

が整備するデータベース（jRCT：Japan Registry of Clinical Trials）に登録して公表する。また、毎年定期的に情報を更新（または地方厚生局に報告）する。

5 製造販売業者の義務

製造販売業者等が特定臨床研究の研究資金等を提供しようとする時は、文書による契約を締結しなければならない。また、特定臨床研究のjRCT識別番号、実施医療機関ごとの提供資金の総額等の情報を毎事業年度終了後1年以内に、インターネットで公表する必要がある。

6 認定臨床研究審査委員会

次の要件等を満たして厚生労働大臣に申請し認定を受けた委員会は、認定臨床研究審査委員会といわれる。
①委員会（構成及び出席者）は（a）医学または医療の専門家（b）対象者の保護等に理解のある法律専門家または生命倫理に関する識見を有する者（c）一般の立場の者、各1名以上かつ全体で5名以上であること。
②男女各1名以上で、同一医療機関の所属者が半数未満、委員会の設置機関以外の委員が2名以上であること。
③委員会の事務局員は実質4名（うち2名は専任）以上であること。
など

(小泉和夫)

4節 洗浄・消毒・滅菌に関連する法律

1 感染症法

【感染症の予防及び感染症の患者に対する医療に関する法律などの一部を改正する法律（通称：感染症法）】（2006年〈平成18年〉、法律第106号）が、一部の事項を除き2007年（平成19年）4月1日から施行された。さらに、2008年（平成20年）5月12日

付けで、新型インフルエンザの類型分類追加の見直しが行われて施行された（表9-2）。

2007年（平成19年）改正・施行の趣旨は、海外における感染症の発生の状況、保健医療を取り巻く環境の変化などを踏まえ、総合的な感染症予防対策を推進するため、入院、検疫などの措置の対象となる感染症の種類（類型）を見直す他、入院などの措置に際して患者への説明などの手続きの規定を設けるためである。さらに、結核の予防などの施策について、従来結核予防法に基づいて行われていたが、感染症法に結核に関する規定を整備し、その中で取り扱うこととしている。

（1）新たな感染症の追加及び類型の見直し

南米出血熱を一類感染症に、結核とH5N1鳥インフルエンザを二類感染症に追加し、重症急性呼吸器症候群を一類感染症から二類感染症に改め、コレラ、細菌性赤痢、腸チフス及びパラチフスを二類感染症から三類感染症に改めた。また、鼻疽、リフトバレー熱などを四類感染症に新たに規定した。

（2）結核に関する規定の創設

結核予防法を廃止し、感染症法に統合することに伴い、感染症法の中に事業者などによる結核の定期健康診断、保健所長による登録票の記録、保健所による家庭訪問指導、結核患者の通院医療費用の公費負担など、必要な規定が整備された（従来、結核予防法で講じてきた施策を感染症法の中に規定）。

表9-2　感染症法の分類と考え方

令和3年3月3日改正

分類	分類の考え方	実施できる措置等	疾病名
一類	ヒトからヒトに感染する疾病であり、感染力、罹患した場合の重篤性等に基づく総合的な観点からみた危険性が極めて高い感染症	・対人：入院、健康診断（都道府県知事が必要と認めるとき）等 ・対物：消毒等の措置 ・交通制限等の措置が可能	エボラ出血熱、クリミア・コンゴ出血熱、痘そう、南米出血熱、ペスト、マールブルグ病、ラッサ熱
二類	ヒトからヒトに感染する疾病であり、感染力、罹患した場合の重篤性等に基づく総合的な観点からみた危険性が高い感染症	・対人：入院、健康診断（都道府県知事が必要と認めるとき）等 ・対物：消毒等の措置	急性灰白髄炎、ジフテリア、重症急性呼吸器症候群（SARS コロナウイルスに限る）、結核、鳥インフルエンザ（H5N1）
三類	ヒトからヒトに感染する疾病であり、感染力や罹患した場合の重篤性などに基づく総合的な観点からみた危険性は高くないものの、特定の職業に就業することにより感染症の集団発生を起こしうる感染症	・対人：特定職種への就業制限、健康診断（都道府県知事が必要と認めるとき）等 ・対物：消毒等の措置	腸管出血性大腸菌感染症、コレラ、細菌性赤痢、腸チフス、パラチフス
四類	人から人への伝染はほとんどないが、動物、飲食物などの物件を介して人に感染し、国民の健康に影響を与えるおそれのある感染症	・動物への措置を含む消毒等の措置	E 型肝炎、A 型肝炎、黄熱、狂犬病、マラリア、鳥インフルエンザ（H5N1を除く）など
五類	国が感染症発生動向調査を行い、その結果に基づき必要な情報を国民や医療関係者などに提供・公開していくことによって、発生・拡大を防止すべき感染症	・国民や医療関係者への情報提供によって、発生・拡大を防止	インフルエンザ（鳥インフルエンザ及び新型インフルエンザ等感染症を除く。）、麻しん、梅毒、後天性免疫不全症候群など
新型インフルエンザ等感染症	人から人に伝染すると認められるが一般に国民が免疫を獲得しておらず、全国的かつ急速なまん延により国民の生命及び健康に重大な影響を与えるおそれがある感染症	・対人：入院、健康診断（都道府県知事が必要と認めるとき）等 ・対物：消毒等の措置 ・政令により1類感染症相当の措置も可能 ・感染したおそれのある者に対する健康状態の報告要請、外出の自粛要請等	新型インフルエンザ、再興型インフルエンザ、新型コロナウイルス感染症（病原体がベータコロナウイルス属のコロナウイルスに限る）、再興型コロナウイルス感染症
指定感染症	既知の感染症の中で、一から三類及び新型インフルエンザ等感染症に分類されないが同等の措置が必要となった感染症（延長含め最長2年）	・1類から3類感染症に準じた対人、対物措置（延長含め最大2年間に限定）	指定なし

— 213 —

医療機器安全実践必携ガイド「医療概論編」

（3）病原体などの所持等に関する規制の創設

1）一種病原体に係る規制
　何人も、一種病原体などを所持・輸入・譲り渡し・譲り受けをしてはならない。
2）二種病原体などの規制
　二種病原体などを所持・輸入しようとする者は、厚生労働大臣の許可を受けなければならないこととし、譲り渡し・譲り受けは二種病原体など許可所持者などの間でのみ可能とする。
3）三種病原体などの規制
　三種病原体などを所持する者または輸入した者は、その種類などを厚生労働大臣に事後に届け出なければならないこととする。

（4）新型コロナウイルスに関する取り扱い

　2019年（令和元年）に発生し、世界的パンデミックをもたらした新型コロナウイルス感染症（COVID-19）については、「新型コロナウイルス感染症を指定感染症として定める等の政令（令和2年政令第11号 2020年2月1日施行）」により、感染症法第6条第8項の指定感染症に位置づけられていたが、「新型インフルエンザ等対策措置法等の一部を改正する法律（令和3年法律第5号）の公布（2021年2月3日）に伴い、感染症法の一部が改正され、当該感染症を第6条第7項に追加することが決定された。（2021年（令和3年）2月13日施行）

　この改正により、新型コロナウイルス感染症の法的位置づけについては、「指定感染症」から「新型インフルエンザ等感染症」に変更された。

（宇佐美光司、飯田隆太郎）

5節 医薬品医療機器等法

1 医薬品医療機器等法とは

　医療機器の流通規制が始まったのは、1948年（昭和23年）、いわゆる旧薬事法の時からである。1960年（昭和35年）に現行の薬事法（現在の医薬品医療機器等法）が制定され、翌年から施行されてきたが、2013年（平成25年）11月に改正され、法律名称も「医薬品、医療機器等の品質、有効性及び安全性の確保等に関する法律」（略称：「医薬品医

療機器等法」）とされ、翌年の2014年（平成26年）11月25日に施行された。

　この改正で、医薬品、医薬部外品、化粧品、医療機器の他、新たに「再生医療等製品」が医薬品等から独立して規制されることになった他、安全対策の強化が行われたのと同時に、医療機器についてはその特性を踏まえた規制の構築を行うため、医薬品等と章を区分して規定されることになった。

　主な内容は、次の通りである（表9-3）。

表9-3 法改正のポイント

1 医薬品、医療機器等に係る安全対策の強化
（1）医薬品医療機器等法の目的に、保健衛生上の危害の発生・拡大防止のため必要な規制を行うことを明示する。
（2）医薬品等の品質、有効性及び安全性の確保等に係る責務を関係者に課す。
（3）医薬品等の製造販売業者は、最新の知見に基づき添付文書を作成し、厚生労働大臣に届け出るものとする。
2 医療機器の特性を踏まえた規制の構築
（1）医療機器の製造販売業・製造業について、医薬品等と章を区分して規定する。
（2）医療機器の民間の第三者機関による認証制度を、基準を定めて高度管理医療機器にも拡大する。
（3）診断等に用いる単体プログラムについて、医療機器として製造販売の承認・認証等の対象とする。
（4）医療機器の製造業について、許可制から登録制に簡素化する。
（5）医療機器の製造・品質管理方法の基準適合性調査について、合理化を図る。

　また、医薬品医療機器等法の施行後、2017年（平成29年）7月31日付にて施行規則の改正が行われ、単回使用医療機器の再製造が認められることになった。

　この制度の背景には、使用済みの単回使用医療機器（SUD：Single-use Device）の院内滅菌による「再使用」は、医療機器の性能・安全性を十分に保証し得ないため、行うべきではないということが世界の共通認識になっている中、医療機器の製造販売業者がその責任のもとで適切に収集し、分解、洗浄、部品交換、再組み立て、滅菌等の必要な処理を行い、再び使用できるようにしたという狙いがある。

　その概要は、

・再製造SUDを製造販売する企業は、医薬品医療機器等法に基づく製造販売業許可が必要

— 214 —

- 再製造SUDは、元々のSUD（オリジナル品）とは別の品目として、製造販売承認が必要
- 再製造SUDに係る医薬品医療機器等法上の責任（安全対策、収集等）は、再製造を行った製造販売業者が担う

というもので、主として次の施策がとられることになった。

1. 再製造SUDの品質、有効性及び安全性を確保するために、42条基準「再製造単回使用医療機器基準」の新設、また、QMS（Quality Management System）の追加要求事項を設定
2. 再製造SUDのシリアル番号を付し、使用済みのSUDを収集した医療機関から製造工程、流通までの情報のトレーサビリティの確保
3. 製造販売業者・製造業者の再製造SUDの製造工程等が承認内容、基準等を満たしていることのPMDAの定期確認（概ね年1回）
4. 申請予定の再製造SUDの製造工程等を、PMDAが実地で確認し、安全性確保に必要な評価等を助言する対面助言区分の新設
5. 再製造SUDにおいて重要な製造工程である受け入れ検査、洗浄等を行う製造所を製造業登録の対象

さらに、2019年（令和元年）12月4日の法改正では、世界に先駆けて開発され、早い段階で有効性が期待される製品を厚生労働省が指定し、早期実用化を目指す「先駆け審査指定制度」や、早期の患者アクセスの観点から市販前・市販後の規制バランスの最適化を図ることを目的とした「革新的医療機器早期承認制度」、また改良が見込まれている医療機器について変更計画を審査の過程で確認し、計画された範囲の中で迅速な承認事項の一部変更を認めることにより、継続した改良を可能とする新たな承認審査制度（医療機器の特性に応じた変更計画の事前確認制度／IDATEN(Improvement Design within Approval for Timely Evaluation and Notice）が法制化され、いずれも2020年（令和2年）9月1日より施行されている。

なお、この2019年（令和元年）の法改正においては、添付文書の電子化、許可業者等に対する法令遵守体制の整備、虚偽・誇大広告に対する課徴金制度の創設、医療機器個体識別表示（UDI）の義務化等についても法制化されている（本節10項参照）。

（1）医薬品医療機器等法の目的

医薬品、医薬部外品、化粧品、医療機器及び再生医療等製品は、国民の保健衛生上重要なものであることから、これらの品質、有効性及び安全性を確保するとともに、従来、個別条項で対応してきた「医療機器等の使用による保健衛生上の危害の発生及び拡大の防止」が法律の目的として明確化された（表9-4）。これに伴い、開発した製品（医療機器）を厚生労働大臣の承認等を取得して市販することのみならず、市販後の危害防止、安全対策も併せ、両輪として対応していくことが従来に増して求められることになった。

表9-4 医薬品医療機器等法の目的

法第1条（目的）
「この法律は、医薬品、医薬部外品、化粧品、医療機器及び再生医療等製品（以下「医薬品等」という。）の品質、有効性及び安全性の確保並びにこれらの使用による保健衛生上の危害の発生及び拡大の防止のために必要な規制を行うとともに、指定薬物の規制に関する措置を講ずるほか、医療上特にその必要性が高い医薬品、医療機器及び再生医療等製品の研究開発の促進のために必要な措置を講ずることにより、保健衛生の向上を図ることを目的とする」
＊アンダーライン部分が改正

（2）医薬品医療機器等法の体系

法の体系を示すが、法律と命令を併せて「法令」という。「法律」は国会の決議を経て制定され、「命令」は国会の決議を経ずに国の行政機関が定める。命令には、内閣が定める「政令」と、各省庁が定める「省令」や「告示」がある（図9-1、表9-5）。

この他、主務官庁の関連部局が定める通知や事

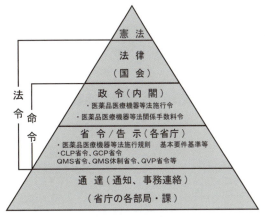

図9-1 医薬品医療機器等法の体系

医療機器安全実践必携ガイド「医療概論編」

表9-5 日本国の法体系

法律	国会の決議により制定される。成立した後、主管の国務大臣が署名し、内閣総理大臣が連署し、天皇が公布する。
政令	内閣の決議により制定される。法律の実施に必要な規制や法律が委任する事項を定める。閣議によって決定され、主管の国務大臣が署名し、内閣総理大臣が連署し、天皇が公布する。通常、○○法施行令と呼称される。
省令	各省大臣が発する命令。各省大臣が、主管の行政事務について、法律若しくは政令を施行するため、または法律若しくは聖隷の特別の委任に基づいて、それぞれの機関の命令として発するもの。
告示	各省大臣が発するもので、省令等の適用範囲、基準等を示すもの。
通達	各省の担当局、課等の長が発するもので、法令の施行・運用等に関する詳細事項を示した文書。

務連絡があり、これらに基づき運用、行政指導が行われている。

2 医療機器の定義及び範囲

(1) 医療機器の定義

医療現場等で使用されているものは全て医療機器かというと、必ずしもそうではない。医療機器は法律で定めたもの、すなわち医薬品医療機器等法で定めたものをいう。

具体的には法第2条第4項において、使用目的と機械器具等であって政令で定めるものとして規定している（表9-6）。

2014年（平成26年）の法改正で「機械器具等」として、次の表9-6の通りプログラム及びこれを記録した記録媒体が追加され、いわゆるソフトウェア単体でも医療機器として扱われることになった。

表9-6 医療機器の定義

法第2条第4項（定義）
この法律で「医療機器」とは、人若しくは動物の疾病の診断、治療若しくは予防に使用されること、又は人若しくは動物の身体の構造若しくは機能に影響を及ぼすことが目的とされている機械器具等（再生医療等製品を除く。）であって、政令で定めるものをいう。

（注）機械器具等について、法律上では同条第2項の医薬品の定義の中で、「機械器具、歯科材料、医療用品、衛生用品ならびにプログラム（電子計算機に対する指令であって、一の結果を得ることができるように組み合わされたものをいう。以下同じ）及びこれを記録した記録媒体をいう。以下同じ」と規定されている。

(2) 医療機器の範囲

上記（1）の定義で、医療機器の範囲を政令で定めるとしているが、医療機器の範囲を施行令（政令）別表第1において、次のように規定している（令第1条）。

・機械器具として85類別
・医療用品として 6類別
・歯科材料として 9類別
・衛生材料として 4類別

これに加えて、次の各項が指定された。

・プログラムとして3類別（①疾病診断用プログラム、②疾病治療用プログラム及び③疾病予防用プログラム）
・プログラムを記録した記録媒体として3類別（①疾病診断、②治療及び③予防用プログラムを記録した記録媒体）

なお、これら3類別中の①～③において、副作用または機能の障害が生じた場合においても、人の生命及び健康に影響を与える恐れがほとんどないものは除くとされ、いわゆる「クラスⅠ相当」のものは、医療機器の対象外とされた。

また、類別は1960年（昭和35年）に制定されたものが基本となっており、それを補完するものとして一般的名称が設定されている。一般的名称（JMDN：Japan Medical Device Nomenclature）は、国際一般的名称（GMDN：Global Medical Device Nomenclature）をベースに設定されたものである。さらに、日本では、一般的名称毎に医療機器規制国際整合化会議（GHTF：Global Harmonization Task Force）で制定されたルールに基づきクラス分類が行われている。

3 医療機器のリスクの定義と分類

医療機器は多種多様であり、一律に規制するこ

— 216 —

とは難しい。種類や素材、使用目的、使用方法、使用されるリスク等に応じた規制と安全対策が不可欠である。

これら、種類や使用方法、リスクの程度などを勘案して、医薬品医療機器等法では、医療機器を「**高度管理医療機器**」、「**管理医療機器**」及び「**一般医療機器**」に分類した（表9-7）。

また、保守管理をする上で、担当者が一定以上の知識・技術を要する医療機器を「**特定保守管理医療機器**」とし、そのうち設置に当たって組み立てが必要な医療機器であって、組み立てに関わる管理が必要なものとして、「**設置管理医療機器**」が設定されている（表9-8）。

なお、医療機器のリスク分類は、国際医療機器整合化会議（GHTF）で検討・審議された分類ルールに準じて設定されている。

４ 医療機器を取り扱う業態

医薬品医療機器等法では、医療機器の品質・有効性・安全性を確保し、これらの使用による保健衛生上の危害の発生及び拡大を防止することを求めている。そのため、設計・開発・製造・製造販売・流通・製造販売後のそれぞれの段階における役割を担う者を、業態として規制している。

なお、業態としては、製造販売業、製造業、販売・貸与業及び修理業の4つに分けて規制されている。

（1）製造販売業

医薬品医療機器等法において、医療機器を製造

表9-7　医療機器の分類と定義

法律上の分類と定義	クラス分類
高度管理医療機器（法第2条第5項） 　副作用又は機能の障害が生じた場合において人の生命及び健康に重大な影響を与えるおそれがあるもの	**クラスⅣ** 患者への侵襲性が高く、不具合が生じた場合、生命の危険に直結するおそれがあるもの 　（例）ペースメーカ、心臓弁、ステント等
	クラスⅢ 不具合が生じた場合、人体への影響が大きいもの 　（例）透析器、人工骨、放射線治療器等
管理医療機器　（法第2条第6項） 　副作用又は機能の障害が生じた場合において人の生命及び健康に影響を与えるおそれがあることからその適切な管理が必要なもの	**クラスⅡ** 生命の危険又は重大な機能障害に直結する可能性は低いもの 　（例）画像診断機器、電子式血圧計、消化器用カテーテル、電子内視鏡、歯科用合金等
一般医療機器　（法第2条第7項） 　副作用又は機能の障害が生じた場合においても、人の生命及び健康に影響を与えるおそれがほとんどないもの	**クラスⅠ** 不具合が生じた場合でも、人体への影響が軽微であるもの 　（例）体外診断用機器、鋼製小物、歯科技工用用品、X線フィルム等

表9-8　クラス分類と一般的名称数（厚生労働省告示第298号）

令和4年5月1日現在

クラス分類		一般的名称 （JMDN）数	特定保守管理医療機器	
				設置管理医療機器
高度管理医療機器	クラスⅣ	375	51	2
	クラスⅢ	815	294	74
管理医療機器	クラスⅡ	2,011	706	124
一般医療機器	クラスⅠ	1,217	187	50
	計	4,418	1,238	250

医療機器安全実践必携ガイド「医療概論編」

し販売するためには、「製造販売業」の許可を受け
なければならないとされている（表9-9）。

表9-9　製造販売業の許可

法第23条の2　（製造販売業の許可）
　…医療機器又は体外診断用医薬品の種類に応じ、…厚生
労働省大臣の許可を受けた者でなければ、それぞれ業と
して、医療機器又は体外診断用医薬品の製造販売をして
はならない。

① 製造販売の定義

「製造販売」とは何かを、法では次の通り定め
ている（表9-10）。

具体的には、医療機器を市場に提供する者で
あって、医療機器の設計・開発、製造販売承認
等の取得、製造・品質管理、市販後の安全管理
を含めた全ての責任を負う業態である。

ただ、製造販売とあるが、実際に製造したり、
販売等を行うには、それぞれの行為に合った業
態が必要であるとされている。

表9-10　製造販売の定義

法第2条第13　（製造販売の定義）
　この法律で、「製造販売」とは、その製造（他に委託し
て製造する場合を含み、他から委託を受けて製造する場
合を除く。以下「製造等」という。）をし、又は輸入し
た医薬品…、医療機器若しくは再生医療等製品を、それ
ぞれ販売し、貸与し、若しくは授与し、又は医療機器プ
ログラム（医療機器のうちプログラムであるものをいう。
以下同じ。）を電気通信回線を通じて提供することをいう。

② 製造販売業の許可の種類

製造販売業については、医療機器のリスクに
応じて次の通り3分類されている（法第23条の2）。

A. **第1種製造販売業**
　・高度管理医療機器（クラスⅢ、Ⅳ）を扱う業態
B. **第2種製造販売業**
　・管理医療機器（クラスⅡ）を扱う業態
C. **第3種製造販売業**
　・一般医療機器（クラスⅠ）を扱う業態

なお、医療機器の製造販売業は、一法人一許
可とされており、高度管理医療機器と管理医療
機器を販売する場合には、上記法文中のＡの許

可を取得することで要件が満たされる。

すなわち、総取り方式と呼ばれるもので、Ａ
の許可を取得すれば、高度管理医療機器の他、
管理及び一般医療機器も扱え、また、Ｂの許可
を取得すれば、クラスの低い一般医療機器も扱
える。なお、Ｃの業許可では、一般医療機器の
みしか扱うことができない。つまり、クラスⅠ
の一般医療機器のみを扱うなら、Ｃの第3種製造
販売業の許可を取得すればよいことになる。

③ 製造販売業許可の要件

許可要件としては、次の2基準（省令、内容に
ついては後述）に適合する他、申請者（業務を
行う役員）の欠格要件が定められている。

- 製造管理又は品質管理に係る業務を行う体制が厚生労
働省令に定める基準（QMS体制省令）に適合
- 製造販売後安全管理の方法が厚生労働省令に定める基準
（GVP省令）に適合

なお、製造販売業の種別（第1種～第3種）によっ
て、上記2基準のそれぞれの要求事項が異なって
いる。第1種の製造販売業には、全ての要求事項
への適合が求められるが、第2種及び第3種の製
造販売業では、それぞれに合わせて上記基準（省
令）への適合が一部除外されている。

（2）製造業

製造業は、法改正により許可制から登録制に移
行された。登録の対象は、全ての製造工程ではなく、
特定の工程を行う製造所に限定され、かつ、区分
許可制が廃止され、工程に関係なく製造所として
は1つの登録を取得すればよく（表9-11）、また構
造設備については、薬局等構造設備規則が適用除
外となり、QMSの中で管理されることになった。

表9-11　製造業の登録（法第23条の2の3）

第23条の2の3　（製造業の登録）
　業として、医療機器又は体外診断用医薬品の製造（略）
をしようとする者は、製造所（…製造工程のうち、設計、
組立て、滅菌その他の厚生労働省令…）ごとに、厚生
労働省令で定めるところにより、厚生労働大臣の登録を
受けなければならない。

— 218 —

なお、登録の必要な製造工程としては、表9-12に示す通り、①設計、②組み立て、③滅菌の他、④最終製品の保管（省令事項）を行うところが対象となる。

（3）販売業・貸与業
　高度管理医療機器等*の販売、授与、貸与もしくはそれらの目的で陳列または電気通信回路を通じて提供を行う場合、**販売業・貸与業**の許可を受けなければならないとされている。

　2014年（平成26年）の改正において、無償提供も含めるため、賃貸業から貸与業と変更された他は、従前通りである。分類別の許可要件及び遵守事項について、表9-13に示す。

表9-12　医療機器分類（法律上の分類）別登録対象範囲

(注)　○：登録対象　　　－：登録不要

医療機器分類（法律上の分類）	①設計	②組立て	③滅菌	④最終製品の保管
高度管理医療機器	○	○	○	○
管理医療機器	○	○	○	○
一般医療機器	－	○	○	○
プログラム	○	－	－	－
プログラムを記録した記録媒体	○	－	－	○

(再製造単回使用医療機器[※1]の場合)

医療機器分類（法律上の分類）	①設計	②使用された単回使用の医療機器の受入、分解及び洗浄等	③主たる組立てその他の主たる製造工程[※2]	④滅菌	⑤最終製品の保管
再製造単回使用医療機器	○	○	○	○	○

[※1] 再製造単回使用医療機器：単回使用の医療機器（一回限り使用できる医療機器）のうち、再製造（単回使用の医療機器が使用された後、新たに製造販売をすることを目的として、これに検査、分解、洗浄、滅菌その他必要な処理を行うこと。）されたもの。

[※2] 主たる組立てその他の主たる製造工程：設計、使用された単回使用の医療機器の受入、分解及び洗浄等、滅菌並びに保管を除く。

表9-13　法律上の分類別 許可要件及び遵守事項

許可要件及び遵守事項		高度管理医療機器等*	管理医療機器	一般医療機器
許可要件	許可等　　　　　　　（法第39条、同第39条の3）	許可	届出	×
	構造設備基準　　　　（法第39条第3項第1号）	○	○	×
	欠格要件　　　　　　（法第39条第3項第2号）	○	×	×
遵守事項	管理者の設置・資格要件 （法第39条の2、則第175条、同第178条3項）	○ (法律)	○ (省令)	×
	営業所の管理に関する帳簿の作成・保管 （則第164条）	○ (省令)	○ (省令)	○ (省令)
	販売管理者の継続的研修受講の義務 （1回／年度の受講）（則第168条、同第175条）	○ (省令)	△ (省令)	×
	品質の確保 （則第165条）	○ (省令)	○ (省令)	○ (省令)
	苦情・回収処理 （則第166条、同第167条）	○ (省令)	○ (省令)	○ (省令)
	従業員の教育訓練 （則第169条）	○ (省令)	○ (省令)	○ (省令)
	譲受・譲渡に関する記録の作成・保管 （則第173条）	○ (省令)	△ (省令)	△ (省令)
	中古品販売時の製造販売業者からの指示の遵守 （則第170条）	○ (省令)	○ (省令)	○ (省令)
	不具合報告への協力 （則第171条）	○ (省令)	○ (省令)	○ (省令)

※：特定保守管理医療機器を含む　　注）○ 義務あり、× 義務なし、△ 努力義務

医療機器安全実践必携ガイド「医療概論編」

＊高度管理医療機器等には、クラス分類に関わらず、特定保守管理医療機器に指定されているものは、高度管理医療機器と同様、都道府県知事の許可が必要である。

（4）修理業

医療機器を修理するには、「**修理業**」の許可を受けなければならないとされている。

ここでいう「**修理**」とは、故障、破損、劣化等の箇所を本来の状態・機能に復帰させることであり、当該箇所の交換やオーバーホールを含むとされている。

ちなみに、オーバーホールとは、故障等の有無に関わらず、解体の上、点検し、必要に応じて劣化部品の交換等の行為をすることとされている。

ただし、清掃、校正（キャリブレーション）、消耗部品の交換等の保守点検は修理には含まれず、修理業の許可は必要ないとされている（H17.3.31薬食機発第0331004号）。

また、修理は医療機関からの依頼に基づいて行うが、修理業者のみで勝手に行うことはできず、事前に修理方法・範囲等について製造販売業者に確認を求め、指示があれば、それを遵守して行うことが必要になっている（則第191条第6項、H16.7.6薬食機発第0709004号）。

① 修理業の許可

事業所ごと、省令で定める区分（修理区分）ごとに、都道府県知事の許可を受ける（法第40条の2、令第80条第3項第4号）。

② 許可の要件

医療機器の修理業の許可を受けるには、下記の要件を満たさなければならない。

○製造所の構造設備が「薬局等構造設備規則」の各区分の基準に適合すること
○申請者が欠格条項に該当しないこと
○事業所ごと、修理区分毎ごとに責任任技術者を設置すること

③ 修理区分

修理区分は、特定保守管理医療機器（特管）と特定保守管理医療機器以外の医療機器（非特管）について、それぞれ次の9区分、計18区分が設定されている（表9-14）（則第181条別表第2、H17.3.31薬食機発第0331004号）。

5 医療機器の製造販売承認等

図9-2に示す通り、次の医療機器を除く医療機器＊の製造販売を行おうとする者は、医療機器の品目ごとに厚生労働大臣の製造販売承認を受けなければならないとされている（法第23条の2の5）。

（＊承認対象外の医療機器）

・一般医療機器
・法第23条の2の23第1項の規定により指定する管理医療機器及び高度管理医療機器（→ 厚生労働大臣が基準を定めて指定した高度管理医療機器等：指定高度管理医療機器等）

表9-14　修理区分

特定保守管理医療機器（特管）の修理区分	特定保守管理医療機器以外の医療機器（非特管）の修理区分
特管第1区分 画像診断システム関連	非特管第1区分 画像診断システム関連
特管第2区分 生体現象計測・監視システム関連	非特管第2区分 生体現象計測・監視システム関連
特管第3区分 治療用・施設用機器関連	非特管第3区分 治療用・施設用機器関連
特管第4区分 人工臓器関連	非特管第4区分 人工臓器関連
特管第5区分 光学機器関連	非特管第5区分 光学機器関連
特管第6区分 理学療法用器械器具関連	非特管第6区分 理学療法用器械器具関連
特管第7区分 歯科用関連機器	非特管第7区分 歯科用関連機器
特管第8区分 検体検査用機器関連	非特管第8区分 検体検査用機器関連
特管第9区分 鋼製器具・家庭用医療機器関連	非特管第9区分 鋼製器具・家庭用医療機器関連

第IX章 関連法令

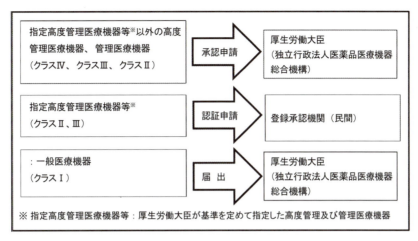

図9-2 クラス分類別による承認等薬事手続き

（1）製造販売承認

指定高度管理医療機器等以外の高度管理及び管理医療機器を製造販売する場合には、その品目ごとに厚生労働大臣の製造販売承認を受けることとされているが、次のような場合は、承認は与えられないとされている（法第23条の2の5）。

ア．医療機器製造販売業の許可を取得していないとき
イ．当該医療機器を製造する製造所が登録を取得していないとき
ウ．当該医療機器の名称、構造、原材料、使用方法、効果、性能、副作用その他の品質、有効性及び安全性等について審査し、次の場合に該当するとき
　・効果、性能を有すると認められないとき
　・効果、性能に比して著しく有害な作用を有することにより、医療機器として使用価値がないと認められるとき
　・医療機器として不適当なものとして厚生労働省令で定める場合に該当するとき
　　→ 性状、品質が保健衛生上著しく不適当な場合（則第114条の18）
エ．当該品の製造管理または品質管理の方法が、厚生労働省令で定める基準に適合していると認められないとき
　　→ 厚生労働省令で定める基準：QMS省令（後述）

（2）指定高度管理医療機器等の製造販売認証

厚生労働大臣が定めた認証基準に適合する管理医療機器及び高度管理医療機器（指定高度管理医療機器等）を製造販売する場合には、その品目ごとに厚生労働大臣の登録を受けた認証機関による製造販売認証を受けることとされている（法第23条の2の23）。

（3）製造販売届

一般医療機器を製造販売しようとする者は、その品目ごとに厚生労働大臣に製造販売の届出を行うこととされている（法第23条の2の12）。

6 承認取得等のための開発プロセスとリスクマネジメント・基本要件基準

（1）開発プロセス

承認申請に至るプロセスは、まさに開発プロセスそのものといえる。コンセプト、意図した用途（intended use）を定め、リスクマネジメントを行い、試作品等を用い基礎データや検証試験等のデータを収集する。データの収集にあたっては、試験計画を立案し、それに基づいて行うことが必要であり、そのデータには信頼性が求められる（図9-2）。

（2）リスクマネジメントと基本要件基準

医療機器全てに個別規格が策定されているわけではなく、医薬品に比べ医療機器の評価には定められた方法論がないといわれている。実際には、個別にリスクアセスメントをし、ハザードを特定し、リスクを評価し、受け入れ可能なリスクの程度まで低減する。すなわち、リスク分析し、リスクコントロールする。これにも「敷かれたレール」はなく、法第41条に規定される「基本要件基準」がそのよりどころの1つとなる。基本要件基準は全

医療機器安全実践必携ガイド「医療概論編」

ての医療機器に適用され、この基準への適合性を担保するために、各種のホリゾンタルな規格や個別規格が用いられる。基本要件基準は、規制上求められるものであると同時に、開発の指針にも成り得るものである。

（3）医療機器の基準

医療機器の基準として、全ての医療機器が備えるべき基本的な要件や開発から非臨床試験、治験、市販後の安全性等の調査、さらには製造及び品質管理に関する基準などが定められている。以下に主な基準を示す。

【医療機器として適合が求められる基準(法的な要求事項等)】
〈全ての医療機器に適用〉
　・医療機器の性状、品質及び性能の適正を図るために定められた基準→ 基本要件　基準＊
　(法第41条第3項に基づく基準)
　＊GHTFで定められた基準に基づいており、国際整合にも配慮されている
〈個別品目に適用〉
　・保健衛生上の危害を防止するために定められた基準
　→ 42条基準　(法第42条に基づく基準)
　　- 人工呼吸器警報基準
　　- 非視力補正用コンタクトレンズ基準　ほか
〈認証品目〉
　・認証品目として指定するための基準→ 認証基準 (法第23条の2の23に基づく基準)
　　- 汎用針付注射筒基準
　　- 内視鏡用テレスコープ等基準 (軟性胃内視鏡等)他
【適正な試験の実施、データ収集のために求められる基準】
〈非臨床試験のうち、ISO 10993シリーズ／JIS T 0993-1に基づく生物学的試験に関する基準〉
　「医療機器の安全性に関する非臨床試験の実施の基準」
　(GLP：Good Laboratory Practice省令：H17.3.23省令第37号)
〈承認申請に使用される臨床試験 (治験) に関する基準〉
　「医療機器の臨床試験の実施の基準」(GCP省令：H17.3.23省令第36号)
〈データの信頼性を担保するために定められた基準〉
　信頼性基準 (規則第114条の22)
　「正確性」、「網羅性・客観的評価」、「記録の保存」が必要
○市販後の使用成績調査等のために定められた基準→ 「医療機器の製造販売後の調査及び試験の実施の基準」
　(GPSP省令：H17.3.23省令第38号)
【製造管理・品質管理としての基準 (製造販売承認・認証要件)】
○「医療機器及び体外診断用医薬品の製造管理及び品質管理の基準」(QMS省令 H16.12.17 省令第169号)

7 治験と臨床研究

治験は承認申請の際に提出すべき資料のうち、臨床試験の試験成績に関する資料の収集を目的として実施される臨床試験のことをいい、**GCP省令**が適用される。臨床試験としては、このほか倫理指針に基づいて実施されてきた臨床研究があるが、2017年 (平成27年) 4月に「**臨床研究法**」制定、翌年の2018年 (平成30年) 4月から施行され、今後は法に基づいて臨床研究が行われることになる。ただし、臨床研究にはGCP省令が適用されておらず、現状では承認申請の評価資料としては使用できないとされている。

しかし、開発促進の観点から臨床研究にも倫理性の他、モニターや記録の作成・保存といったことが求められるGCP省令を適用することによって承認申請につなげていきたいとの議論がある一方、臨床研究に使用される未承認医療機器の取り扱いが必ずしも明確ではないという問題があった。

そこで、2010年 (平成22年) の局長通知によって、医師等が主体的に実施する妥当な臨床研究であれば、未承認医療機器の提供等には薬事法 (現在の医薬品医療機器等法) は適用されないことが明確化された (H22.3.31薬食発0331第7号)。さらに翌年には共同研究という形での企業参加も明確化された (H23.3.31付けの薬食監発0331第7号)。

8 製造販売業等の品質システム

品質確保のためのシステムとして、2014年 (平成26年) までは製造販売業の許可要件である「医療機器の品質管理の方法に関する基準」(GQP省令) と製造販売承認・認証の要件であり、かつ「製造業者」が遵守すべき「製造所における製造管理又は品質管理の基準」(QMS省令) の2階建てで運用されてきた。しかし、2014年 (平成26年) の改正に伴い、医療機器に関するGQP省令は廃止され、その内容を取り込んだ改正QMS省令が施行され、これに適合することが求められることになった。

— 222 —

（1）承認・認証要件としての製造管理及び品質管理（QMS省令：Quality Management System）

「医療機器及び体外診断用医薬品の製造管理及び品質管理の基準に関する省令」（H16.12.17省令第169号／改正：R3.3.26省令第60号）をQMS省令と呼称しているが、これは法第23条の2の5第2項第4号（医療機器及び体外診断用医薬品の製造販売の承認）の規定に基づき定められた基準である。

なお、2014年（平成26年）に施行されたQMS省令では、主要部分の第二章が医療機器の品質マネジメントシステムに係る国際規格であるISO13485：2003年版に整合化されていたが、2021年（令和3年）3月26日の省令改正により、改めてISO13485：2016年版に整合化された。

この2021年（令和3年）の改正では、用語の定義が修正・追加等された（植込み医療機器、類似製品グループ、使用性等）ほか、リスクに基づくアプローチ（品質管理監督システムに必要なプロセスについては、製品の機能、性能及び安全性に係るリスクの程度に応じて管理のレベルを定めること）、品質管理監督システムにソフトウェアを使用する場合のバリデーションに係る規定、設計開発検証・設計開発バリデーション・プロセスバリデーション時に使用する検体数（サンプルサイズ）の統計的根拠等に係る規定が設けられた。

この改正により、改正前の省令第50条と第65条は廃止され、欠条となっている。（改正されたQMS省令の構成は「表9-21」のとおり。）

QMS省令が適用される医療機器は、全ての医療機器（一般医療機器：クラスⅠ、管理医療機器：クラスⅡ及び高度管理医療機器：クラスⅢ及びⅣ）であるが、製造管理及び品質管理に注意を要するものとして指定された一般医療機器＊1以外の一般医療機器(限定一般医療機器＊2)は、一部適用が除外される。

＊1. QMSの適用を求められる一般医療機器：（厚労省告示：第316号 H26.8.6)
　ア．別表に掲げるもの：X線関連、分析装置等)
　イ．製造工程において滅菌されるもの
＊2. 限定一般医療機器のみを扱う第三種製造販売業 → 「限定第三種製造販売業」

表9-21　QMS省令の構成

QMS省令の構成
第1章：総則（第1条〜第3条）
第2章：医療機器等の製造管理及び品質管理に係る基本的要求事項
　第一節　通則（第4条）
　第二節　品質管理監督システム（第5条〜第9条）
　第三節　管理監督者の責任（第10〜第20条）
　第四節　資源の管理監督（第21条〜第25条）
　第五節　製品実現（第26条〜第53条）
　第六節　測定、分析及び改善（第54条〜第64条）
第3章：医療機器等の製造管理及び品質管理に係る追加的要求事項（第66条〜第72条の3）
第4章：生物由来医療機器等の製造管理及び品質管理（第73条〜第79条）
第5章：放射生体外診断用医薬品の製造管理及び品質管理（第80条〜第81条）
第5章の二：再製造単回使用医療機器の製造管理及び品質管理（第81条の2〜第81条の2の6）
第6章：医療機器等の製造業者等への準用等（第82条〜第84条）

（2）製造販売業の許可要件としてのQMS体制省令

製造販売業の許可要件として、QMSの管理主体が製造販売業者であることを踏まえ、QMS省令のうち、必要な組織体制と人員の配置に関する規定が「医療機器及び体外診断用医薬品の製造管理又は品質管理に係る業務を行う体制の基準に関する省令」（QMS体制省令）として定められ、これに適合していることが許可要件の1つとされた。

- 組織体制としては、文書・記録の管理体制（文書・記録の管理に係る文書化された手順、保管期限の明確化など）
- 人員の配置としては、管理監督者、管理責任者、総括製造販売責任者、国内品質業務運営責任者など各責任者の権限、業務分掌など

また、QMS省令が製造販売業に適用されるといっても、工程の外部委託を受けた事業所が登録を受けた製造所である場合は、製造業にもQMS省令の第2章から第5章の2までの規定が適用されることから、製造販売業者は、製造業者が必要な工程について外部委託を行う場合又は購買物品の供給者の事業所が登録製造所である場合には、当該外部委託又は当該供給者の管理が適切に行われていることについて必要な確認を行わなければならな

— 223 —

医療機器安全実践必携ガイド「医療概論編」

いこととされている（QMS省令第83条、第84条）。

⑨ 製造販売業の許可要件としての製造販売後安全管理（GVP省令：Good Vigilance Practice）

「医薬品、医薬部外品、化粧品、医療機器及び再生医療等製品の製造販売後安全管理の基準に関する省令」（H16.9.22省令第135号／改正：H26.11.21省令第128号）をGVP省令と呼称しているが、これは法第23条の2の2第2号（許可の基準）に規定に基づき定められた基準である。

また、医薬品医療機器等法の第11章「医薬品等の安全対策」において、製造販売業者等に対しては、情報の収集・提供（法第68条の2の6）の他、製造販売した医療機器の不具合によるものと疑われる疾病、障害または死亡の発生、当該品目の使用によるものと疑われる感染症の発生等を知ったときは、それを厚生労働大臣に報告しなければならないとする副作用情報等の国への報告義務（法第68条の10第1項、則第228条の20）を課すとともに、医療機関にも同様に副作用報告等報告義務を課している（法第68条の10第2項）。

GVP省令とは、これら製造販売業者が安全確保業務を適切に行うために設けられたものであり、医療機器の不具合や副作用、感染症、品質に関わる安全性を常に監視（Vigilance：注意してよく見る）するための基準である。GVP省令の中で扱われる安全管理情報を医療機器の品質、有効性及び安全性に関する事項その他適切な使用のために必要な情報と定義（GVP省令第2条）し、次の6つに分類している（表9-15）。なお、GVP省令は、第1種製造販売業に対してはフル適用されるが、第2種及び第3種の製造販売業に対しては除外規定があり、リ

スクに応じた適用がなされている。

⑩ 医療機器の法定表示事項及びUDI表示

医療機器の本体または直接の容器・被包には、法上、次の項目を表示することが義務づけられている（法第63条、則第222条、則第229条）。

① 製造販売業者の名称及び住所
② 医療機器の名称（一般的名称及び販売名）
③ 製造番号又は製造記号
④ 重量、容量又は個数等の内容量（大臣が指定した機器のみ）
⑤ 医薬品医療機器等法第41条第3項による基準（基本要件基準）に規定された事項
⑥ 医薬品医療機器等法第42条第2項による基準に規定された事項
⑦ 使用期限（大臣が指定した機器のみ）
⑧ クラス分類（高度管理医療機器、管理医療機器又は一般医療機器の別）
⑨ 特定保守管理医療機器の旨（該当する場合のみ）
⑩ 単回使用の旨（該当する場合のみ）
⑪ 生物由来を示す、白地に黒枠、黒字の「生物」（該当する場合のみ）

この法定表示に加え、2019年（令和元年）の法改正により、医療安全及びトレーサビリティの確保や国際規制との整合化、また物流の効率化や医療事務効率化等を更に推進する観点から、医療機器を特定するための符号（GS1コード）を容器等へ表示し、その個別情報をデータベースに登録することが義務化された。ただし、主として一般消費者の生活の用に供されることが目的とされている医療機器や製造専用の医療機器は除外されている。（法第68条の2の5、2022年（令和4年）12月1日より施行）

⑪ 医療機器の注意事項等情報の公表及び容器等への符号等の記載

医療機器は、大型の装置から、針・シリンジといった小さなものに至るまで、多種多様である。製造販売業者等は、良質な製品を医療機関に供給すると同時に、適正使用情報を医療機関に伝える必要がある。

これまで、医療機器の使用及び取扱い上の必要

表9-15　安全管理情報（GVP省令第7条）

① 医療関係者からの情報
② 学会報告、文献報告その他研究報告に関する情報
③ 厚生労働省その他政府機関、都道府県及び独立行政法人医薬品医療機器総合機構からの情報
④ 外国政府、外国法人等からの情報
⑤ 他の製造販売業者等からの情報
⑥ その他

な注意事項については、添付文書への記載が義務付けられており、このことから「添付文書等記載事項」として定義されてきたが、2019年（令和元年）の法改正により、医療機器（主として一般消費者の生活の用に供されることが目的とされている医療機器等を除く）の使用及び取扱い上の必要な注意事項等については、情報通信の技術を利用する方法による公表が義務付けられるとともに、これらの注意事項に対しては新たに「注意事項等情報」という名称で定義されることになった（法第68条の2）

この「公表」は、電子化された添付文書情報を独立行政法人医薬品医療機器総合機構（PMDA）のホームページに掲載することによって行われる。

また、公表された注意事項等情報（電子化された添付文書）にアクセスするために必要な「符号」を医療機器の容器等に記載することも求められており、この符号はGS1-128シンボル又はGS1データマトリックスを用いるよう規定されている。

なお、符号を記載しなければならない容器等は、販売包装単位（通常、卸売販売業者等から医療機関等に販売される最小の包装単位）とされているが、容器等の面積が狭い医療機器やその構造及び性状により容器等に収められない医療機器については、容器等への符号の記載は不要とされている。

製造販売業者においては、当該医療機器の使用者に対し、注意事項等情報の提供を行うために必要な体制を整備することが求められており、当該業務を適正かつ円滑に遂行しうる能力を有する人員、また「注意事項等情報提供業務手順書」等の整備を行う必要がある。

また、当該医療機器を初めて購入等する者に対しては、原則として注意事項等情報を記載した文書を提供する必要があるが、医薬関係者と共通認識が存在する場合には、電子データを送付する方法その他の医薬関係者が注意事項等情報を確認しやすい方法によることでも差し支えないとされている。

なお、注意事項等情報を変更した場合にあっては、当該医療機器を取り扱う医薬関係者が速やかに情報の提供を受けることができるよう、注意事項等情報を記載した文書を提供する方法、電子データを送付する方法その他の医薬関係者が注意事項等情報の変更を確認しやすい方法を用いることとされている。

なお、医療機器の電子化された添付文書の記載事項は以下のとおりである。（医薬・生活衛生局長通知 薬生発第0611第9号）

● 添付文書の作成は、製造販売業者（又は外国特例承認取得者）が行う
● 原則、製造販売承認・認証・届出された範囲で作成する
● 最新の論文その他により得られた知見に基づき作成する
● すでに認知されている事項の記載は、原則行わない

（1）電子化された添付文書の記載項目と記載順序

添付文書の記載項目と順序は、次の通りである。

① 作成又は改訂年月
② 承認番号等
③ 類別及び一般的名称等
④ 販売名
⑤ 警告（赤枠・赤字）
⑥ 禁忌・禁止（赤枠・黒字）
⑦ 形状・構造及び原理等
⑧ 使用目的又は効果
⑨ 使用方法等
⑩ 使用上の注意
⑪ 臨床成績
⑫ 保管方法及び有効期間等
⑬ 取り扱い上の注意
⑭ 保守・点検に係る事項
⑮ 承認条件
⑯ 主要文献及び文献請求先
⑰ 製造販売業者及び製造業者の氏名又は名称

（注）
● 上記の項目で、②、③、④、⑧、⑮は、承認申請、認証申請又は届出時に添付した資料内容又は承認、認証又は届出内容を正確に記載する。
● ⑤、⑥、⑦、⑨〜⑫は、承認又は認証申請時に添付した資料内容又は承認認証内容と同等の内容とする。
なお、届出品については、医学・薬学上認められた範囲における一般的名称の定義の範囲内に限る。

（2）注意事項等情報と取扱説明書の関連

注意事項等情報（電子化された添付文書）のみでは情報を提供することが安全性上困難であることにより、電子化された添付文書の他に取扱説明書を作成する製品については、電子化された添付文書の1ページ目の目立つところに、「取扱説明書等を必ず参照する」旨を記載すること。

医療機器安全実践必携ガイド「医療概論編」

また、医療機関においては、使用上のリスクを認識し、適正に使用するためには、注意事項等情報を事前に熟読しておくことが必須である。医療機器に関する情報は、医師、薬剤師のみならず、実際の使用者を考慮すると、看護師、臨床工学技士、診療放射線技師、臨床検査技師などほぼ全ての医療従事者に行き渡る必要がある。そのためには、医療機器に表示された符号（GS1コード等）を用いてPMDAのホームページ上に公開されている電子化された添付文書情報にアクセスする方法を、医療機関内で適切に共有しておく必要がある。

⑫ 広告規制と情報提供

医療機器を製造販売するに当たっては、プロモーションや販売促進の一環としてパンフレット等を用いて広告などを行うことが多いが、この広告についても法的に規制されている。

市販前には、「承認」取得等の種々規制があるが、広告は承認内容等がベースであり、そのことが「誇大広告」（法第66条）と「承認前の広告」（法第68条）に関する規制として示されている。ただし、広告規制は製造販売業や販売業者のみならず、全ての人が規制の対象になることに留意する必要がある。

広告規制の基本的な考え方は、専門的な知識を持たない一般人の使用を誤らせるなど、保健衛生上から規制するものであり、その広告内容が明示的であるだけでなく、暗示的であっても規制の対象になる。また、一般向けだけではなく、医療従事者等の専門家向けの広告も規制の対象になっていることには留意いただきたい。

なお、法律上の規制としては、「誇大広告」と「承認前の広告」の禁止であるが、その規制内容等を補完するものとして、「医薬品等適正広告基準」（局長通知）が示されている。

なお、2019年（令和元年）の法改正により、虚偽・誇大広告を行って医療機器等を販売することで得た経済的利得を徴収し、違反行為者がそれを保持できないようにすることによって、違反行為の抑止を図り、広告規制の実効性を確保するための措置として、課徴金制度が導入された。

課徴金納付命令の対象行為となるのは、医薬品、医薬部外品、化粧品、医療機器又は再生医療等製品の名称、製造方法、効能、効果又は性能に関する虚偽・誇大な広告（法第66条第1項の違反行為）である。

（1）未承認医療機器の展示会等への出展

医療機器の発展に伴い、未承認医療機器の展示の機会が増大したこと、及び未承認医療機器の展示要件の明確化に関して国際的な要請があること等に対応して、展示会の性格等に応じた展示に関するガイドラインが作成され、1989年（平成元年）に当時の厚生省薬務局長より通知が示された（H1.2.13薬発第127号「未承認医療用具の展示会等への出展について」）。

また、未承認医療機器の展示が円滑かつ適正に運営されることを目的として、一般社団法人日本医療機器産業連合会（医機連）により厚生労働省の指導のもと、自主的な運用基準が定められている。

（2）未承認医療機器の情報提供

医療機器等に関する情報提供については、広告との切り分けが難しく、その取り扱いに苦慮していたが、2010年（平成22年）6月15日の規制・制度改革に関する分科会において議論があり、閣議決定を踏まえて、厚生労働省監視麻薬対策課は、業界団体に対し、「指針（Q&Aを含む）」作成の依頼を行い、業界検討結果を通知した（H24.3.30薬食監麻発0330第13号「未承認の医療機器に関する適正な情報提供の指針について」）。

この通知は、医師からの求めに応じた「未承認医療機器」に関する情報提供の取り扱いを示したものであり、企業が積極的に行う情報提供は広告規制とのすみ分けが難しいこともあり、同通知の対象とはなっていない。

なお、薬害肝炎の問題では、承認された使用方法ではないにも関わらず、パンフレットを作成し、これを営業担当者が営業用の資料として用い、販売促進活動を行っていたとの実態があり、このことにより薬害肝炎が蔓延したという事実があったとされている。このような行為は、その資料の配布目的からして到底、医師等の求めに応じて行われた学術情報の提供とみなすことはできず、同事例のような学術的情報提供と偽った悪質な販売促進活動については、容認できるものではない旨が

— 226 —

謳われていることには十分留意が必要である。

いずれにしても、未承認医療機器等の展示や情報提供に際しては、法第68 条（承認前の医薬品等の広告の禁止）等に抵触することのないよう、十分な配慮が必要である。

⑬ 市販後安全対策

（1）情報の収集・提供等

医療機関の集中治療室に搬送された患者の人工呼吸器が外れ、人工呼吸器の管が外れているのを見過ごして、患者が死亡した、あるいは、心臓ペースメーカに不良品が見つかり回収されたなど、医療機器の不具合やヒヤリ・ハット（ヒューマンエラー）などに起因する、医療機器に関する安全性が問われる事例がしばしば起こっている。

医療機関は製造販売承認の審査等において、有効性や安全性データ（理化学的データなどの非臨床試験データや治験等）等を評価して承認等を受けているが、医療機関での実際の使用において初めて不具合が分かり、先の事例のように安全性に関する問題が発生することがある。

特に新規性の高い医療機器は、治験等において収集された臨床試験データ等を踏まえて評価されているが、広範囲で長期間にわたる試験は難しく、治験で得られる症例数は限られている。有効性を含め、発生率の少ない不具合や副作用など安全性の評価は非臨床試験や臨床試験（治験）では難しいこともあり、製造販売業者は、市販後のフォローアップを含め、有効性、安全性に関する事項や適正な使用のための情報を収集・検討するとともに、この情報を医療機関等に提供することに努めなければならず、そのためには社内体制（GVP体制）の構築が必要である。

一方、医療機関（医療関係者）は、製造販売業者等が行う情報収集への協力と提供された情報の活用、危害の防止に対する必要な措置の実施への協力、さらに医療機器の副作用等の報告が求められている。

（2）不具合報告

不具合報告制度には、企業からの報告制度と医療機関からの報告制度がある。

① 企業報告制度

製造販売業者は、
- 製造販売した医療機器の不具合（副作用）その他の事由によるものと疑われる疾病、障害または死亡の発生
- 当該品目の使用によるものと疑われる感染症の発生
- その他の医療機器等の有効性及び安全性に関する事項で、厚生労働省令で定めるものを知ったときは、それをPMDA（独立行政法人医薬品医療機器総合機構）に報告しなければならないとされている。

また、これらには可及的速やかな対応が必要であり、事案の緊急性等から当該製造販売業者がそれを知った日から、死亡／未知・重篤は15日以内、既知・重篤は30日以内等、厚生労働省令に定めるところによって報告をしなければならないとされている。

② 医療機関からの報告制度

医療機関からの副作用等の報告については、運用上の制度により行われてきたが、制度が周知されてきたことに伴って、2005年（平成17年）に法制化された。また、医薬品医療機器等法への移行に伴い、報告先が変更された。

この制度は、日常、医療の現場においてみられる医療機器等の使用によって発生する健康被害等の情報（副作用情報、感染症情報及び不具合情報）を医薬関係者等が厚生労働大臣（窓口：PMDAに変更）に報告する制度であり、報告された情報についての専門的観点からの分析、評価を通じ、必要な安全対策を講じるとともに、広く医薬関係者等に情報を提供し、医療機器等の市販後安全対策の確保を図ることを目的としたものである。

その報告方法等は、次の通りである。

- 報告対象となる情報
  医療機器の使用による副作用、感染症又は不具合の発生（健康被害が発生するおそれのある不具合も含む）について、保健衛生上の危害の発生又は拡大を防止する観点から報告の必要があると判断した情報（症例）。なお、医療機器との因果関係が必ずしも明確でない場合であっても、報告の対象となる。
- 報告期限
  特に報告期限はないが、報告の必要性を認めた場合は、

医療機器安全実践必携ガイド「医療概論編」

速やかに報告する。

（3）回収

医療機器等に何らかの不良・不具合が生じた場合、発生する恐れのある健康被害の程度、不良等が生じている可能性の高い製品範囲の特定等について科学的見地から十分検討し、必要な回収が確実に実施されることが重要である。

また、回収に当たっては、本来、回収する必要のある医療機器等が適切に回収されず、必要な報告がされないことや、必要以上の範囲の医療機器等が回収されること等による保健衛生上の問題が生じないよう配慮することが必要である、とされている。

不幸にして自主回収しなければならない時は、回収に着手した旨及び回収の状況を厚生労働大臣に報告することとされている。

また、回収に着手した時の報告は、回収着手報告書にて報告することとされており、必要に応じて回収状況を報告し、さらに回収を終了した時は、速やかに回収終了報告を文書により行う必要がある。

①回収の分類

製造販売業者等組織的に行う回収には、対応の仕方によって次の3種類に分けられている。
① 「回収」：業者が引き取ること。
② 「改修」：移動なしに修理、改良、調整、廃棄又は監視すること。
③ 「患者モニタリング」：製品を患者から摘出することなく、使用中の患者の経過を観察すること。
　なお、修理、改良、調整、廃棄する目的であっても「在庫処理」及び「現品交換」は、回収には含まれない。また、新製品の発売に当たり、安全等に問題のない旧製品を引き上げる行為も対象外である。

● 在庫処理
未だ販売していないもの、又は製造販売業者等の管理下にある製品を、製造販売業者が引き取ること。
ただし、貸与等、製造販売業者等が所有権を有している医療機器を他の場所に保管しているものを引き取る場合は、これには該当しない。

● 現品交換
保健衛生上の問題はなく、ロット全体に影響をおよぼさない瑕疵で、業者が製品を引き取り交換する行為。

②回収のクラス分類と定義

回収に当たっては、その不良医療機器等によってもたされる健康への危険性の程度に応じて、Ⅰ～Ⅲのクラスに分類されている（表9-16）。

また、回収に当たっては、クラスⅡを基本として考え、事由により最終的には厚生労働省に相談のうえ、クラスⅠまたはⅢとすることとされている。

なお、回収に当たっては、製造管理におけるロットトレースや販売等における譲受・譲渡に関する記録が、製造販売業者が行うロット等のトレースの重要なポイントになる。

表9-16　クラス分類と定義

クラス分類	定義
①クラスⅠ	その製品の使用等が、重篤な健康被害又は死亡の原因となりうる状況をいう
②クラスⅡ	その製品の使用等が、一時的な若しくは医学的に治癒可能な健康被害の原因となる可能性のある状況又はその製品の使用等による重篤な健康被害の恐れがまず考えられない状況をいう
③クラスⅢ	その製品の使用等が、健康被害の原因となるとはまず考えられない状況をいう

14 使用成績評価制度

先の法改正により、これまでの再審査・再評価に代えて新たな使用成績評価制度が導入された。

再審査・再評価制度は、1994年（平成6年）の法改正により医薬品の制度に準じて導入されたが、医療機器は医薬品と異なり、一般に製品寿命が短く、問題があればすぐに改善し、また使い勝手等を含め改良していくのが一般的であり、医薬品と同様の制度では課題が多いとされてきた。そこで再審査・再評価の趣旨を踏まえつつ、医療機器の特質に合った制度として、使用成績評価制度が導入された。

ポイントは、従前、新医療機器を対象とし、そ

— 228 —

の再審査期間は、オーファンデバイス（希少疾病医療機器）は7年、新構造医療機器は4年、新性能医療機器等は3年とされていたものが、新医療機器全てに使用成績評価を求めるのでなく、期間も個別に定めるとされている。また、承認後経過した製品にあっても、必要性を鑑みて本制度（従前の再評価的な意味合い）が適用されることとなった。

（1）使用成績評価制度の対象

● 新医療機器（構造、使用方法、効果、性能が明らかに異なる機器）であって、国内外における類似の医療機器がない、または使用経験が乏しい場合。
　ただし、新医療機器であっても必要がない場合がある（次のア、イは例示）。
　ア．海外における使用実績が十分にあり、医療環境の違い等を考慮する必要がない場合。
　イ．国内での使用実績が十分にあり、適応外公知申請に相当する場合。
● 改良（臨床あり）区分の医療機器で、品質、有効性及び安全性の確認がされているものの、臨床試験データ等により重大な不具合が生じる可能性が懸念されているなど、特に使用成績の確認が必要と判断される場合

（2）GPSP省令の適用

　使用成績評価を受けるまで、使用成績調査を実施するが、その実施に当たっては厚生労働省令（医療機器の製造販売後の調査及び試験の実施の基準に関する省令：GPSP省令）で定める基準に従って収集され、作成されたものでなければならない。

⑮ 特定医療機器のトラッキング

　厚生労働大臣が指定した医療機器（特定医療機器）について、製造販売業者等が患者の連絡先を記録・保存することにより、緊急時の迅速かつ容易な対応を行うことを目的とした制度であり、患者の同意が前提である。なお、患者が希望しない場合、連絡先等の記録の作成、保存は要しないと

されている。

（1）対象品目

① 植込み型心臓ペースメーカ
② 植込み型心臓ペースメーカの導線
③ 植込み型補助人工心臓
④ 除細動器（人の体内に植え込む方法で使用されるものに限る）
⑤ 除細動器の導線
⑥ 人工心臓弁
⑦ 人工弁輪
⑧ 人工血管（冠状動脈、胸部大動脈及び腹部大動脈に使用されるものに限る）
⑨ 心臓弁接合不全修復器具

（2）患者情報

① 特定医療機器利用者の氏名、住所、生年月日及び性別
② 特定機器の名称及び製造番号もしくは製造記号又はこれに代わるもの
③ 特定医療機器の植込みを行った年月日
④ 植込みを行った医療機関の名称及び所在地
⑤ その他特定医療機器に関わる保健衛生上の危害の発生を防止するために必要な事項

（3）記録の保存

① 利用者が死亡したとき
② 特定医療機器が利用されなくなったとき（特定医療機器の交換等）
③ その他記録を保存する理由が消滅したとき

⑯ その他中古医療機器の取り扱い

（1）医薬品医療機器等法の規定

　中古医療機器（医療機関へ納入し、使用された医療機器）の取り扱いについて、施行規則第170条で次のように規定されている。

1）高度管理医療機器などの販売業者等は、中古医療機器を販売し、授与し、貸与しようとする時は、あらかじめ当該医療機器の製造販売業者にその旨を通知しなければならない。
2）高度管理医療機器などの販売業者等は、中古医療機器

の品質の確保その他当該医療機器の販売、授与、貸与に関わる注意事項について、製造販売業者から指示を受けた場合は、それを遵守しなければならない。

これらの規定は、性能、機能が劣化した医療機器による不具合の未然防止、中古医療機器による不具合の未然防止、中古医療機器のロットトレースの確保などに重要な事項であることから、リースアップした医療機器の再販売、医療機関間における医療機器の譲渡に当たっても、本規定の遵守が望まれる。

（2）古物営業法の規定

一度使用された物品（古物・中古品）も、適用される。

古物営業法の目的は、盗品などの売買の防止、窃盗その他の犯罪の防止を図ることを目的とした法律であるが、中古医療機器の販売・譲渡に関しても適用される。

中古医療機器の販売・譲渡しようとする者は、営業所ごとに所轄の公安委員会の【古物商許可】を受けなければならない。

（宇佐美光司、飯田隆太郎）

6節 労働安全衛生法

労働安全衛生法は、労働災害の防止のために危害防止基準の確立、責任体制の明確化及び自主的活動の促進を講ずるなどにより、職場における労働者の安全と健康を確保することを目的とした法律である。その下位規則として、一部の医療機器についてその適正使用及び安全確保のために「ボイラー及び圧力容器安全規則」及び「特定化学物質障害予防規則」に基づいた管理が求められている。

1 ボイラー及び圧力容器安全規則

（1）目的

本規則は、ボイラー及び圧力容器の安全確保のために制定された規則で、ボイラーについてはどの医療機関でもボイラー技士（国家資格）により管理されている。滅菌装置や高気圧酸素治療装置

など大気圧を超える蒸気、または気体（空気・ガス）を保有する容器を有する医療機器の中には、本規則が適用されるものがあり、所要の管理が求められている。

（2）圧力容器の種類

第一種圧力容器：大気圧を超える蒸気を保有する容器をいう。

高圧蒸気滅菌器が該当する。

第二種圧力容器：大気圧を超える空気・各種ガスを保有する容器をいう。

エチレンオキサイドガス滅菌器、一部の高気圧酸素治療装置などが該当する。

（3）管理に関する事項

圧力容器を所有・使用する者に義務付けられている主な管理に関する事項は、下記の通りである。

（第一種圧力容器の場合）
1）設置届
2）落成検査
3）第一種圧力容器取扱作業主任者の選任
4）定期自主検査（毎月）
5）性能検査（毎年）

2 特定化学物質障害予防規則

（1）目的

本規則は、化学物質による労働者の健康障害を予防するため、使用する物質の毒性の確認、作業方法の確立、作業環境の整備、健康管理の徹底などの措置を講じることを規定するものである。

医療機器そのものより、使用される化学物質の管理、化学物質を用いる作業環境の管理、当該作業に従事する職員などの健康管理などが求められる。

（2）管理対象の指定物質

管理対象となる物質は、労働安全衛生法施行令で特定化学物質に指定された物質である。特にがんなどの慢性疾患を引き起こす物質（第2類物質）に該当するもので、医療機関で多く使用される「エチレンオサイド（エチレンオキシド）」、「ホルムアルデヒド（ホルマリン）」などが指定されている。

（3）管理に関する事項

エチレンオキサイドガス滅菌器及びホルムアルデヒドガス滅菌器の設置室、解剖室及び検査室などのホルムアルデヒドを使用する場所について義務付けられている主な管理事項は、以下の通りである。

1）機器・装置からのガス漏洩の防止
2）機器・装置の保守点検の実施
3）当該物質を使用する部屋の十分な換気
4）特定化学物質作業主任者の選任
5）作業環境測定（6ヵ月ごと）評価・記録
　管理濃度以下であることの確認
　　エチレンオキシドの場合：1ppm
　　ホルムアルデヒドの場合：0.1ppm
6）業務従事者の定期健康診断（6ヵ月ごと）
7）保護具の設置及び管理
8）記録の保存

上記の業務に関わる記録の保存期間は、作業環境の測定結果等については30年間、健康診断の結果等については5年間となっている。

（宇佐美光司、小泉和夫）

7節 労働基準法

労働基準法とは、労働者の労働条件の最低基準を定めた法律で、労働者（パートタイム労働者を含む）を使用する全ての事業場に適用される。したがって、医療機器関連企業はもとより医療機関にも当然、適用される。

主要事項として、第1章（総則）で以下の通り規定している。

第1条（労働条件の原則）：労働条件は、労働者が人たるに値する生活を営むための必要を充たすものでなければならない。
第2条（労働条件の決定）：労働条件は、労働者と使用者が、対等の立場において決定するべきものである。
第3条（均等待遇）：使用者は、労働者の国籍、信条又は社会的身分を理由として、賃金、労働時間その他の労働条件について、差別的取り扱いをしてはならない。
第4条（男女同一賃金の原則）：使用者は、労働者が女性であることを理由として、賃金について、男性と差別的取り扱いをしてはならない。
第5条（強制労働の禁止）：使用者は、暴行、脅迫、監禁その他精神又は身体の自由を不当に拘束する手段によって、労働者の意思に反して労働を強制してはならない。

第6条（中間搾取の禁止）：何人も、法律に基づいて許される場合の外、業として他人の就業に介入して利益を得てはならない。

（宇佐美光司、柴山純一）

8節 製造物責任

1 製造物責任法（PL法）

製造物責任（PL：Product Liability）とは、製品（製造物）の欠陥によって、他人の生命、身体または財産を侵害した場合に、欠陥製品を製造した製造業者などが損害を被った者に対して負わなければならない損害賠償責任である（製造物責任法第3条）。「**製造物責任法（PL法）**」は、1994年（平成6年）7月1日に公布され、翌1995年（平成7年）7月1日から施行されている。

2 PL法の目的

PL法は、大量に製造される多種多様な製造物の中に含まれる危険性から被害者を守り、その救済を通じて、国民生活の安定性の向上と国民経済の健全な発展に寄与することを目的としている（法第1条）。

3 過失と欠陥

被害者は、PL法施行前は民法709条の不法行為による損害賠償について規定した「**故意または過失によって損害を与えた者は損害を賠償する**」に基づき、①被害者に「損害」が発生したこと、②製造業者などに「過失」があったこと、③「損害」と「過失」との間に因果関係があることを証明しなければならなかった。被害者にとって、それらは容易なことではなかった。それに対しPL法では、①被害者に「損害」が発生したこと、②製品に「欠陥」があったこと、③「損害」と「欠陥」との間に因果関係があることを証明すればよい。「**欠陥**」とは、当該製造物が通常有すべき安全性を欠いていることをいう（法第2条）。

— 231 —

4 欠陥の意味

PL法は、「欠陥」についての責任である。通常の使用において通常の安全性を欠くことを「欠陥」と定義している。「通常の使用」とは正しい使用ばかりでなく、想定される使用も含む。安全性の程度については、消費者の立場から見て通常有すべき程度の安全性を欠くものが欠陥とされる。その「欠陥」は、次の3つの種類に分けられる。

（1）設計上の欠陥

設計上の欠陥とは、製造物の設計段階で、十分に安全性に配慮しなかったなどの原因により、製造された製造物が安全性に欠ける結果となった場合をいう。

（2）製造上の欠陥

製造上の欠陥とは、製造物の製造過程で異物が混入する、手抜きが行われる、製造物の組み立てを誤るなどの原因により、製造物が設計・仕様通りに製造されず、設計段階で想定していた安全性が発揮できない結果となった場合をいう。

（3）指示・警告上（表示上）の欠陥

指示・警告上（表示上）の欠陥とは、製造物の使用に際し、注意すべき事項、安全確保上どうしても必要な事項を、添付文書やマニュアル、取扱説明書などに、その製造業者などが書き漏らしたり、非常に分かりにくく書いたりした場合、結果として使用者に適切な指示・警告が伝わらず、それが原因で使用者に不利益が生じた場合をいう。

製造業者などは、これらを未然に防止するために、製造物に構造上の欠陥がないようにすることが重要である。①意図した使用方法、②意図しない使用方法、③予見可能な使用方法の3点は、マニュアルや表示によって注意を促すなど、最新情報に基づいて注意喚起を行い、安全対策を講じなくてはならない[1]。

2003年（平成15年）、医療機器について、PL法を用いた初めてのメーカ敗訴判決があった。被告メーカ側には指示警告上の欠陥があり、PL法上の責任を負うとし、また、病院側に対しても安全管理面での責任があり、民法上の責任を負うとした。

同年、上記とは別に、医療機器で、PL法を用いた、指示警告上及び製造上の欠陥を認定した敗訴判決も行われている[2]。

5 PL法に基づく責任追及期間の制限

第5条で、「被害者などが損害及び賠償義務者を知った時から3年間これを行使しない時は、時効によって消滅する。その製造業者などが当該製造物を引き渡した時から10年を経過した時も、同様とする」とされている。一般の不法行為による損害賠償請求権の場合、「不法行為の時から20年」に対して、製造物責任の場合は「当該製造物を引き渡した時から10年」と、期間が一般の不法行為の場合に比べて約半分に短縮されている。「被害者などが損害及び賠償義務者を知った時」とは、損害の発生、製造物の欠陥と損害との因果関係及び賠償義務者としての製造業者などを被害者側が認識した時をいう。「10年」という期間については、「身体に蓄積した場合に人の健康を害することとなる物質による損害又は一定の潜伏期間が経過した後に症状が現れる損害については、その損害が生じた時から起算する」とされている（法第5条）。

6 開発危険の抗弁

開発危険の抗弁とは、製造物に問題・欠陥があるとされた時に、製造物を引き渡した時点における科学または技術水準では、危険の予測が不可能であったことを製造業者などが証明すれば、製造業者などがその責任を負わないというものである。これは製造物責任法が、製造業者などの側に無過失責任という重い責任を定める法律であるために、製造業者などの研究開発や技術革新への活力を維持することを目的に設けられた規定である。（法第4条）

7 民法との関係

従来の民法上の「不法行為」という一般的な損害賠償の制度は生かされており、この法律の第6条には「製造物の欠陥による製造業者などの損害賠償の責任については、PL法の規定によるほか、民

法の規定による」と規定されている。

製造物責任法は、製造物責任における民法の特例法であるから、ここに規定していないものについては、民法で規定される。

例えば、医療機器の使用によって被害が発生した場合、被害を受けた患者や家族は、PL法に基づき、その医療機器を製造したメーカの責任を追求することができる。一方で、医療機器に添付されている添付文書に記載されている使用上の注意について「十分な説明を受けていない」とか、「使用上の注意に記載されている内容とは異なる行為があった」という場合には、被害を受けた患者や家族は、医師や薬剤師などの医療従事者の医療行為に対して民法を適用することができる。その場合、医師や薬剤師などの医療従事者は、民法に基づく過失責任を問われることになる。

〈覚えておきたい法律用語〉

・製造物

　「製造物」とは、「製造または加工された動産」をいう（法第2条）。

　「加工」、「中古品」はPL法の対象となるが、例えば「医療行為」、「修理」、「サービス（役務）」は対象とはならない。

・製造業者等

　責任主体である「製造業者等」には、当該製造物を、①製造した者、②加工した者、③輸入した者、が含まれる（法第2条）。販売業者は除外されているが、輸入業者は含められている。これは、一般の被害者が海外の企業を直接訴えるのは困難であるなどの理由による。すなわち、自社で製造や加工をしていない会社であっても、輸入販売を行えば、PL法が適用されるリスクを負うことになることを意味している。また、この「製造業者など」とは、当該製造物に、④自ら当該製造物の製造業者として氏名・商号・商標などの表示をした者（製品に「製造者：〇〇株式会社」などと表示した場合）、⑤OEM製品などのように、その製造業者と誤認させるような氏名・商号・商標などの表示をした者（製品に比較的目立つように「〇〇株式会社（製造者とは記載していない）」などと表示した場合）、⑥その製造業者と実質的に認めることができる氏名・商号・商標などの表示をした者（その製品には「製造者」として他人の氏名などが表示されている場合でも、「販売者：〇〇製薬」と表示されているなど、実質的にその製造に関与したと認められるような場合）、の3つである（法第2条）。⑤と⑥は、現実の製造業者であるかどうかに関わらず、自らが製造業者であると表示した者の責任を問うことを意味している。

【参考文献】

1) 石井トク. 医療事故防止に向けて. CLINICIAN 2006, NO.546, p68〜72.
2) 辻純一郎. メーカ敗訴判決で急務となる医療 安全への取り組み. JAPI Journal 2004, 2004.5, p75〜82.

（柴山純一）

9節 企業倫理に関する規約等

1 業界のルール

医療機器業界では過去、医療機器の販売活動を巡り、さまざまな不祥事が絶えなかった。医療に関わる関係者に対して是正が求められ、不祥事の主な原因として「業界における商慣習－取引誘引行為」があるとされ、医療機器業界はその対応のため、「商慣習の改善」を目的に企業倫理に関する自主的ルールを制定した。これは倫理綱領であり、企業行動憲章やプロモーションコードであり、かつこれらと性格を異にした公正競争規約（以下、「規約」という）である。

このうち倫理綱領は、医療機器企業がその社会的役割を果たし社会からの信頼を得るために必要な基本的な事項として、優れた医療機器の研究開発・生産に努めること、法令はもちろん企業行動憲章、医療機器業プロモーションコード、医療機器業公正競争規約を遵守すること、正常な商慣習の形成に努めること、などを定めている。

企業行動憲章では、医療機器企業は常にコンプライアンスを念頭におく企業文化の確立をめざして企業の社会的責任（CSR）に取り組むべきことを定めており、そのための7つの原則として、高度な倫理観に根ざした健全で適正な事業活動に努めること、経営トップは本憲章を率先垂範し、健全な社会の実現を自らの役割と認識することなどを定めている。

2 公正競争規約

規約は医療機器業界の自主ルールであるが、公正取引委員会が認定をしたものである。

私的独占の禁止及び公正取引の確保に関する法律（独占禁止法）を、大元の根拠としている。こ

の法の目的は「公正で自由な競争を促進し、一般消費者の利益の確保を図ること」とされている。

規約は「不当な景品類による顧客誘引行為を制限し、公正な競争秩序のもとに正常な商慣習を確立する」ことに関した規定となっており、公正な競争秩序の維持のため、「守るべきことと、してはいけないこと」を具体的な景品類提供の切り口から、詳細に明らかにしている。

規約遵守により医療業界の正常な商慣習を確立し、ひいては一般消費者（＝患者）の利益の確保を図ることになる。

これらの自主ルールがそれぞれ異なっている点について、以下に説明する（表9-17）。

自主ルール（規約）が明らかに他の自主ルールと違っている点は、「商慣習の改善」についての実効性の面に現れる。

すなわち規約は、法的根拠を有し、かつ拘束力、罰則に関する規定を備えており、他の自主ルールと比較して強く事業者に遵守を求めるルールとなっている。

示法)」が定められている。

景品表示法第4条では、不当な顧客の誘引を防止するため、景品類の提供を制限または禁止することができるとされている。

医療関連業界については、医療機関などに対する不当な景品類の提供を防止するため、景品表示法第4条に基づき、いわゆる「医療機器業等告示」（1997年　公正取引委員会告示第54号）が設けられている。

この「医療機器業等告示」による不当な景品類の提供の規制を、医療機器業界の取引の実態に適合させ、より的確に、かつ効率的に行うために、景品表示法第31条に基づいて1999年（平成11年）4月1日施行となったものが、「医療機器業における景品類の提供の制限に関する公正競争規約」（**医療機器業公正競争規約**）である。この規約は、「医療機器業の製造業及び販売業における不当な景品類の提供を制限することにより、不当な顧客の誘引を防止し、もって公正な競争秩序を確保することを目的とする」としている。

３ 規約と景品表示法

規約の大本の法的根拠は、「独占禁止法」第十九条（不公正な取引方法の禁止）である。独占禁止法第十九条により禁止されている「不公正な取引方法」については、公正取引委員会の告示で具体的に15類型にわたって定められており、その第9項に「不当な利益による顧客誘引」が規定されている。この「不当な利益による顧客誘引」の典型的な例である「不当な景品類の提供」などは、昂進性や波及性などが強いことから、これらに迅速かつ的確に対処する必要があるため、独占禁止法の特例法として「**不当景品類及び不当表示防止法（景品表**

４ 規約の内容

（1）規約

規約は、「事業者は、医療機関等に対し、医療機器の取引を不当に誘引する手段として、景品類を提供してはならない」としている。

ここでいう景品類とは、具体的には医療機関などに提供する経済上の利益であるとし、事業者が自社の取り扱う医療機器の取引に付随して顧客を誘引する手段として、次のものを提供することは原則として禁止される。

表9-17　医療機器業界の自主ルールと相違点

自主ルールの名称	運営管理組織の名称	法的根拠の有無	拘束力の有無	罰則の有無
倫理綱領	日本医療機器産業連合会（医機連）企業倫理委員会	無	無	無
企業行動憲章		無	無	無
医療機器業プロモーションコード		無	無	無
医療機器業公正競争規約	医療機器業公正取引協議会（公正取引協議会）	有	有	有

① 物品・土地・建物その他の工作物
② 金銭・金券・預金証書・株券・商品券その他の有価証券
③ 饗応（映画・演劇・スポーツ・旅行・飲食など）への招待・優待
④ 便益・労務その他の役務

　一方で規約では、正常な商慣習に照らしてその提供が認められるものとして、「値引・アフターサービスと認められる経済上の利益・医療機器に付属すると認められる経済上の利益」について詳細に説明している。

　また、例示の景品類の提供に関しても、取引の不当な誘引とならない範囲について明らかにしている。

　「提供が制限されない例」として規約第5条第1号から第5号に該当するもの、と規定している他、業界の正常な商慣習の範囲内にあるかどうかを、小額の景品類・講演会・公益目的の寄付・団体の会費・広告料・社会的儀礼などに関して内容を定めている。

（2）基準

　「医療機器の**貸出しに関する基準**」により、貸し出し行為自体が不当な取引誘引となるものを明らかにし、貸し出しの目的別に定めた貸出期間などの限度を超える場合に、不当な取引誘引行為として制限している貸し出しを明確にしている。

　貸し出し行為自体が原則として禁止されるものとしては、次の各項が規定されている。

① 医療機関などの費用の肩代わりとなる貸し出し
② 医療材料の販売を目的とした貸し出し
③ 医療機関がすでに採用している同一医療機器の貸し出し
④ 自社の取り扱う医療機器と直接関連のない医療機器の貸し出し

　貸し出しの目的などにより基準を明確にしたものには、①デモ（デモンストレーション）、②試用、③研究、④事故・故障対応、⑤緊急時対応（含む災害時）、⑥納期遅延対策、⑦研修、⑧その他、があり、それぞれの内容や貸し出し期間の限度を明確にした。

　「医療機関等における医療機器の立会いに関する基準」（以下、「**立会いに関する基準**」という）は、医療現場における事業者の行為について定めたもので、この立ち会いに関する基準の策定により、

規約の体系が整理され完成を迎えたといえる。

　立ち会いに関する基準は、医療現場において「いわゆる立ち会い」と称して事業者が行ってきた情報提供や便益労務の提供の中に規約上の問題（不透明な流通慣行として改善すべき内容）が含まれているのではないか、あるいはコンプライアンス上の問題（医療関連法規に抵触の恐れがある行為）が含まれているのではないかとの判断に基づき、「立ち会い」行為について詳細に規定した。

　立ち会いに関する基準では、便益労務の無償提供（不当な取引誘引行為）に当たり、提供が制限される立ち会いとして、次の2つの立ち会いを挙げている。

① 医療機器の販売を目的とした立ち会い
② 医療機関の費用の肩代わりとなる立ち会い

　医療現場においてできる目的別に定められた回数や期間の範囲内であれば、無償で行うことができる立ち会いとして、次の通り定めている。

① 適正使用の確保のための立ち会い
② 安全使用のために行う立ち会い
③ 在宅医療における適正使用の確保と安全使用のための立ち会いがある。

5 プロモーションコード

　「医療機器業**プロモーションコード**」は、1997年（平成9年）、一般社団法人日本医療機器産業連合会が医療機器業の正常な商慣習を確保するために最低限必要な行動基準として制定したもので、医療機器のプロモーション活動のみならず、医療機器企業と医療機関、医療関係者等との全ての関係（取引、情報提供、交流等）を適用の対象とし、患者の健康と福祉に貢献することを最優先に考えることを明記している。

　その規定する主な内容は以下のとおりである。

○ 会員企業の責務
○ 経営トップの責務
○ 医療機関・医療関係者との関係
○ 情報の保護
○ プロモーション用資材の作成・使用
○ 情報提供活動及び販売活動
○ 未承認医療機器　　　　　　　　　　　　　など

医療機器安全実践必携ガイド「医療概論編」

6 透明性ガイドライン

透明性ガイドラインは、医療機器関連企業の活動における医療機関等との関係の透明性及び信頼性を確保し、企業活動が高い倫理性を担保した上で行われていること等について広く理解を得ることを目的として一般社団法人日本医療機器産業連合会が制定したもので、企業が前年度に医療機関、医療関係者等に提供した以下のような資金の金額を公表することを定めている。

① 研究費開発費等（臨床研究法、医薬品医療機器法等のもとで実施される研究・調査等）：特定臨床研究費、臨床以外の研究費、臨床試験費、不具合・感染症症例報告費等
② 学術研究助成費：奨学寄附金、一般寄附金、学会寄附金等
③ 原稿執筆料等：講師謝金、原稿執筆料・監修料、コンサルティング等業務委託費
④ 情報提供関連費（自社医療機器の適正使用、安全使用のために必要な講演会等会合等）：講演会費、医学・医療工学関連文献等提供費等
⑤ その他社会的儀礼としての接遇等の費用

7 まとめ

医療機器業界の健全な商慣習確立のためには、これらの自主ルールを遵守することについて事業者の自覚と努力が必要である。

また規約は、事業者サイドのルールとして定められたものであり、医療界や医療関係業界の社会的評価を得るために、会員事業者がよく理解して、医療機関などの医療担当者に説明をすることが必要といえる。

【参考文献】
1) 医療機器公正取引協議会. 医療機器業. 公正競争規約解説書 第Ⅲ版.
2) 医療機器公正取引協議会. インストラクター養成研修テキスト 第Ⅳ版.

（宇佐美光司、小泉和夫）

10節 MDICに関連する法令

1 法令の構成

日本国の法令は通常、法律・政令・省令から構成され、さらに適用範囲・基準等を規定した告示及び施行・運用の詳細を示した通知等がある。

2 法令通知等の検索等について

関連法令及び関連通知等の本文は、所管する機関のホームページの【所管の法令】欄から検索することができる。

なお、いずれの法令も時代の変化・要求に応じ度重なる改正が行われるものであるが、一覧表に掲げる法令の施行年月日及び法令番号は、それぞれの法令が制定された時のものを示している。

改正された場合は、改正法令の施行日及び法令番号が付与される。

（宇佐美光司、柴山純一）

第IX章　関連法令

3 医療法関連

法令名 施行年月日 法令番号 所管機関	目的（趣旨）	本文 関連項目
医療法 　昭和23年7月30日 法律第205号	医療を提供する体制確保に関する事項を規定し、国民の健康維持・向上に寄与する目的で制定されたもので、医療の安全を確保するために必要な事項、病院、診療所及び助産所の開設及び管理に関し必要な事項並びにこれらの施設の整備並びに医療提供施設相互間の機能の分担及び業務の連携を推進するために必要な事項等を定めることにより、良質かつ適切な医療を効率的に提供する体制の確保を図ることを目的とする。	201 ページ～
医療法施行令 　昭和23年10月27日 政令第326号	医療機器情報担当者に係る事項として、【医療機器の安全管理のための体制の確保】及び医療機関が行う業務のうち【医療機器の保守点検業務】、【医療機器の滅菌業務】等の外部委託の制度が定められている。	
医療法施行規則 　昭和23年11月5日 厚生省令第50号 　【厚生労働省　医政局】		
医師法 　昭和23年7月30日 法律第201号 　【厚生労働省　医政局】	医療従事者には多くの専門職種があり、職種ごとに法律が制定されており、それに定める資格要件を満たした者に厚生労働大臣が免許を与える。そのために職種ごとに法律で必要事項が規定されている。 　共通事項として、行える業務の範囲、資格要件、試験・免許、罰則、附則などから構成されている。	209 ページ
歯科医師法 　昭和23年7月30日 法律第202号 　【厚生労働省　医政局】	左の欄に掲げた職種は、【医療機器安全管理責任者】の資格要件として医療法施行規則で指定されているものである。 　これら以外にも医療専門職として下記に掲げる職種があり、それぞれ法律が制定されている。 ・　あん摩マッサージ指圧師、はり師、きゅう師等に関する法律 　　　昭和22年12月20日　法律第217号	─
薬剤師法 　昭和35年8月10日 法律第146号 　【厚生労働省　医政局】	・　救急救命士法 　　　平成3年4月23日　法律第36号 ・　義肢装具士法 　　　昭和62年6月2日　法律第61号 ・　言語聴覚士法 　　　平成9年12月19日　法律第132号	210 ページ～
保健師助産師看護師法 　昭和35年8月10日 法律第146号 　【厚生労働省　医政局】	・　歯科技工士法 　　　昭和30年8月16日　法律第168号 ・　柔道整復師法 　　　昭和45年4月14日　法律第19号	209 ページ
歯科衛生士法 　昭和23年7月30日 法律第204号 　【厚生労働省　医政局】	・　精神保健福祉士法 　　　平成9年12月19日　法律第131号 ・　理学療法士及び作業療法士法 　　　昭和40年6月29日　法律第百三十七号	─
診療放射線技師法 　昭和26年6月11日 法律第226号 　【厚生労働省　医政局】	医療法は、必要に応じて重点項目を定め、我が国の社会情勢の変化に対応した改正が行われてきている。 （1）第1次医療法改正（1985年、昭和60年） 【医療資源の地域偏在の是正、医療施設の連携の推進】 （2）第2次医療法改正（1992年、平成4年）	210 ページ
臨床検査技師等に関する法律 　昭和33年4月23日 法律第76号 　【厚生労働省　医政局】	【人口の高齢化、疾病構造の変化、医療技術の進歩への対応】 （3）第3次医療法改正（1998年、平成10年） 【要介護者の増加、医療の質向上に対する要望への対応】 （4）第4次医療法改正（2001年、平成13年） 【少子高齢化に伴う疾病構造の変化への対応、良質な医療の提供体制の確立】	210 ページ
臨床工学技士法 　昭和62年6月2日 法律第60号 　【厚生労働省　医政局】	（5）第5次医療法改正（2006年、平成18年） 【良質な医療を提供する体制の確立を図る】 （6）第6次医療法改正（2014年、平成26年） 【地域における効率的かつ効果的な医療提供体制の確保】	211 ページ～

医療機器安全実践必携ガイド「医療概論編」

法令名 施行年月日 法令番号 所管機関	目的（趣旨）	本文 関連項目
感染症の予防及び感染症の患者に対する医療に関する法律《感染症法》 平成10年10月2日 法律第114号 【厚生労働省　健康局】	感染症の予防及び感染症の患者に対する医療に関し必要な措置を定めることにより、感染症の発生を予防し、及びそのまん延の防止を図り、もって公衆衛生の向上及び増進を図ることを目的とするものである。	212 ページ〜
臨床研究法 平成29年4月14日 法律第16号 【厚生労働省医政局】	臨床研究の実施の手続き、認定臨床研究審議会による新債券業務の適切な実施のための措置、臨床研究に関する資金等の提供関する情報の公表の制度等を定めることにより、臨床研究の対象者をはじめとする国民の臨床研究に対する信頼性の確保を図ることを通じてその実施を推進し、もって保健衛生の向上に寄与することを目的とする。	211 ページ〜

４ 医薬品医療機器等法関連

法令名 施行年月日 法令番号 所管機関	目的（趣旨）	本文 関連項目
薬事法 昭和35年8月10日 法律第145号	医薬品、医薬部外品、化粧品及び医療機器の品質、有効性及び安全性の確保のために必要な規制を行うとともに、医療上特にその必要性が高い医薬品及び医療機器の研究開発の促進のために必要な措置を講ずることにより、保健衛生の向上を図ることを目的とする。 　なお、薬事法は、医療機器の特性を踏まえた規制の構築を行うため、名称も医薬品医療機器等法と改められ、医薬品等と章を区分して規定されることになった。	214 ページ〜
薬事法施行令 昭和36年1月26日 政令第十一号		
薬事法施行規則 昭和36年2月1日 厚生省令第1号 【厚生労働省　医薬食品局】		
医薬品、医療機器等の品質、有効性及び安全性の確保等に関する法律（略称：「医薬品医療機器等法」） 平成26年11月25日施行 平成25年法律第84号		
薬局等構造設備規則 昭和36年2月1日 厚生省令第2号 【厚生労働省　医薬食品局】	医薬品・医療機器等の製造・販売・修理等を行う事業所の備えるべき建築構造、製造用の機械設備等の必要事項を業態ごとに規定したもので、業の許可の基準となる。	
医薬品、医薬部外品、化粧品及び医療機器の品質管理の基準に関する省令《GQP省令》 平成16年9月22日 厚生労働省令第136号 【厚生労働省　医薬食品局】	医薬品・医療機器等の製造販売業者の品質管理の基準を定めたもので、製造販売業者自らの品質管理の方法のほか、製造販売する製品を製造する事業所の製造管理・品質管理の状況を管理することも求められている。	
医薬品、医薬部外品、化粧品及び医療機器の製造販売後安全管理の基準に関する省令《GVP省令》 平成16年9月22日 厚生労働省令第135号 【厚生労働省　医薬食品局】	医薬品、医療機器等の製造販売後（市販後）の安全管理のために製造販売業者等が行うべき事項について規定したものである。	

— 238 —

第Ⅸ章　関連法令

法令名 施行年月日 法令番号 所管機関	目的（趣旨）	本文 関連項目
医療機器及び体外診断用医薬品の製造管理及び品質管理の基準に関する省令《QMS省令》 平成16年12月17日 厚生労働省令第169号 【厚生労働省　医薬食品局】	医療機器と体外診断用医薬品の製造所（製造業者）における製造管理及び品質管理に関する基準を定めたものであるが、製造販売承認・認証の審査に際してもこの基準を満たしていることを確認することになっている。 　なお、本省令は基本的にはISO13485（JIS Q13485）－医療機器の品質マネジメントシステム－に準拠したものである。	
医療機器の安全性に関する非臨床試験の実施の基準に関する省令《GLP省令》 平成17年3月23日 厚生労働省令第37号 【厚生労働省　医薬食品局】	医療機器の製造販売承認申請のために必要な資料を収集することを目的として実施する、生物学的安全性試験を適切に実施することを保証するために必要な事項を定めた基準	216ページ～
医療機器の臨床試験の実施の基準に関する省令《GCP省令》 平成17年3月23日 厚生労働省令第36号 【厚生労働省　医薬食品局】	医療機器の製造販売承認申請のために必要な資料を収集することを目的として実施する、臨床試験（治験）を適切に実施することを保証するために必要な事項を定めた基準	
医療機器の製造販売後の調査及び試験の実施の基準に関する省令《GPSP省令》 平成17年3月23日 厚生労働省令第38号 【厚生労働省　医薬食品局】	新医療機器等の製造販売承認時に厚生労働大臣が一定の期間を定め、再審査を指定した医療機器について、実際に医療機関で使用された臨床情報の収集を適切に実施することを保証するために必要な事項を定めた基準	
薬事法第2条第5項から第7項までの規定により厚生労働大臣が指定する高度管理医療機器、管理医療機器及び一般医療機器 平成16年7月20日 厚生労働省告示第298号 【厚生労働省　医薬食品局】	全ての医療機器について、厚生労働大臣が薬事・食品衛生審議会の意見を聞いて、薬事法第2条（目的）第5項《高度管理医療機器》、第6項《管理医療機器》、第7項《一般医療機器》のいずれに該当するかを示した告示【医療機器のクラス分類】	
薬事法第41条第3項の規定により厚生労働大臣が定める医療機器の基準 平成17年3月29日 厚生労働省告示第122号 【厚生労働省　医薬食品局】	全ての医療機器が備えるべき品質、性能、安全性等基本的要件を定めた基準告示【医療機器の基本要件基準】 　その本基準は、ＧＨＴＦ【Global Harmonized Task Force －医療機器規制国際整合化会議】が定めた基準に基づくものであり、国際的整合性にも配慮している。	216ページ～
薬事法第23条の2第1項の規定により厚生労働大臣が基準を定めて指定する医療機器 平成17年3月25日 厚生労働省告示第112号 【厚生労働省　医薬食品局】	厚生労働大臣が認証基準を定めて指定し、厚生労働大臣登録認証機関の認証を受けることができる管理医療機器の範囲を示した告示【指定管理医療機器】	

5 社会福祉・保険制度関連

法令名 施行年月日 法令番号 所管機関	目的（趣旨）	本文 関連項目
厚生年金保険法 昭和29年5月19日 法律第115号 【厚生労働省　年金局】.	労働者の老齢、障害又は死亡について保険給付を行い、労働者及びその遺族の生活の安定と福祉の向上に寄与することを目的とし、あわせて厚生年金基金がその加入員に対して行う給付に関して必要な事項を定めるものとする。	52ページ～、 55ページ～

医療機器安全実践必携ガイド「医療概論編」

法令名 施行年月日 法令番号 所管機関	目的（趣旨）	本文 関連項目
国民年金法 昭和34年4月16日 法律第141号 【厚生労働省　年金局】	国民年金制度は、老齢、障害又は死亡によって国民生活の安定がそこなわれることを国民の共同連帯によって防止し、もって健全な国民生活の維持及び向上に寄与することを目的とする。	54 ページ～
老人福祉法 昭和38年7月11日 法律第133号 【厚生労働省　労健局】	老人の福祉に関する原理を明らかにするとともに、老人に対し、その心身の健康の保持及び生活の安定のために必要な措置を講じ、もって老人の福祉を図ることを目的とする。	
介護保険法 平成9年12月17日 法律第123号 【厚生労働省　労健局】	加齢に伴って生ずる心身の変化に起因する疾病等により要介護状態となり、入浴、排せつ、食事等の介護、機能訓練並びに看護及び療養上の管理その他の医療を要する者等について、これらの者が尊厳を保持し、その有する能力に応じ自立した日常生活を営むことができるよう、必要な保健医療サービス及び福祉サービスに係る給付を行うため、国民の共同連帯の理念に基づき介護保険制度を設け、その行う保険給付等に関して必要な事項を定め、もって国民の保健医療の向上及び福祉の増進を図ることを目的とする。	55 ページ～、 71 ページ～、 85 ページ～
健康保険法 大正11年4月22日 法律第70号 【厚生労働省　保険局】	労働者の業務外の事由による疾病、負傷若しくは死亡又は出産及びその被扶養者の疾病、負傷、死亡又は出産に関して保険給付を行い、もって国民の生活の安定と福祉の向上に寄与することを目的とする。	71 ページ～
国民健康保険法 昭和33年12月27日 法律第192号 【厚生労働省　保険局】	国民保険事業の健全な運営を確保し、もって社会保障及び国民保険の向上に寄与することを目的として、昭和33旧国民健康保険法（昭和13年制定）を全面改正して制定された法律である。旧国民健康保険法は「健康保険法」によって対象から外されていた農民層の救済を目的とする。	71 ページ～
高齢者の医療の確保に関する法律 《旧・老人保健法》 昭和57年8月17日 法律第80号 老人保健法から改称 平成18年4月1日 法律83号 【厚生労働省　老健局】	国民の高齢期における適切な医療の確保を図るため、医療費の適正化を推進するための計画の作成及び保険者による健康診査等の実施に関する措置を講ずるとともに、高齢者の医療について、国民の共同連帯の理念等に基づき、前期高齢者に係る保険者間の費用負担の調整、後期高齢者に対する適切な医療の給付等を行うために必要な制度を設け、もって国民保健の向上及び高齢者の福祉の増進を図ることを目的とする。	56 ページ～

⑥ 労働安全・環境保護関連

法令名 施行年月日 法令番号 所管機関	目的（趣旨）	本文 関連項目
労働基準法 昭和22年4月7日 法律第49号 【厚生労働省　労働基準局】	労働者の労働条件の最低基準を定めたもので、労働者（パートタイム労働者等を含む。）を使用する全ての事業所に適用されるものである。 　主要な事項として、労働条件の原則、労働条件の決定、均等待遇、男女同一賃金の原則、強制労働運禁止、中間削除の禁止などについて規定している。	231 ページ～
労働安全衛生法 昭和47年6月8日 法律第57号 労働安全衛生法施行令 昭和47年8月19日 政令第318号 労働安全衛生規則 昭和47年9月30日 労働省令第32号 【厚生労働省　労働基準局】	労働基準法と相まって、労働災害の防止のための危害防止基準の確立、責任体制の明確化及び自主的活動の促進の措置を講ずる等その防止に関する総合的計画的な対策を推進することにより職場における労働者の安全と健康を確保するとともに、快適な職場環境の形成を促進することについて規定している。	230 ページ

— 240 —

第IX章　関連法令

法令名 施行年月日 法令番号 所管機関	目的（趣旨）	本文 関連項目
ボイラー及び圧力容器安全規則 昭和47年9月30日 労働省令第33号 【厚生労働省　労働基準局】	ボイラー及び圧力容器の設計、製造、設置、保守等に関する事項について、基準を示し安全性の確保をすることを目的としたものである。 　医療現場で用いられる高圧蒸気滅菌装置、酸化エチレンガス滅菌装置等が該当し、医療機関における設置手続き、定期保守管理等が義務化されている。	230 ページ
特定化学物質障害予防規則 《特化側》 昭和47年9月30日 労働省令第39号 【厚生労働省　労働基準局】	有害物質等として指定された化学物質を取り扱う事業所における従事者の健康障害を予防するため、該当化学物質の作業方法の確立、作業環境の整備・改善、健康管理等について規定したものである。 　医療機関における該当物質の代表例として、滅菌に用いられるエチレンオキシド（酸化エチレン）及びホルムアルデヒド（ホルマリン）が発がん性物質として指定されている。	
作業環境測定法 昭和50年5月1日 法律第28号 【厚生労働省　労働基準局】	特定化学物質予防規則に規定している該当物質を取り扱う事業所の環境測定を行うための基準を定めたものである。	
特定化学物質の環境への排出量の把握等及び管理の改善の促進に関する法律《PRTR法》 平成11年7月13日 法律第86号 【経済産業省　製造産業局】	環境の保全に係る化学物質の管理に関する国際的協調の動向に配慮しつつ、化学物質に関する科学的知見及び化学物質の製造、使用その他の取り扱いに関する状況を踏まえ、事業者及び国民の理解の下に、特定の化学物質の環境への排出量等の把握に関する措置並びに事業者による特定の化学物質の性状及び取り扱いに関する情報の提供に関する措置等を講ずることにより、事業者による化学物質の自主的な管理の改善を促進し、環境の保全上の支障を未然に防止することを目的とする。	230 ページ〜、 108 ページ〜
廃棄物の処理及び清掃に関する法律《廃棄物処理法》 昭和45年12月25日 法律第137号 【環境省　廃棄・リサイクル部】	廃棄物の排出を抑制し、及び廃棄物の適正な分別、保管、収集、運搬、再生、処分等の処理をし、並びに生活環境を清潔にすることにより、生活環境の保全及び公衆衛生の向上を図ることを目的とする。	
廃棄物処理法に基づく感染性廃棄物の処理マニュアル 平成21年5月 【環境省　廃棄・リサイクル部】	感染性廃棄物の排出事業者である医療関係機関等のほか、医療関係機関等内で感染性廃棄物を取り扱う清掃業者、感染性廃棄物の処理について排出事業者等から委託を受ける収集運搬業者、処分業者等も対象とした作業標準マニュアルである。	

🔟 その他

法令名 施行年月日 法令番号 所管機関	目的（趣旨）	本文 関連項目
製造物責任法《PL法》 平成6年7月1日 法律第85号 【消費者庁】	製造物の欠陥により人の生命、身体又は財産に係る被害が生じた場合における製造業者等の損害賠償の責任について定めることにより、被害者の保護を図り、もって国民生活の安定向上と国民経済の健全な発展に寄与することを目的とする。	231 ページ
私的独占の禁止及び公正取引の確保に関する法律《独占禁止法・独禁法》 昭和22年4月14日 法律第54号 【公正取引委員会】	公正かつ自由な競争を促進し、事業者が自主的な判断で自由に活動できることを目的とする。 ・私的独占、カルテル及び不公正な取引について、違反事業者に対し課徴徴金を課すこと。 ・被害者が損害賠償の請求ができること。 ・事業者に対する罰則課すこと。 などが規定されている。	233 ページ〜
不当景品類及び不当表示防止法《景表法》 昭和37年5月15日 法律第134号 【消費者庁】	商品及び役務の取引に関連する不当な景品類及び表示による顧客の誘引を防止するため、一般消費者による自主的かつ合理的な選択を阻害する恐れのある行為の制限及び禁止について定め、一般消費者の利益を保護することを目的とする。	

医療機器安全実践必携ガイド「医療概論編」

医療用医薬品業、医療機器及び衛生検査所における景品類の提供に関する事項の制限《医療機器業等告示》 平成9年8月11日 公正取引委員会告示第54号 【公正取引委員会】	医療用医薬品、医療機器の製造又は販売を業とする者及び衛生検査を行うことを業とする者は、医療機関等に対し、医療用医薬品、医療機器又は衛生検査の取引を不当に誘引する手段として、医療用医薬品若しくは医療機器の使用又は衛生検査の利用のために必要な物品又はサービスその他正常な商慣習に照らして適当と認められる範囲を超えて景品類を提供することを禁じたものである。	
医療機器業における景品類の提供の制限に関する公正競争規約《医療機器業公正競争規約》 平成10年11月16日 公正取引委員会告示第19号 【公正取引委員会・消費者庁】	公正競争規約は、不当景品類及び不当表示防止法の規定に基づき、医療機器の製造業及び販売業における不当な景品類の提供を制限することにより、不当な顧客の誘引を防止し、一般消費者による自主的かつ合理的な選択及び事業者間の公正な競争を確保することを目的とするもので、施行・運用に関する詳細を施行規則に定めている。	234ページ〜
医療機器業における景品類の提供の制限に関する公正競争規約施行規則 平成10年12月2日 公正取引委員会承認 【医療機器業公正取引委員会】		
倫理綱領 平成5年10月4日 企業行動憲章 平成17年3月25日 医療機器業プロモーションコード 平成9年1月28日 【日本医療機器産業連合会】	左の欄に掲げるものは、医療機器産業に携わる全ての企業が、正しい企業理念を持ち、医療機器の開発、製造、販売、修理・保守、市販後の安全確保等に関し、公正な事業活動を行うために、一般社団法人日本医療機器産業連合会が定めたもので、いずれも法的拘束力を有しない自主規制である。	
古物営業法 昭和24年5月28日 法律第108号 【警察庁　生活安全局】	盗品等の売買の防止、速やかな発見等を図るため、古物営業に係る業務について必要な規制等を行い、もって窃盗その他の犯罪の防止を図り、及びその被害の迅速な回復に資することを目的とする。	229ページ〜

（宇佐美光司、飯田隆太郎）

索 引

※ページの太文字表示は、表題及び本文内の用語解説または重要箇所を示す。

〈数字〉

2025年問題 ……………………………………… **25**
38種類の行為 …………………………………… **97**
4M-4E方式 ……………………………… **153, 154**, 155
5S活動 …………………………………………… **157**

〈アルファベット〉

A

ADR (Alternative Dispute Resolution) ……………… **147**
Ai (Autopsy imaging) ……………………… **147**, 148

B

briefing ………………………………………… **159**

C

C-CAT (Center for Cancer Genomics and Advanced Therapeutic) …………………………… **194**
CCU (Coronary Care Unit) ……………………… **101**
COI (Conflict of Interest) ……………………… **131**
CRM (Cockpit/Crew Resource Management) …… **154**, 158

D

debriefing ……………………………………… **160**
DPC (Diagnosis Procedure Combination)-PDPS (Per-Diem Payment System) …………………… 74, 76, **81**
DRG (Diagnosis Related Group)-PPS (Prospective Payment System) ……………………………………… **81**
DSU (Drug Safety Update) ……………………… **196**
DX (Digital Transformation) …………………… **73**

E

EBM (Evidence-Based Medicine) … **131, 132, 133**, 134, 135
Empowerment …………………………………… **144**
ETA (Event Tree Analysis) …………………… **153**, 156

F

FMEA (Failure Mode and Effect Analysis) ……… **153**, 156
FTA (Fault Tree Analysis) ……………… **153, 155**, 156

G

GLP (Good Laboratory Practice) ………………… **189**
GPMSP (Good Post Marketing Surveillance Practice) … **185**
GPSP (Good Post-marketing Study Practice) **185**, 212, 229
GVP (Good Vigilance Practice) ……………… **185**, 197, 224
GVP省令 (Good Vigilance Practice) ……………… **224**

H

Healthcare Risk Management ……………………… **143**
Heinrich's law ………………………………… **151**
huddle …………………………………………… **160**

I

IC (Informed Consent) ………………………… **129**
ICD-10 …………………………………………… **82**
ICH (International Council for Harmonization of Technical Requirements for Pharmaceuticals for Human Use) ……………………………………… 185, **186**, 189
ICU (Intensive Care Unit) ……………………… **101**
Improvisation (即興) …………………………… **161**
ISBAR …………………………………………… **160**

J

JRCT (Japan Registry of Clinical Trials) …………… **212**

K

KYT (Kiken Yochi Training) …………………… **158**

M

MDC (Major Diagnostic Category) ………………… **82**
MDIC認定制度 ………………………………… **167**
Medical SAFER (Systematic Approach For Error Reduction) …………………………………… **157**
ME部門 ………………………………… **99, 100**, 101

N

NBM (Narrative Based Medicine) ……………… **134**, 135
NICU (Neonatal Intensive Care Unit) …………… **101**
Non-Technical Skills ……………… **143, 157, 161**

O

OT (Occupational Therapy) ……………………… **98**
OTC ……………………………………………… **80**

P

PDCAサイクル ………………………… 57, 58, **161**
PL法 ……………………………… **231, 232, 233**
PMS (Post Marketing Surveillance) ……………… **185**, 191
P-mSHELモデル ………………………………… **154**
Poor Law ………………………………………… **51**
PPS (Prospective Payment System) ……………… **81**
PT (Physical Therapy) …………………………… **98**

Q

QMS省令 (Quality Management System) ……… 222, **223**

R

RCA (Root Cause Analysis) ………………… **153, 154**
Risk Management ……………………… **143, 152**
Root Cause Analysis …………………… **154, 155**

S

SaMD (Software as a Medical Device) …………… **177**
SBAR …………………………………………… **160**
SHELモデル ……………………………… **153**, 154

— 243 —

医療機器安全実践必携ガイド「医療概論編」

SPD（Supply Processing & Distribution）……… 99, **110**, 171
SPD部門 ………………………………………………… **99**
ST（Speech-language-hearing Therapy）…………………… **98**
SUD（Single-use Device）……………………… **214**, 215
Swiss cheese model ……………………………………… **152**

T

Team STEPPS（Team Strategies and Tools to Enhance
　　Performance and Patient Safety）……………… **160**
Technical Skills ………………………………………… **157**

W

WHO（World Health Organization）
　　…………………… **17**, 38, 56, 81, 148, 158, 181

〈かな〉

あ

アイエスバー ………………………………………… **160**
アクシデント ……………… 143, 144, 150, **151**, 152, 160
圧力容器 ……………………………………………… **230**
飴と鞭 ………………………………………………… **52**
アメニティ ……………………………………… 99, **165**, 166
新たな認定看護師 …………………………………… **97**
新たな認定看護分野（19分野）…………………… **97**

い

医学 ………………………………………………… **17**
医学系指針 …………………………………………… **128**
医師法 ……………………………… 72, 73, 74, **209**
異状死 …………………………………… **147**, 148, 209
一次救急病院 ………………………………………… **120**
一日当たり包括払い ………………………………… **74**
一般医療機器 …………………… **217**, 218, 221, 223
一般社団法人日本医療機器産業連合会
　　………………………… **173**, 175, 226, 235, 236
一般病院 ……………………………………………… **41**
一般病床 ……………………………………… **42**, 43, 47
一般用医薬品 ………………………………………… **180**
遺伝子医療 …………………………………………… **128**
遺伝子治療 …………………………………………… **129**
イベントツリー解析 ………………………… **153**, 156
医薬品安全管理責任者 …………………… **146**, 206
医薬品安全対策情報 ………………………………… **196**
医薬品医療機器等法……… **178**, 179, **214**, 215, 217, **229**, 238
医薬品インタビューフォーム ……………………… **196**
医薬品規制調和国際会議 …………………………… **186**
医薬品産業 ………………………………… 173, **182**, 183
医薬情報担当者 ………………………………… 182, **196**
医療 ……………………………………………………… **17**
医療安全 ………………………… 103, **143**, 144, 160
医療安全管理者 …………………… 103, 144, **145**, 146, 161
医療安全推進総合対策 ……………………………… **145**
医療安全対策加算 …………………………………… **103**
医療安全対策ネットワーク整備事業 …………… **144**
医療機器 ……………………………………………… **171**
医療機器安全管理委員会 ………………………… **164**

医療機器安全管理責任者……… **146**, 164, **203**, 204, 209, 211
医療機器業公正競争規約 ……………………… 233, **234**
医療機器購入検討委員会 ………………………… **165**
医療機器産業ビジョン2013 ……………………… **167**
医療機器産業ビジョン …………………………… **167**
医療計画 ………………………… 36, 80, 201, **202**
医療コミュニティ・デザイン ………………… **161**
医療事故調査委員会 …………………… 103, **148**, 153
医療事故調査官 …………………………………… **148**
医療事故防止 …………………… 143, **144**, 157
医療施設 ……………………………………………… **41**
医療施設等施設整備事業費補助事業 …………… **100**
医療制度改革 ………………………………………… **56**
医療提供施設 …………………………………… **41**, 201
医療廃棄物 ………………………………… 108, **109**
医療費適正化計画 …………………………………… **57**
医療法 …………………… 41, 43, **54**, 145, **201**, 237
医療放射線安全管理責任者 ……………………… **204**
医療用医薬品製品情報概要 ……………………… **196**
医療用医薬品添付文書 …………………………… **196**
医療倫理 ………………………………… **127**, 129
院外薬局 …………………………………… 110, **198**
インシデント………110, 143, 144, 148, **150**, 152, 153, 157, 160
引潜力 ……………………………………………… **144**
院内感染対策担当者 ……………………………… **146**
インフォームド・コンセント… 107, 117, 120, 127, **129**, 130

え

影響解析 ………………………………… **153**, 156
栄養管理部門 ……………………………………… **101**
栄養士 …………………………… 39, 45, 73, **101**, 211
栄養指導 …………………………………………… **101**
栄養士法 …………………………………………… **73**
エキスパートパネル ……………………………… **194**
エスバー …………………………………………… **160**
エンゼルプラン …………………………………… **55**

お

オーファンドラッグ …………………………… **181**

か

会計原則 …………………………………………… **111**
介護医療院 ………………………………… 41, 43, **202**
介護サービス計画 ………………………………… **90**
介護支援専門員 …………………………………… **90**
介護認定審査会 ………………………… 87, 88, **89**
介護報酬 …………………………………………… **71**
介護保険制度 ………………… 55, 71, 85, 86, **90**
介護保険制度改革 ………………………………… **55**
介護保険法 …………………………………… 71, **90**
回収 ………………………………………………… **228**
改修 ………………………………………………… **228**
回復期機能 ………………………………………… **85**
外来初診患者 ……………………………………… **116**
外来診療 ……………………………… 104, 115, **116**
外来診療部門 ……………………………………… **95**
外来通院 …………………………………………… **116**

— 244 —

索引

かかりつけ医	**80**, 102, **116**, 118
革新的医療機器早期承認制度	215
過失	231
がんゲノム医療中核拠点病院	194
がんゲノム情報管理センター	194, 195
看護部門	95
患者取り違え	110
患者の権利	116, **129**, 130, 143
患者モニタリング	228
感染症病床	42, 43
感染症法	208, **212**, 213, 214
感染性医療廃棄物	108, **109**
管理医療機器	**217**, 218, 221, 223
管理栄養士	39, 45, **101**, 102, **211**
管理会計	112

き

企業行動憲章	174, 183, **233**
企業報告制度	227
危険予知訓練法	158
義肢装具士	211
希少疾病用医薬品	**181**, 187
基礎研究	**189**, 192
キャッシュフロー計算書	112
救急医療	**95**, 96, 120
救急救命士	211
休日診療	119
急性期機能	85
救貧法	51
業績評価	111, **112**
緊急安全性情報	196
緊急度	96

く

クリニカルインジケータ	**138**, 139

け

ケアプラン	90
ケアマネージャー	90
景品表示法	234
劇薬	180, **197**
血液透析装置	100
結核	**22**, 29, 41, 42, 43, 183, 213
結核病院	41
結核病床	42, 43
欠陥	152, **231**, 232
ゲノム医療連携病院	194
ゲノム指針	128
ゲノム創薬	192
原価計算	**112**, 113
健康寿命	32, 34, 39, 40, 63, 64
健康診断	17, 65, **72**, 75
健康増進法	38, **40**
健康日本21	38, **39**, 40
健康日本21（第二次）	39
現行の認定看護分野（21分野）	97
健康フロンティア戦略	40

健康保険法	**53**, **71**, 72
言語聴覚士	**98**, 211
検証的試験	189, **190**
検体検査部門	98
現物給付	72

こ

故意	231
高気圧酸素治療装置	**100**, 230
後期高齢者	25
後期高齢者医療制度	64, **72**, 83
合計特殊出生率	27, 32
公正競争規約	182, **233**, 234
公的扶助	**51**, 52, 53, 54
高度管理医療機器	**217**, 218, 219, 221, 223
高度急性期機能	85
後発医薬品	58, 80, 81, **180**, **181**, 184, 185
公費負担	83
高齢化社会	26, 52
高齢社会	26, 166
高齢者保健福祉推進十カ年戦略	55
ゴールドプラン	55
国保連合会	72, 75
国民医療費	**64**, 65, 66, 67, 83, 85
国民皆保険	**54**, 67, 71
国民皆保険制度	22, 32, **71**, 179, 182, 198
国民健康保険	54, 57, 58, 60, **72**
国民健康保険団体連合会	72, 74
国民健康保険法	53, 54, 58, 60
国民年金	54
国民保険	54
故障モード	156
個人情報保護	107, **109**, 110, 128, 129, 194
個人の尊厳	127
個別化医療	192
コホート研究	**133**, 134
誤薬	110
根本原因解析	155
根本原因分析法	**153**, 154

さ

災害時対応	166
再生医療	128
再生医療等製品	**214**, 224, 226
在宅医療	36, 85, **121**, 122, 123
在宅療養支援診療所	85
再発防止	143, **148**, 153
材料価格基準	**71**, 72, 73, 83
材料部門	99
サインアウト	159
サインイン	159
先駆け審査指定制度	215
作業療法	99
作業療法士	**98**, 211
産科医療補償制度	147
三次救急医療体制	95
三次救急病院	**120**, 121

— 245 —

し

死因	**29**, 38, 147, 148
ジェネリック医薬品	**180**, 181, 184
歯科技工士	**211**
施設管理者	**165**
施設基準	76, 78, **101**
施設設計	**165**, 166
失業法	**52**
児童福祉法	**54**
支払基金	**72**, 74, 75
市販後安全対策	145, **227**
市販後調査	185, **191**
自費診療	**72**, 74, 83
死亡時画像診断	**147**, 148
死亡時画像診断システム整備事業	**147**, 148
死亡率	**26**, 27, **29**, 32, 40, 131, 139, 183
事務部門	**95**
社会支出	**60**, 61, 63
社会福祉	**51**, 52, 53, 54, 55, 239
社会福祉事業法	**54**
社会保険	**52**, 53, 55
社会保険診療報酬支払基金	**72**, 74
社会保障	**51**, 52, **53**, 54, 55, 59, 60, 63
社会保障給付費	**60**, 61, 62, 64
社会保障国民会議	**59**
社会保障と税の一体改革	**59**
社会保障費用	**60**, 61, 62, 63
重症度	**96**
従属人口	**26**
集中治療部門	**101**
柔道整復師	**211**
修理業	**173**, 208, 217, 220
恤救規則	**53**
出生率	**26**, 27, 30, 32
ジュネーブ宣言	**127**
主要診断群	**82**
受療率	**37**
紹介患者	**116**
障害者プラン	**55**
障害者	**55**
小規模臨床試験	**176**
使用成績評価	**176**
使用成績評価制度	**228**, 229
使用成績評価制度の対象	**229**
褥瘡管理部門	**101**, 102
処方せん	74, 106, 108, **195**, 198
新医薬品	**180**, 181, 185, 187, 191, 196
シングルユースデバイス	**109**
新健康フロンティア戦略	**40**
人工呼吸器	**100**
人工心肺装置	**100**, 203
人口動態	25, **26**, 32, 85
人事考課	**111**
診断群分類番号	**82**
新薬開発研究費	**188**
新薬承認数	**187**, 188

診療	**17**
診療ガイドライン	131, **134**
診療計画書	**107**
診療情報提供書	**108**
診療部門	**95**
診療プロセス	**114**, 115, 118, 119, 120
診療放射線技師法	**73**, 210
診療報酬	71, 72, **73**, 74, 83
診療報酬改定	67, 83, 85, 102, **121**
診療報酬請求	**102**
診療報酬請求書	**71**
診療報酬明細書	**71**

す

スイスチーズ・モデル	**152**
スノーボール・モデル	**152**, 153

せ

生活習慣病	**37**, 38, 39, 40, 83, 85, 193, 195
生活保護法	**54**
製剤特許	**191**
生産年齢人口	**26**, 55
生殖医療	**128**
精神科病院	**41**
精神病床	**42**, 43, 47
精神保健福祉士	**211**
製造業	**173**, 218
製造販売業	**173**, 217, 218, 222, 224
製造販売承認	73, **176**, 215, 218, 220, 221
製造販売届	**221**
製造物責任	**231**, 233
製造物責任法	**231**, 232, 233
生存権	**53**
製法特許	**191**
精密医療計画	**193**
生命維持管理装置	100, **130**, 145
生命関連性	**179**, 183
生命倫理と人権に関する一般宣言	**127**
製薬協　産業ビジョン2025	**198**
生理検査部門	**98**
世界保健機関	**17**, 38, 56, 81, 148, 158, 181
セカンドオピニオン	116, **129**, 130
設置管理医療機器	**217**
先進医療	**73**, 78, 79, 83, 194
先進医療A	**79**
先進医療B	**79**
選定療養	**64**, 72, 73
専門医制度	**96**
専門医制度改革	**96**

そ

総合診療科	**115**
損益計算書	**112**
損益分岐点分析	**112**, 113
損害	**231**, 232

た

第1次医療法改正	35
第1次国民健康づくり対策	39
第一種圧力容器	230
第2期医療費適正化計画	58
第2次国民健康づくり対策	39
第二種圧力容器	230
第3期医療費適正化計画	60
第3次国民健康づくり対策	39
第4次国民健康づくり対策	39
第Ⅰ相試験	190
第Ⅱ相試験	190
第Ⅲ相試験	190
第Ⅳ相試験	190
退院支援スクリーニングシート	108
退院証明書	108
退院時要約	108
大規模臨床試験	176
耐震化事業	165
タイムアウト	159
貸与業	173, 217, 219
タスクシェア	73
単回使用医療機器	109, 206, 214, 215
探索研究	189, 193
探索的試験	189, 190

ち

地域医療支援病院	41, 202
チーム医療	81, 97, 130
知的財産権	191
中医協	71
注意事項等情報	203, 204, 206, 224, 225, 226
中央社会保険医療協議会	71, 77, 186
中央診療部門	95
中間施設	117
超高齢社会	26
調剤	195, 198
調剤管理	198
治療的使用	189, 190
治療薬剤	106
貸借対照表	112

て

ディブリーフィング	158, 160
テーラーメイド医療	192
出来高払い方式	74, 76
テクニカルスキル	157
デジタルトランスフォーメーション	73
点数表	75, 76, 77, 78
添付文書	196, 203, 225

と

透明性ガイドライン	236
独占禁止法	233, 234
特定化学物質障害予防規則	230
特定機能病院	41, 202
特定健康診査	40

特定健診	40, 58, 72
特定行為	97
特定行為研修	97
特定認定看護師	97
特定保険医療材料	77
特定保険指導	40
特定保守管理医療機器	207, 217, 220
特定療養費制度	73, 83
特定臨床研究	212
特別徴収	86
独立性	148
特許権	191
ドラッグラグ	191
トリアージ	95, 115, 119

に

二次救急医療体制	95
二次救急病院	120
日本医療機能評価機構	135, 138, 143, 150
日本薬局方	179, 211
入院基本料	76, 77, 79, 80
入院時食事療養費	56, 71, 78
入院診療部門	95
乳児死亡率	32
ニュルンベルク綱領	127
認定看護師	97
認定臨床研究審査委員会	212

ね

年金制度改革	55
年少人口	26

の

ノンテクニカルスキル	157, 158

は

ハインリッヒの法則	151
ハドル	158, 160
販売業	219

ひ

日帰り手術	119
非懲罰性	148
秘匿性	148
ヒトゲノム	128, 192
ヒポクラテスの誓い	127
ピボタル試験	176
ヒヤリ・ハット	143, 144, 150, 151, 152, 161, 167, 227
ヒヤリ・ハット事例収集事業	144
病院機能評価	135, 137
病院経営	111, 112, 113
病院経営指標	112, 113
病院財務	111
病院マネジメント	111
評価療養	64, 72, 73
被用者保険	54, 72, 86
病床数	42, 43, 44, 47
病態	17

医療機器安全実践必携ガイド「医療概論編」

非ランダム化試験	**133**, 134
非臨床試験	**176**, **189**, 222, 227

ふ

フィージビリティ試験	**176**
フォールトツリー解析	**153**, **155**, 156
フォールトモード・影響解析	**153**
不具合	**144**, 227
不具合報告	**227**
副作用	**144**, **184**, 195
副作用被害	183, **184**, 185
福祉	**17**
服薬指導	**97**, 110, 195, 198
普通徴収	**86**
物質特許	**191**
物流管理システム	106, **110**
不当景品類及び不当表示防止法	**234**
ブリーフィング	158, **159**
プレシジョン・メディシン	**187**, **193**, 194
プレシジョン・メディシン・イニシアティブ	**193**, 194
プロモーションコード	182, **233**, **235**

へ

平均在院日数	**46**, 47, 57, 58, 111, 113, 139
平均寿命	**32**, 34, 56, 71, 85
ヘルシンキ宣言	**127**, 128, 130

ほ

ボイラー及び圧力容器安全規則	**230**
ボイラー技士	**230**
訪問看護制度	**85**
法令順守	**163**, 164
保健	**17**
保険医療機関及び保険医療療養担当規則	**72**
保険外併用療法	75, **83**
保険外併用療養費	**73**, **74**, 77
保険外併用療養費制度	**73**, 74
保健師助産師看護師法	**73**, 209
保険診療	64, **71**, **72**, 73, **74**, 75, 78, 79, 83
保険適用	79, 80, **176**
保守点検	**144**, 203, 204, 207, 208
保守点検計画	**203**, 204
保助看法	**73**, 209

ま

待ち時間	**74**, 104, **110**, 118
麻薬	**97**, **197**, 226
慢性期機能	**85**

み

未然予防	**143**, 148

む

無診察治療	**74**
無菌製剤調製	**97**

め

滅菌管理部門	**99**

滅菌コンテナ	**107**
メディカルセイファ	**153**, **157**

も

問題解決型作業部会	**161**

や

夜間・休日診療	**118**, 119
薬剤管理指導	**97**
薬剤師法	**73**, 210
薬事法	144, 145, 178, 184, **214**, 222
薬価基準表	**71**, 72, 73
薬局医薬品	**180**

よ

要介護認定	87, 88, 89, 90
要指導医薬品	**180**
用途特許	**191**
予防接種	17, 65, **72**

ら

ライセンシング	**192**
ランダム化比較試験	131, **133**, 134, **176**

り

リーダーシップ	**143**, 157, **158**, 161
利益相反	**131**, 212
理学療法士	**98**, 211
リキッド・バイオプシー	**194**
リスクマネージメントマニュアル作成指針	**144**
リスクマネジメント	**143**, 144, 150, 152, 221
リスボン宣言	**127**, 130
リハビリ処方せん	**108**
リフィル処方箋	**74**
リベラル・リフォーム	**51**
療養担当規則	**72**, 73, 74, 75, 77, 78
療養病床	**42**, 43, 47
臨床医学	**17**
臨床研究中核病院	**41**, 79, 202
臨床研究法	206, **211**, **222**
臨床検査技師法	**73**, 210
臨床工学技士法	**73**, 211
臨床工学部門	**99**, 100, 145
臨床試験	**189**
臨床使用	**174**, 176
臨床薬理試験	**189**, 190
倫理綱領	**233**
倫理指針	**128**, 129

る

ルートコーズ解析	**153**, 154

れ

令和4年度診療報酬改訂	**80**
レセプト	**71**

ろ

老人医療費	**54**
老人訪問看護制度	**85**

— 248 —

老人保健制度……………………………… **54**, 56
労働安全衛生法………………………………… **230**
労働基準法……………………………………… **231**
老年人口………………………………………**26**

わ

ワークショップ……………………………… **161**

医療機器安全実践必携ガイド「医療概論編」

MDIC認定制度の紹介

【医療機器情報コミュニケータ（MDIC）認定制度創設の経緯】

　医療機器は医薬品と比較して作動原理・構造が多種多様であるだけでなく、使用者も多職種であることが大半で、不適正使用や保守点検の不徹底により多くの不具合が発生する可能性があります。2007年4月の医療法改正では、医療機関においては「医療機器安全管理責任者」および「医療安全管理室」の設置が義務付けられるようになりました。一方、厚生労働省は2008年9月に通知した「新医療機器・医療技術産業ビジョン」において、医療機器に関する情報提供担当者の質の向上や、医療機器の安全使用確保のための情報提供の質の向上に資する民間資格として、「医療機器情報コミュニケータ（MDIC）」の支援を挙げています。

　患者の安全確保や不具合の再発防止のためには、医療機関並びにそこで医療機器を扱う医療スタッフと、医療機器の製造販売業者等の間において、医療機器およびその取り扱いに関する情報の共有と交換が円滑に行われる体制が必要となります。

　医療現場で働く職員と製造販売業者等の会員で構成する本学会は、医療機関、製造販売業者、卸／販売業者等の間で、迅速かつ的確な情報連携ができるよう、これら法的な背景を考慮の上で「医療機器情報コミュニケータ（MDIC：Medical Device Information Communicator）認定制度の創設に至りました。

【MDIC育成の取り組み】

　この制度は、当初、医療機器の品質向上、安全性の確保並びに適正使用の普及を目指し、ヒヤリ・ハット情報や不具合情報等を含む情報の収集・提供や医療機器全般の適正な使用および保守管理に必要な知識・技術などの情報を「医療機器安全管理責任者」や医療スタッフ等と、製造・販売・賃貸業者、修理業者を含む医療機器の製造販売業者等との間で情報を共有し、患者の安全と医療の質向上に貢献できる担当者となるMDIC学会認定者を育成することを当初の目的としていましたが、医療機器の安全性を担保するためには、医療現場で働く医師・看護師から医療機器を介して病院と関わる製造販売業者・卸／販売業者、更には技術開発者の方まで裾野を広げる必要があると考え、2016年度まで複数の地区で開催していたMDIC認定セミナーを、2017年度からeラーニングに変更し、いつでも、どこでも、だれでも、何度でもインターネットで聴講できる体制に整備し直しました。

　本セミナーを受講されることで、医療機器の基本的な適正使用および関連する技術情報に必要な知識並びにコミュニケーション力や、ヒヤリ・ハット、不具合情報等の医療機器に関する安全性情報の収集、あるいは提供の資質向上が期待できます。

　2008年から始まったMDIC認定セミナーを受講し、検定試験に合格されたMDIC有効認定者は、2022年4月現在、6,724名（内訳は医療機関：1,306名、教育養成機関：176名、製造販売業者：5,054名、その他企業・施設：188名）であり、施設数（登録施設のみ）でみると医療機関960施設、教育機関：55校、製造販売業者：673社、その他：106施設となっています。

【MDIC認定者の期待される役割】

　医療機関と製造販売業者等の双方にMDIC認定者が配置されることで情報伝達が円滑となり、医療の安全に寄与するだけでなく、お互いの信頼関係も強くなります。

　MDIC認定者には医療機関、製造販売業者等の立場で以下の役割が期待されています。

1）医療機関におけるMDIC認定者の役割
・厚生労働省、独立行政法人医薬品医療機器総合機構（PMDA）、公益財団法人日本医療機能評価機構（JCQHC）など公的機関や製造販売業者等から医療機器に関する安全性情報を収集する。
・収集した医療機器に関する品質、有効性、安全性に関する情報および適正使用に関する情報を医療スタッフに定期的に周知させる。
・医療機器の安全確保のため、医療機器に関わる業務運用・保守点検に対して積極的に活動する。
2）製造販売業者等におけるMDIC認定者の役割
・医療機器の品質、有効性、安全性および適正使用に役立つ情報を国内外から収集する。
・医療機関が保有する医療機器に関して技術的な情報を医療スタッフに継続的に提供する。
・医薬品医療機器等法に則り、医療機器の安全性情報を医療機関に提供し、また不具合情報を収集し、その原因を究明する。

【MDIC認定セミナーおよび検定試験の位置づけ】

　MDICは、所定のセミナーを受講し、その年度に開催される検定試験に合格された個人を学会として認定するもので、学会会員である必要はありません。

　MDIC認定者になるためにはMDIC認定セミナーで、医療機器の適正使用および技術情報に必要な知識並びにコミュニケーション力と、安全性情報の収集・提供の資質を有する能力をテキストとeラーニングで学習して頂きます。

1) MDIC認定セミナーで使用するテキストは、一般社団法人 日本医療機器学会が監修した「医療スタッフ、製造販売業者等のための『医療機器安全実践必携ガイド』」(医療概論編、臨床医学編、臨床工学編、医療情報編の全4巻)で、書店やインターネット通販でも購入できます。なお、MDIC認定セミナー申込者には、学会よりテキストを配送致します。

2) MDIC検定試験を受験する際の資格要件や実務経験は特にありません。但し、受験する年度のMDIC認定セミナーをeラーニングで受講することが受験する条件となります。なお、医師・看護師・薬剤師・臨床工学技士などの医療職種や、企業の総括製造販売業管理者等の有資格者であっても、日々進歩する広く新しい知識や法改正を習得して頂くことが重要と考え、科目による免除制度はありません。

3) 検定試験は4科目からなり、全科目の合否を受験者本人に通知します。なお、不合格の科目があった場合には、翌年から2年間に限り、不合格の科目のみを再受験することができます。但し、翌年は不合格科目のeラーニングの受講が必須です。MDIC認定証は、試験合格者のMDIC認定申請にもとづいて本学会が交付します。MDIC認定者だけが利用できるMDICロゴマークは、本学会ホームページのMDIC関連サイトからダウンロードし、名刺等にMDIC認定マークをご活用できるようになっています。

4) MDICの有効認定期間は最初の認定時は5年6カ月間です。有効期間中に本学会が主催する学会大会・研究会・セミナーなどやMDIC認定セミナーにご後援いただいている学術団体・業界団体が開催する学会大会・講習会に参加することで、規定のポイントを付与し、更新ポイントに達したものは、有効認定期間を5年間延長します。

【他の専門別認定との協調関係】

　MDIC認定制度は、関連学会団体や医療機器業界団体の専門領域別認定で不足しがちな医療機器全般の基礎的または常識となっている知識や技能の習得を支援し補完するためのものです。

1) 関連学術団体が実施している専門領域別技術認定制度や、各医療機器業界団体が医薬品医療機器等法改正・GVP省令で規定され、実施予定の業界団体認定による医療機器情報担当者や業界団体専門領域別医療機器情報担当者認定制度を否定するものではありません。

2) MDIC認定を取得すると、関連学会で実施している専門領域別技術認定や各医療機器業界団体の専門領域別認定を取得することがステップアップの近道となります。

【本書の利用方法】

　医療機器全般の広い領域の知識をムラなく修得するためには、医学全般・臨床工学・医療情報学・関連法規など、多くの専門書や法令集から勉強する必要があります。しかし、これらの知識修得を独自におこなうには大変多くの時間と労力を要するだけでなく、それらの修得した内容が客観的かつ最新の情報であるかどうかも疑問になる場合があります。また、既に、法で設置が定められている医療機関における「医療機器安全管理責任者」および製造販売業者等における「医療機器情報担当者」が、正しくその責務を果たしているのかを検討する手順書が必要な方もいらっしゃるでしょう。

　本書はこのような方の標準テキストとして利用できるように作成しました。

　最後に、多くの医療スタッフおよび製造販売業者等の皆様がMDIC認定を取得され、医療機器の安全管理に役立てられますことを祈念しております。

2022年9月
一般社団法人日本医療機器学会MDIC標準テキスト編集委員会
http://www.jsmi.gr.jp